自信がもてる！

リハビリテーション臨床実習

脳卒中ケースで臨場感を体験　カード式評価集付

監修／里宇明元
編集／川上途行　山口智史　髙橋容子　西本敦子　金浜好子　飯野由恵

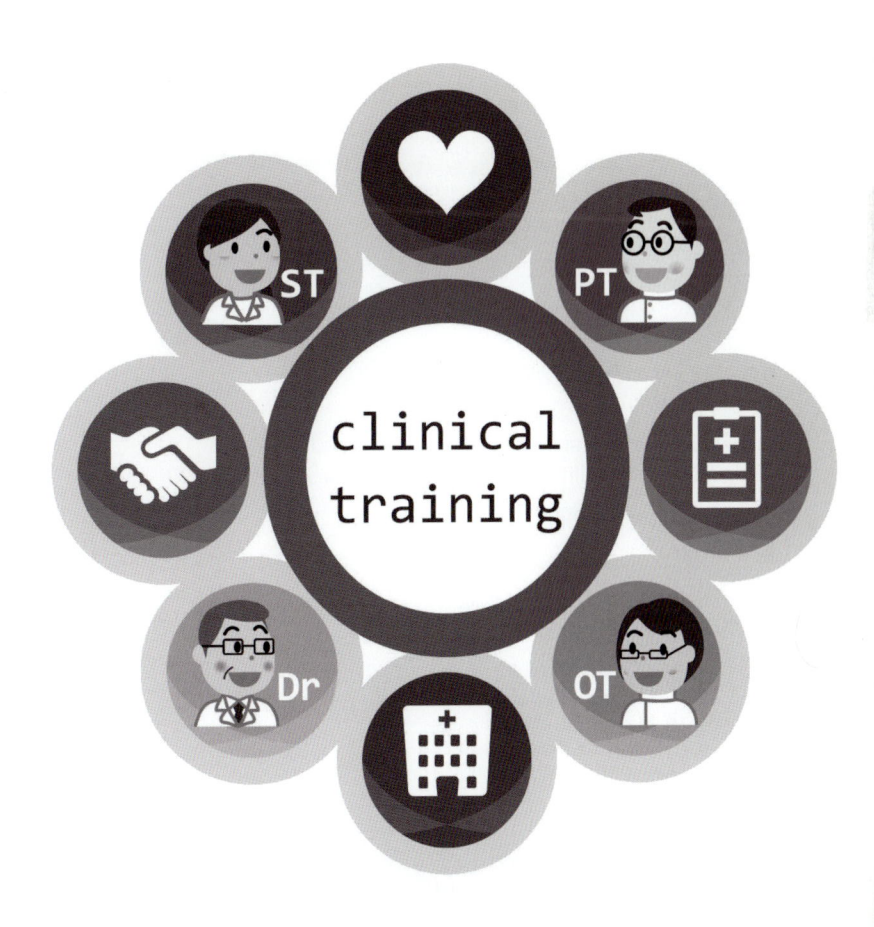

clinical training

医歯薬出版株式会社

監　修

里宇　明元（医師／慶應義塾大学医学部リハビリテーション医学教室 教授）

編　集

川上　途行（医師／慶應義塾大学医学部リハビリテーション医学教室）
山口　智史（理学療法士／慶應義塾大学医学部リハビリテーション医学教室）
髙橋　容子（理学療法士／慶應義塾大学大学院）
西本　敦子（作業療法士／慶應義塾大学大学院）
金浜　好子（作業療法士／慶應義塾大学大学院）
飯野　由恵（言語聴覚士／慶應義塾大学大学院）

This book was originally published in Japanese
under the title of：

JISHIN-GA-MOTERU RIHABIRITĒSHON RINSHŌJISSHŪ
(A guide for rehabilitation clinical training for PT・OT・ST)

Supervising editor：

LIU, Meigen
Professor
Department of Rehabilitation Medicine
Keio University of Medicine

Editors：

KAWAKAMI, Michiyuki et al
KAWAKAMI, Michiyuki
Department of Rehabilitation Medicine
Keio University of Medicine

© 2015 1st ed.
ISHIYAKU PUBLISHERS, INC.
7-10, Honkomagome 1 chome, Bunkyo-ku,
Tokyo 113-8612, Japan

序　文

「授業で学んだことをどういかせばよいのかわかりません」「実習の場に何を持っていったらよいでしょうか」「患者さんやご家族とどう接したらよいかわからず，不安です」「スーパーバイザーとうまくやっていけるかどうか心配です」「一人暮らしは初めてなので不安です」……

「臨床実習」を控えた学生さんは，期待とともに多くの不安でいっぱいになるようですね．

「現場のスタッフはとても忙しそうなので，なかなか聞きたいことが聞けません」「まだ何にもできない自分は，ただ邪魔になっているのではないかと思ってしまいます」「発表もレポートもうまくいかず，自分はダメだとへこんでしまいます」「臨床実習が辛くて憂鬱です」「早く帰りたい」……

いざ，実習の現場に出ても，さまざまな不安や葛藤がついて回るようですね．

医療を志す者にとって，「臨床実習」は実際に医療の現場に身をおき，これまで授業や教科書などで学んだ知識や技術を確認するとともに，病いに悩む患者さんやご家族と誠心誠意向き合い，さらに，医療チームを構成するさまざまな専門職との協働を体験する，かけがえのない機会になります．病いと闘う患者さんや，医療の現場で活躍する先輩たちの姿を見て，「自分も頑張ろう」と心を新たにすることもあるかもしれません．

一方では，冒頭で紹介したように，「臨床実習」にはさまざまな不安や葛藤がつきまとうことも事実です．

本書は，実習を控えた，あるいは実習の現場に身をおいているみなさんの不安を少しでもやわらげ，"自信をもって"実習に臨んでほしいという思いで企画されました．

まずはブレインストーミングとして，慶應義塾大学の大学院生を含む若手編者（医師，PT，OT，ST）と出版社編集部の10数名が集まり，「自分が実習生であった時，こんな本が欲しかった」「学生さんにはこんなことを学んでほしい」といった討議から始まりました．そのなかで，実習で担当することの多い患者像がイメージでき，リハビリテーションの流れをつかめるようにとの意図から，脳疾患の「症例」をベースに展開することになりました．

臨床実習生とスーパーバイザーの会話形式で繰り広げられる解説（第Ⅲ章）は臨場感あふれる内容となっていますが，この構成にいたるまでには，幾つもの試行錯誤と検討が重ねられました．

本書の内容，および動画・カード式評価表の付録からも，この本に携わった先輩たちの熱い思いを感じていただけることと思います．

本書が多くの臨床実習生のお役に立てることを監修者・編者一同，願っています．

2015年3月

監修
里宇 明元

自信がもてる！リハビリテーション臨床実習
脳卒中ケースで臨場感を体験 カード式評価集付

もくじ

序文 iii

I. 実習の予習をしよう！

1. 臨床実習で必要なマナーを身につけよう！ 2
2. コミュニケーションのとり方を学んでおこう！ 5
3. 情報収集の手順と聞いておきたい内容を確認しよう！ 9
4. 臨床実習の基本的な流れをつかもう！ 10
5. リスク管理と危険予知に関しておさえておこう！ 14
6. 症例実習の流れを理解しよう！ 20
7. 実習レポートの作成方法を学ぼう！ 23
8. 臨床実習で役立つ情報を知っておこう！ 27

II. 基本を学ぼう！

脳卒中の障害像を学ぼう！ 34
時期ごとの脳卒中リハビリテーションを学ぼう！ 43
脳卒中リハビリテーションにおける各職種の役割を学ぼう！ 52
脳疾患の基本を学ぼう！
　① 脳梗塞 58
　② 脳出血 64
　③ クモ膜下出血 70
　④ 脳腫瘍 74
　⑤ 硬膜下血腫 79
　⑥ 外傷性脳損傷 84

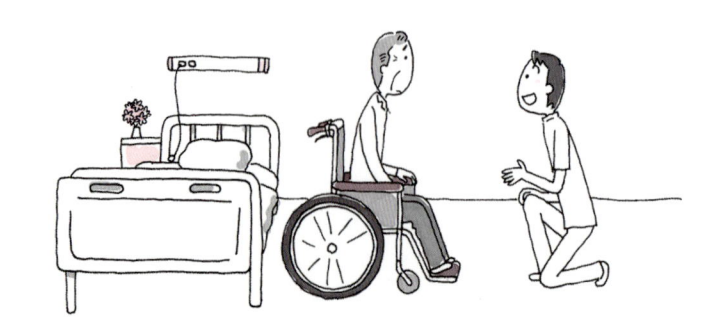

Ⅲ. 応用力をつけよう！

PT実習編
 ① 急性期／意識障害の改善後，機能の回復が著明であった脳出血症例 … 92
 ② 急性期／クモ膜下出血により意識障害を呈した70代女性 ………… 101
 ③ 回復期／脳梗塞により中等度片麻痺を呈した50代男性 …………… 108
 ④ 回復期／運動失調を呈し立位に介助を要する脳出血症例 ………… 114
 ⑤ 維持期／発症後10年が経過した脳梗塞症例 ………………………… 122

OT実習編
 ① 急性期／能動的なADLを目標として介入した脳出血の80代女性 … 130
 ② 急性期／ADLの介助量軽減を目指した脳出血の50代主婦………… 138
 ③ 回復期／麻痺が軽度で，実用手を目指した脳出血の50代主婦 …… 146
 ④ 回復期／重度感覚障害により麻痺手を不使用であった脳出血症例 … 154
 ⑤ 維持期／心身機能・能力の向上と環境調整により，自宅退所を目指した
  脳出血の70代女性 ……………………………………………………… 162

ST実習編
 ① 急性期／脳出血により失語症と易疲労性を呈した60代男性 ……… 172
 ② 急性期／脳梗塞により摂食嚥下障害を呈した70代男性 …………… 180
 ③ 回復期／脳幹梗塞発症後に自宅退院を目指した嚥下障害患者例 … 186
 ④ 回復期／クモ膜下出血で麻痺のない高次脳機能障害患者の社会復帰例
  ………………………………………………………………………… 193
 ⑤ 維持期／脳梗塞再発から1年が経過した摂食嚥下障害患者例 …… 200

付録について
（カード式評価集，脳卒中の病態がイメージできる38動画）……………… 208

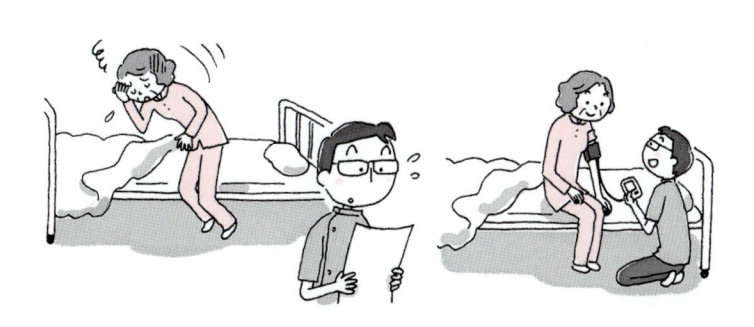

執筆（執筆順）

第Ⅰ章
井上　靖悟（理学療法士／東京湾岸リハビリテーション病院リハビリテーション部理学療法科）
髙橋　容子（理学療法士／慶應義塾大学大学院）
山口　智史（理学療法士／慶應義塾大学医学部リハビリテーション医学教室）

第Ⅱ章
西田　大輔（医師／慶應義塾大学医学部リハビリテーション医学教室）
辻川　将弘（医師／慶應義塾大学医学部リハビリテーション医学教室）
川上　途行（医師／慶應義塾大学医学部リハビリテーション医学教室）
前島　早代（医師／済生会神奈川県病院リハビリテーション科）
伊藤　真梨（医師／川崎市立川崎病院リハビリテーション科）
森　　直樹（医師／東京湾岸リハビリテーション病院リハビリテーション科）
和田　勇治（医師／東京都立小児総合医療センター子ども・家族支援部門リハビリテーション科）
宇内　　景（医師／国立病院機構村山医療センターリハビリテーション科）
田代　祥一（医師／慶應義塾大学医学部リハビリテーション医学教室）

第Ⅲ章
久保田雅史（理学療法士／福井大学医学部附属病院リハビリテーション部）
五十嵐千秋（理学療法士／福井大学医学部附属病院リハビリテーション部）
山口　智史（第Ⅰ章に同じ）
髙橋　容子（第Ⅰ章に同じ）
鈴木　里砂（理学療法士／富士リハビリテーション専門学校理学療法学科）
倉山　太一（理学療法士／千葉大学大学院医学研究院）
池田　光代（作業療法士／杏林大学医学部付属病院リハビリテーション室）
西本　敦子（作業療法士／慶應義塾大学大学院）
金浜　好子（作業療法士／慶應義塾大学大学院）
石川　哲也（作業療法士／済生会神奈川県病院リハビリテーションセンター）
坂田　祥子（作業療法士／東京湾岸リハビリテーション病院リハビリテーション部作業療法科）
小林　　毅（作業療法士／千葉県立保健医療大学健康科学部リハビリテーション学科）
飯野　由恵（言語聴覚士／慶應義塾大学大学院）
羽飼富士男（言語聴覚士／慶應義塾大学病院リハビリテーション科）
符田かおり（言語聴覚士／関西電力病院リハビリテーション科）
小田柿誠二（言語聴覚士／谷津居宅サービスセンター地域言語聴覚科）
黒羽　真美（言語聴覚士／介護老人保健施設マロニエ苑）

動画撮影協力

松浦　大輔（医師／東京湾岸リハビリテーション病院リハビリテーション科）
松永　　玄（理学療法士／東京湾岸リハビリテーション病院リハビリテーション部理学療法科）
山下　隆二（映像技術）

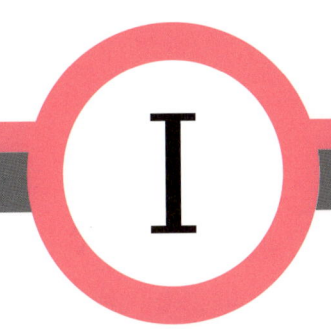

I 実習の予習をしよう！

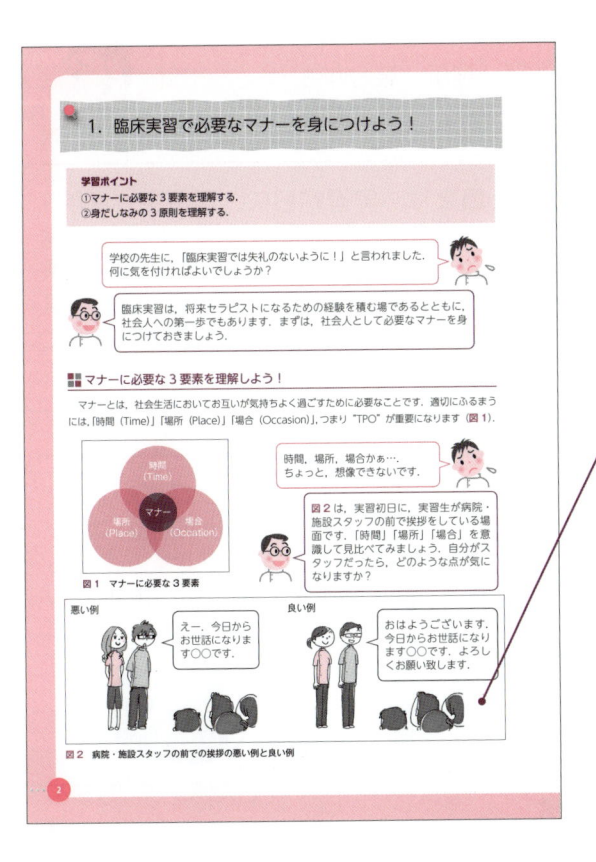

【I章の構成】

本章では……
臨床実習をスムーズに進めるために最低限必要となる「マナー」や「ヒヤリハット」など，前もって予習しておきたいことを取り上げました．

豊富なイラストをもとに，良い例，悪い例などを比較して読み進められる工夫が施されています．まずは導入としてこのポイントをつかみ，「II. 基本を学ぼう！」に進みましょう．

1. 臨床実習で必要なマナーを身につけよう！

学習ポイント
①マナーに必要な3要素を理解する．
②身だしなみの3原則を理解する．

> 学校の先生に，「臨床実習では失礼のないように！」と言われました．何に気を付ければよいでしょうか？

> 臨床実習は，将来セラピストになるための経験を積む場であるとともに，社会人への第一歩でもあります．まずは，社会人として必要なマナーを身につけておきましょう．

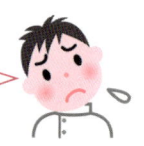

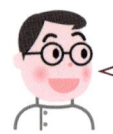

■ マナーに必要な3要素を理解しよう！

マナーとは，社会生活においてお互いが気持ちよく過ごすために必要なことです．適切にふるまうには，「時間（Time）」「場所（Place）」「場合（Occasion）」，つまり"TPO"が重要になります（図1）．

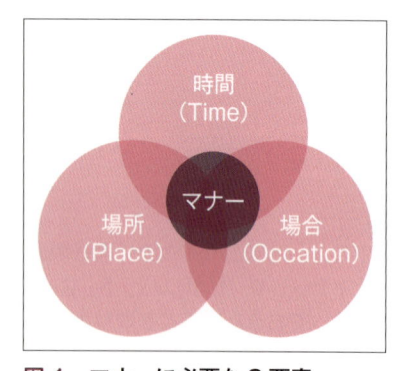

図1 マナーに必要な3要素

> 時間，場所，場合かぁ…．ちょっと，想像できないです．

> 図2は，実習初日に，実習生が病院・施設スタッフの前で挨拶をしている場面です．「時間」「場所」「場合」を意識して見比べてみましょう．自分がスタッフだったら，どのような点が気になりますか？

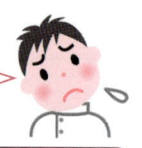

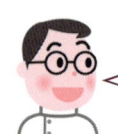

悪い例
> えー．今日からお世話になります○○です．

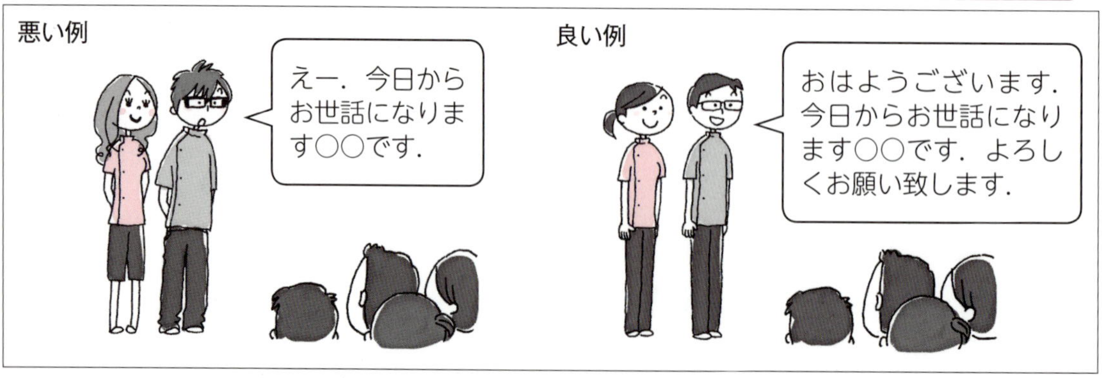

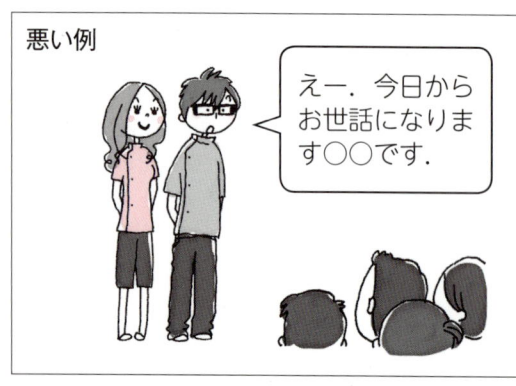

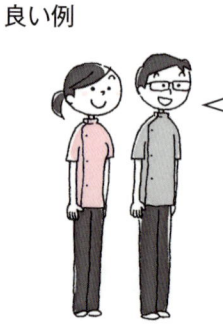

良い例
> おはようございます．今日からお世話になります○○です．よろしくお願い致します．

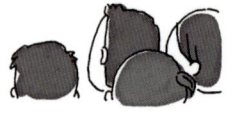

図2 病院・施設スタッフの前での挨拶の悪い例と良い例

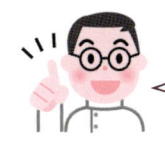

悪い例では，どのような点がマナーとしてふさわしくなかったのでしょうか．マナーに必要な3要素から整理してみましょう（表1）．

表1　図2の悪い例の問題点

時間	朝ですが，「おはようございます」の挨拶が言えていません．
場所	実習施設ですが，髪形や服装などの身だしなみが不十分です．
場合	初対面のスタッフの前での挨拶の場面ですが，口調や態度が不適切です．

細かいところまでみられていますね．

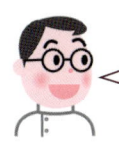

そうですね．これは，実習生だからではなく，われわれスタッフも同様です．医療従事者として，マナーはしっかりと身につけておきたいですね．特に，患者さんと接するうえで，第一印象は重要です（図3）．

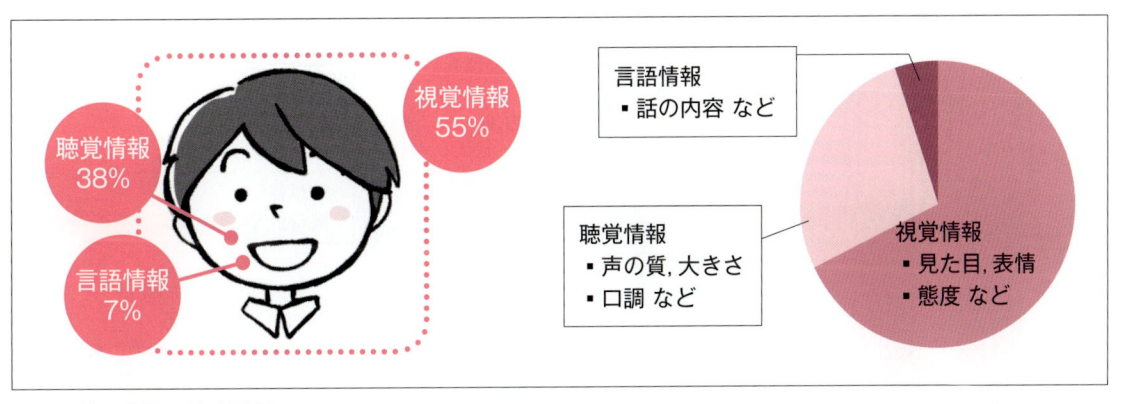

視覚情報 55%
聴覚情報 38%
言語情報 7%

言語情報
- 話の内容 など

聴覚情報
- 声の質，大きさ
- 口調 など

視覚情報
- 見た目，表情
- 態度 など

図3　第一印象の決定因子
相手に与える印象への影響力の強さは，視覚＞聴覚＞言語の順であるといわれています．これを「メラビアンの法則」と呼びます

見た目って重要なんですね．気を付けます．

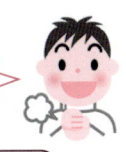

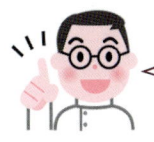

第一印象でつまずいてしまうと，信頼関係の構築が難しくなります．信頼関係は，リハを行っていくうえで，とても重要です．そのためにも，身だしなみなどのマナーをしっかりと身につけることが必要です．

見た目を整えることで相手に与える印象が変わることを理解できたと思います．次は，身だしなみの3原則「清潔」「機能」「調和」について勉強していきましょう！

1．実習の予習をしよう！

身だしなみの3原則（表2）

表2 身だしなみの3原則

清潔	真っ白なユニフォームを着ていても，シワがよっていたり，髪がボサボサだったりしたら，良い印象を与えることはできません．常に清潔を心がけましょう．
機能	セラピストは，直接患者さんと触れ合います．腕時計やアクセサリー，胸ポケットにあるたくさんのペンで，患者さんを傷つけてしまう危険性があります．常に動きやすく，安全で，機能的な服装を意識しましょう．
調和	派手なメガネや化粧などによって，病院・施設スタッフとの間にギャップが生まれ，浮いてしまうことがあります．常に周りとの調和を意識して，身だしなみを整えましょう．

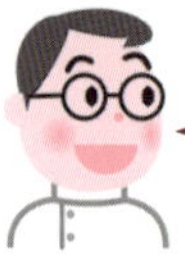

では，実習に臨む前に，身だしなみの良い例と悪い例を確認しておきましょう（図4）．

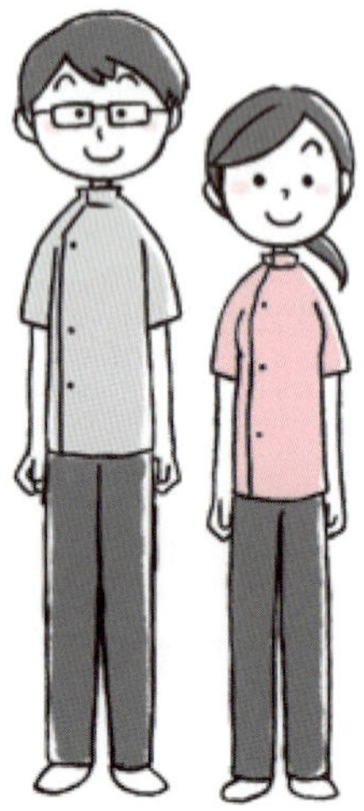

	良い例	悪い例
ヘアスタイル	・目や肩にかかっていない ・染めていない（地毛が望ましい）	・ボサボサで，目や肩にかかっている ・髪の色が不自然に明るい
顔	・常に明るい表情をしている ・自然な眉 ・地味なメガネ ・薄めのナチュラルメイク	・表情が硬い ・不自然な眉や無精ひげ ・派手なメガネ ・化粧が濃い
腕・手	・爪を短く整えている ・腕時計などのアクセサリーを身につけていない	・爪が長い ・腕時計やブレスレットを身につけている
ユニフォーム	・サイズが合っている ・汚れやしわがない ・動きやすい靴を履いている	・サイズが合っていない ・汚れやしわがある ・ユニフォームと調和のとれていない個性的な靴を履いている

図4 身だしなみの良い例と悪い例

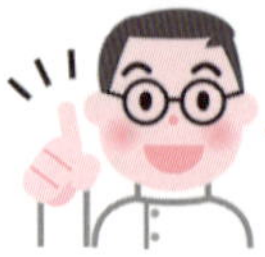

身だしなみを整えていても，態度で失敗するケースがあります．見学時の態度として良くない例を確認しておきましょう（図5）．

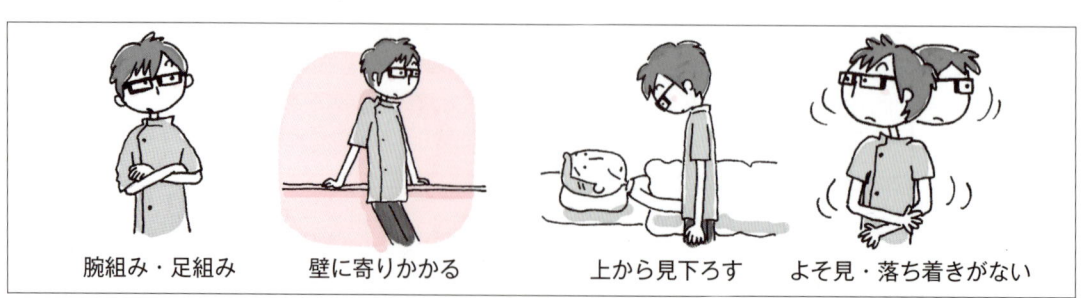

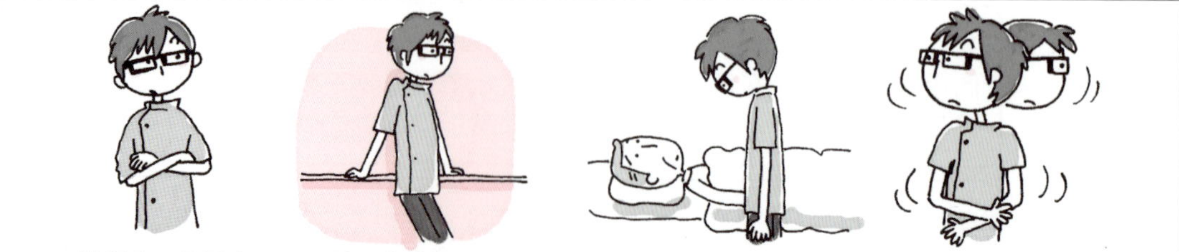

腕組み・足組み　　壁に寄りかかる　　上から見下ろす　　よそ見・落ち着きがない

図5 見学態度のNG例

2. コミュニケーションのとり方を学んでおこう！

学習ポイント
①コミュニケーションに必要な「受ける技術」と「伝える技術」を理解する．
②臨床現場で役立つコミュニケーションの工夫を学ぶ．

> 臨床実習中に患者さんと信頼関係を築くことができるかどうか，不安に感じています．どうしたらよいでしょうか….

> 人と信頼関係を築くうえで重要なのが「コミュニケーション」です．まずは，コミュニケーションのとり方のポイントを確認していきましょう．

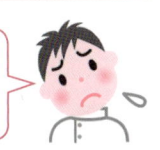

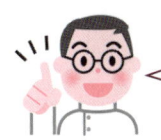

コミュニケーションに必要な技術

【コミュニケーションの基本は「挨拶」】

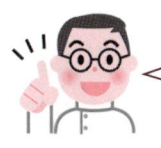

> 挨拶は，お互いがお互いを認め合う行為です．存在を認め合わなければ，会話も生まれません．まずは，相手がどんな立場の人であっても挨拶から始めましょう．

【コミュニケーションは"言葉のキャッチボール"】

> 僕は話すのが苦手で…．どうすればよいでしょうか．

> 難しく考えなくていいですよ．コミュニケーションは"言葉のキャッチボール"です．「相手の伝えたいことを理解する（捕る）」「相手にわかりやすいように伝える（投げる）」などの「受ける技術」と「伝える技術」を押さえておけば会話は成立しますし，患者さんとの信頼関係の構築にもつながります（表3）．

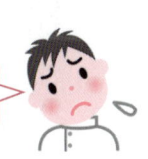

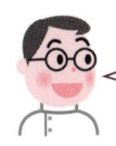

表3 「受ける技術」と「伝える技術」

受ける技術	伝える技術
構え（表情，態度）	敬語
あいづち	質問

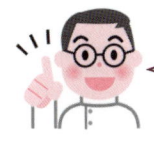

> 次に，コミュニケーション技術である「受ける技術」と「伝える技術」について，詳細に見ていきましょう．

1．実習の予習をしよう！　5

■ 受ける技術（積極的傾聴）

【構え（表情，態度）】

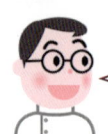

＜図6を見てください．話を聞いてもらいたいのはどちらでしょうか．

＞左のほうが話しかけやすいです．

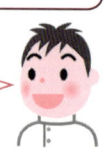

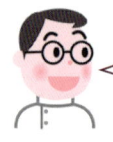

＜そうですね．表情や態度によって相手に与える印象が変わります．話を聞く「構え」は，非常に大切です．

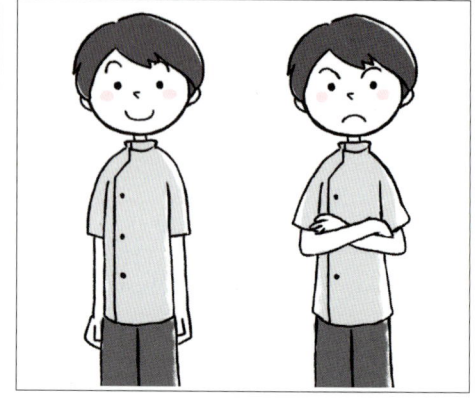

図6　表情や態度による印象の変化

【あいづち】

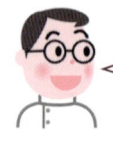

＜話を聞いていても，黙っていては相手に伝わりません．そこで重要なのが「あいづち」です．適切にあいづちを打つと，相手が自分のことをよく話を聞いてくれる人だと思い，一生懸命に話してくれるようになります．

＞なるほど．

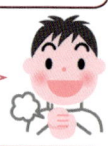

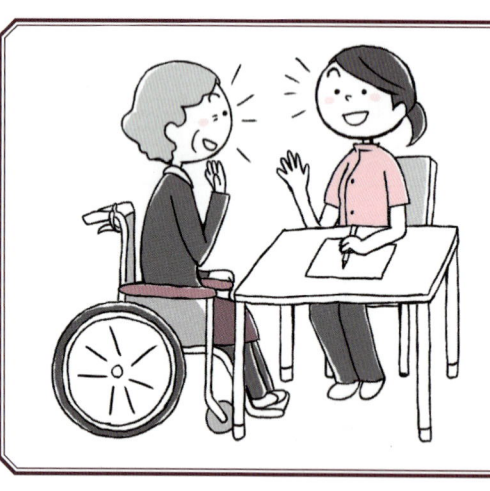

「受ける技術」のポイント →

話を聞く姿勢を相手に示す
- 表情を豊かにする．
- 話をしている人のほうに体を傾ける．
- ときにメモをとる．

適度にあいづちを打つ
- 適度なあいづちにより，会話を引き出す．
- ※過剰なあいづちは，適当な印象につながるので注意が必要です．

■ 伝える技術

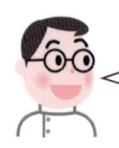

＜臨床現場では，患者さんの訴えを正しく理解するために，患者さんに聞くことと同様に，医療者側から投げかけて確認することも必要です．つまり，受ける技術（聞くこと）と伝える技術の両方が求められます．

【敬語】

> 敬語をマスターしたいです．

> 敬語は，相手がどんなに偉い人であっても対等に話すことのできる"魔法の言葉"です．敬語は，「尊敬語」「謙譲語」「丁寧語」に分けられます．それぞれの特徴を理解しましょう（表4）．

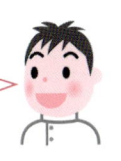

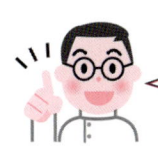

表4　敬語の種類と，それぞれの特徴

尊敬語	相手を"たてる"時に使う言葉です．そのため，主語を相手にします． 例）もらう ⇒ くださる（くださいました）
謙譲語	自分を"へりくだる"時に使う言葉です． 例）もらう ⇒ いただく（いただきました）
丁寧語	語尾に「～です」「～ます」，名詞に「お」「ご」をつけた丁寧な言い回しです． 例）訓練室です／ご家族

【質問】

> 年上の患者さんとの会話では，何を話せばよいのか迷います．

> 会話が苦手な人は，質問の仕方を理解していないことが多いです．表5からさまざまな質問方法を確認してみましょう．

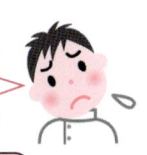

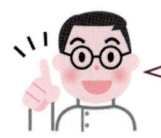

表5　各種質問方法

ウォーミングアップ	閉じた質問
「こんにちは．今日も暑いですね．」 まずは，挨拶や天気などの話題からお互いに会話の準備をします．	「朝ご飯は食べましたか？」 「はい／いいえ」で返答ができる質問で，相手の思いをある程度特定できます． 例）ここは痛みますか？
開けた質問	**オウム返し**
「食べ物は何が好きですか？」 「はい／いいえ」で返答ができない質問で，相手の返答に幅が生まれます． 例）どこが痛みますか？	「ご出身はどちらですか？」 「△△県です．○○さんはどちらですか？」 相手の質問をそのまま返します．たいていの場合，質問をした人は同じ質問を受けたいと感じています．

コミュニケーションといってもいろいろな技術が必要になるんですね．もう少し患者さんとの信頼関係の築き方について勉強したいです．

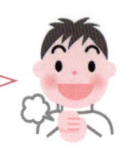

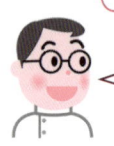

では，次項で具体的に見ていきましょう．

■ 臨床現場で役立つコミュニケーションの工夫

【信頼関係の築き方】

まずは，マナーを確認しましょう（2頁の図1参照）．また，実習生という立場を忘れてはいけません．患者さんは実習生に診られたいわけではありませんので，実習に協力してくれていることに対して常に感謝の気持ちをもって実習に取り組みましょう．

臨床場面では，なかなか心を開いてくれない患者さんもいます．
下に私が行っている対応を1つ紹介しますので，参考にしてみてください．

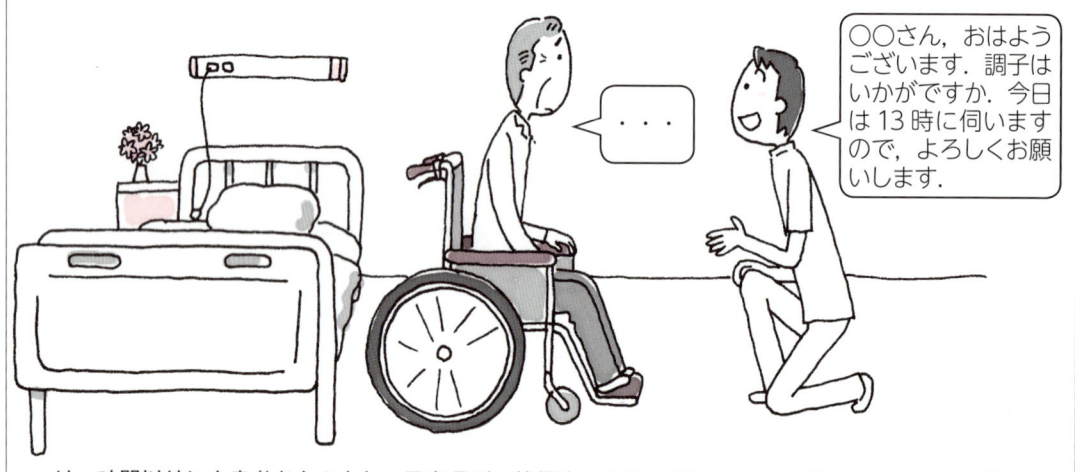

○○さん，おはようございます．調子はいかがですか．今日は13時に伺いますので，よろしくお願いします．

．．．

リハ時間以外にも患者さんのもとへ足を運び，挨拶をしたり，様子を伺ったりします．接する機会を増やし，患者さんのことを理解したり，反対に自分のことを伝えたりすることで，徐々に心を開いてくれる患者さんもいます．

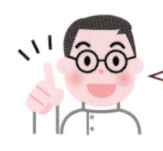

その他，患者さんのリハ場面以外での状況や様子について情報収集をすることで，患者さんとのかかわり方のヒントが見つかることがあります．担当の患者さんにかかわっている他部門のスタッフと積極的に情報交換をしてみましょう．

3. 情報収集の手順と聞いておきたい内容を確認しよう！

学習ポイント
①情報収集をする意味を理解する．
②情報収集の手順と聞いておきたい内容を確認する．

> よく他職種から情報収集をすることが大事だと聞きます．これは，患者さんの病状を知り，治療に活かすことが目的になるのでしょうか…．

> 間違ってはいないですよ．リハ医療では，さまざまな職種が同じ目標に向かって介入しています．他部署がどのように評価し，介入しているのかを知ることは，患者さんの治療方針などを決定するうえでとても重要です．積極的に情報収集ができるようになりましょう（図7）．

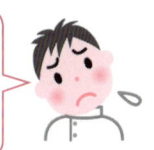

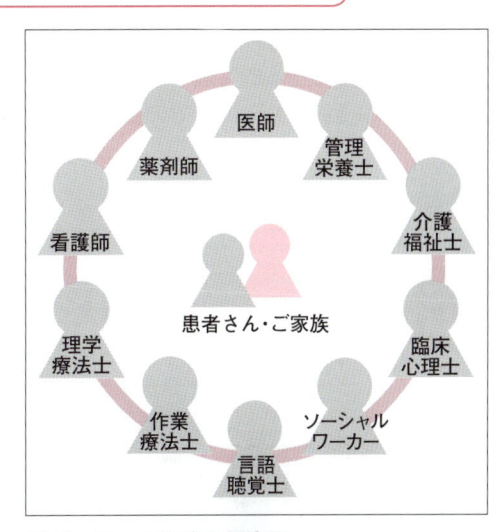

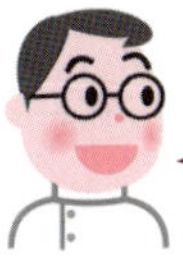

図7 チーム医療の概念図

【情報収集の手順＆内容】
①各職種への質問内容の整理（確認したい内容）
・医師（Dr）：リスク要因，画像所見，予後予測，方向性（退院時期など）など
・看護師（Nrs）：日々の様子（リスク管理，ADL），看護方針，家族との様子 など
・セラピスト：日々の訓練状況，治療方針 など
・ソーシャルワーカー（MSW）：家族背景（家族の協力体制），利用可能な社会資源 など

②アポイントメントの取得
　バイザーに相談して，事前に情報収集をしたい相手の空き時間を確認しておきましょう．

③情報収集の実施
・端的にまとめて話を進めましょう．
・得られた情報は，しっかりとメモに残しておきましょう．
・情報収集の後にお礼を伝えることを忘れないようにしましょう．

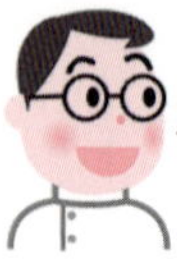

実習中も積極的に他部署と情報交換を行い，チーム医療の重要性を理解しましょうね．

はい，頑張ります．

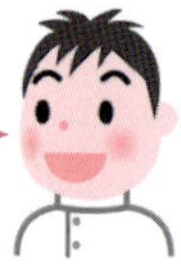

4. 臨床実習の基本的な流れをつかもう！

学習ポイント
臨床実習を有意義なものにするために，
①実習全体の基本的な流れをつかむ．
②実習のそれぞれの場面での重要ポイントを理解する．

■ 臨床実習の基本的な流れとポイント

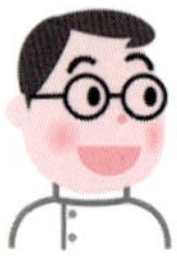

臨床実習は基本的に図8の流れで行います．
それぞれの場面ごとにポイントがあるので，順に見ていきましょう！

数カ月前	1. バイザー会議（場面①）
1週間前	2. 実習先への挨拶の電話（場面②）
実習開始	3. 実習開始（場面③）
	・オリエンテーション（場面④）
	・施設・他部署の見学（場面④）
	・臨床の見学（場面⑤）
	・症例実習（場面⑥）
	・症例発表
	・レポートの作成・提出
実習終了	4. 実習終了（場面⑦）
実習終了後	5. 実習先へのお礼状の送付（場面⑧）

図8 臨床実習の基本的な流れ

【場面①　バイザー会議】

　実習の数カ月前に，実習先のバイザーが学校を訪問します．バイザーは学校側から実習方針の説明を受け，学生はバイザーと顔合わせをします（表6）．

表6 バイザー会議での学生の質問例とバイザーの視点

学生からの質問例	バイザーの視点
・実習先となる施設の特色（疾患，年齢層など） ・特に予習が必要な内容 ・実習前連絡の時期・タイミング ※特に学びたいことや意欲を伝える	・実習生の積極性・意欲 ・実習生の態度・礼儀・性格 ・どのような症例を経験したいのか ・実習で特に学びたいことは何か

> **確認ポイント➡**
> 1. 第一印象は実習先での人間関係に影響します．丁寧な態度で挨拶し，会議には積極的な姿勢で臨みましょう．
> 2. 実習先となる施設の特色を把握して，実習前の予習に役立てましょう．

【場面②　実習先への挨拶の電話】

　実習開始1週間前には，実習先に挨拶の電話をします．初日の集合時間，場所，持ち物，服装，食事などについて確認しましょう．

> **確認ポイント➡**
> 1. 電話で聞くことを事前にメモしておきましょう．
> 2. 電話は，丁寧かつ簡潔を心がけましょう．
> 3. バイザーが不在であれば，都合のよい時間（日時）を確認し，かけ直しましょう．

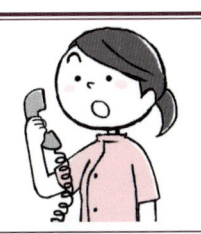

【場面③　実習初日】

　第一印象が決まる大事な日です．遅刻や欠席は厳禁です．服装はスーツが基本です．

> **確認ポイント➡**
> 1. 道に迷って遅刻することがないように，事前に実習先の場所や，実習先までの所要時間を確認しておきましょう．
> 2. 病欠は，自己管理ができないと判断され印象が悪いです．体調管理はしっかりと行いましょう．

【場面④　オリエンテーション，施設・他部署の見学】

　実習は，施設に慣れることから始まります．リハ部署の1日の業務の流れを早く覚えて，率先して動けるようにしましょう．また，他の部門を見学する際も，しっかりと挨拶するようにしましょう．

> **確認ポイント➡**
> 掃除などの業務は積極的に手伝いましょう．

【場面⑤　臨床（リハ場面）の見学】

　患者さんは，実習生が将来セラピストとして成長するために協力してくれています．患者さんに対する感謝と配慮の気持ちをもって見学に臨みましょう．先輩セラピストの患者さんへの接し方を学ぶ良い機会でもあります．

確認ポイント →
1. 患者さんの状態によって見学や質問に配慮が必要になることを覚えておきましょう．
2. セラピストは，患者さんの性格・症状に合わせて接し方や訓練方法を使い分けています．訓練の目的を考えながら見学しましょう．
3. 患者さんの動作から問題点を見つける目を養いましょう．

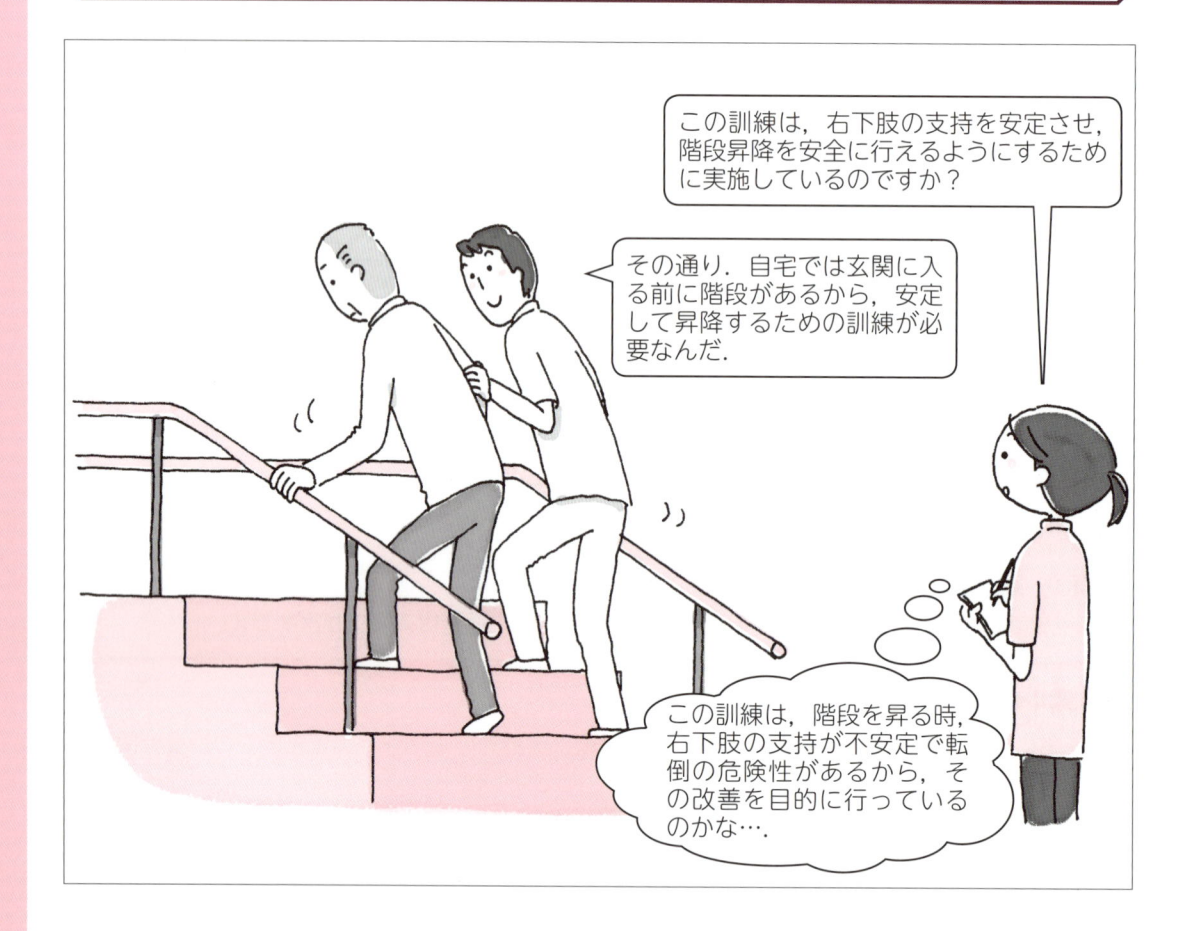

> この訓練は，右下肢の支持を安定させ，階段昇降を安全に行えるようにするために実施しているのですか？

> その通り．自宅では玄関に入る前に階段があるから，安定して昇降するための訓練が必要なんだ．

> この訓練は，階段を昇る時，右下肢の支持が不安定で転倒の危険性があるから，その改善を目的に行っているのかな…．

失敗しないためのポイント →

悪い例1．バイザーから問題点を聞かれ，「…がダメだと思います」と言う．
　⇒患者さんを嫌な気持ちにさせないように言葉を選びましょう（例:「…が問題だと思います．」）．
悪い例2．見学に夢中になり，他の患者さんにぶつかりそうになる．
　⇒常に周囲の危険に気を配りましょう．

【場面⑥　症例実習（症例を担当）】

「担当する」ということは，責任をもって継時的に患者さんとかかわるということです．誠実な姿勢で接することで信頼関係を築き，実習を良いものにしましょう．また，患者さんの心身の状態は日々変化していくため，経過を学ぶことも大切です．評価のやり直しなどで時間が無駄にならないように，入念な準備をして臨みましょう．

> **確認ポイント →**
> 症例ノートやデイリーノートは，バイザーが実習生の考え方，理解度，意欲を判断するために重要になります．出された課題の提出期限は必ず守るようにしましょう．

【場面⑦　実習終了】

ご協力いただいた患者さん，バイザー，施設スタッフには，精一杯感謝の気持ちを伝えましょう．

【場面⑧　実習先へのお礼状の送付】

お礼状を送るところまでが実習です．実習終了1週間後くらいまでに，便箋で送りましょう（図9）．

拝啓　初夏の候、皆様におかれましては、一段とご活躍のこととぞ存じます。過日の実習では、丁寧にご指導いただき、ありがとうございました。貴病院では、学校ではできなかった実践的な体験をすることができ、大変勉強になりました。患者様との接し方も非常に参考になりました。この経験を活かして、将来、臨床現場で活躍したいと考えております。益々精進して参りますので、今後ともご指導の程、よろしくお願い申し上げます。他のスタッフの皆様にも、どうぞよろしくお伝えくださいませ。

敬具

平成○年○月○日
○○学校リハビリテーション学科
○○○

図9　お礼状の一例

> **確認ポイント →**
> 社会に出てからもバイザーにお世話になる機会があります．貴重な縁を大切にしましょう．

5. リスク管理と危険予知に関しておさえておこう！

> **学習ポイント**
> ①実習を安全に行うために，リスク管理の基本を理解する．
> ②実習中に事故が起こった時の適切な対処法を学ぶ．

■ リスク管理とは

　リスク管理とは，患者さんの心身的被害や精神的苦痛を発生させないための対策や行動をとり，患者さんの安全管理を行うことです．臨床実習では，図10にある3点がこれに該当します．

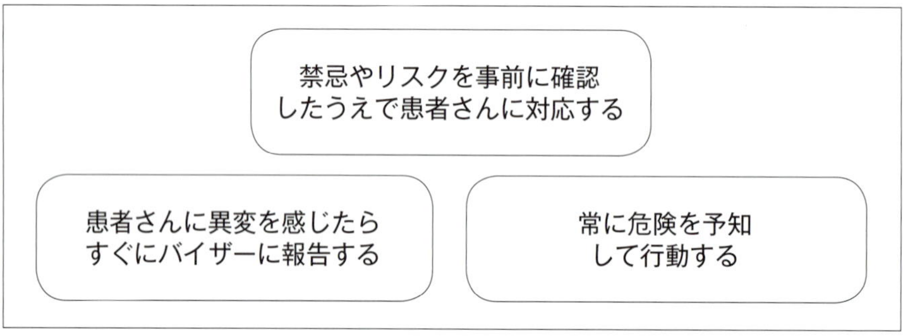

- 禁忌やリスクを事前に確認したうえで患者さんに対応する
- 患者さんに異変を感じたらすぐにバイザーに報告する
- 常に危険を予知して行動する

図10　臨床実習でのリスク管理

■ 対応に迷ったらすぐに「報告・相談」

　患者さんに異変や事故が起きた時の責任は，実習生ではなくバイザーにあります．対応に迷ったら1人で対処せず，すぐにバイザー（近くにいなければ他の施設スタッフ）に報告・相談しましょう．

> **確認ポイント →**
> 1. 患者さんに異変を感じたら，中断してバイザーに相談しましょう．
> 2. その場を離れられない時は，声を出して人を呼びましょう．

【迷いやすい場面例①　体調不良の訴え】

患者　「今日は何だか頭が痛くて…．でも大丈夫．リハビリできますよ」
実習生「患者さんは『大丈夫』とおっしゃっているけど…．いつも通りにやっていいのかな？」

> **対処法 →**
> 患者さんが「大丈夫」と言っていても，それが重大な症状である可能性があります．患者さんが体調不良を訴えている時は，症状の聴取とバイタルチェックを行い，バイザーに報告・相談しましょう．

【迷いやすい場面例② トイレの訴え】

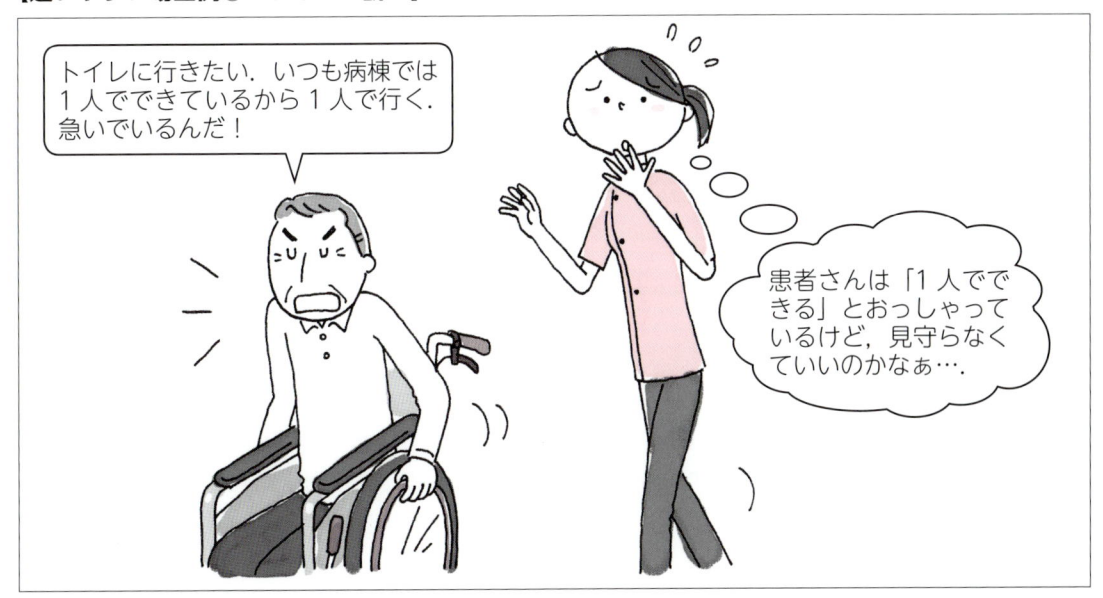

> トイレに行きたい．いつも病棟では1人でできているから1人で行く．急いでいるんだ！

> 患者さんは「1人でできる」とおっしゃっているけど，見守らなくていいのかなぁ…．

対処法 →
トイレ動作に関することでは，介助が必要であっても「1人でできる」と言われる患者さんもいます．自立しているかどうかわからなければ，周囲のスタッフに事情を説明し，指示を仰ぎましょう（ただし，患者さんは早くトイレに行きたいので迅速に行います）．また，この時のために，事前にトイレの訴えがあった時の対応をバイザーに確認しておくとよいでしょう．

【迷いやすい場面例③ 転倒事故発生】

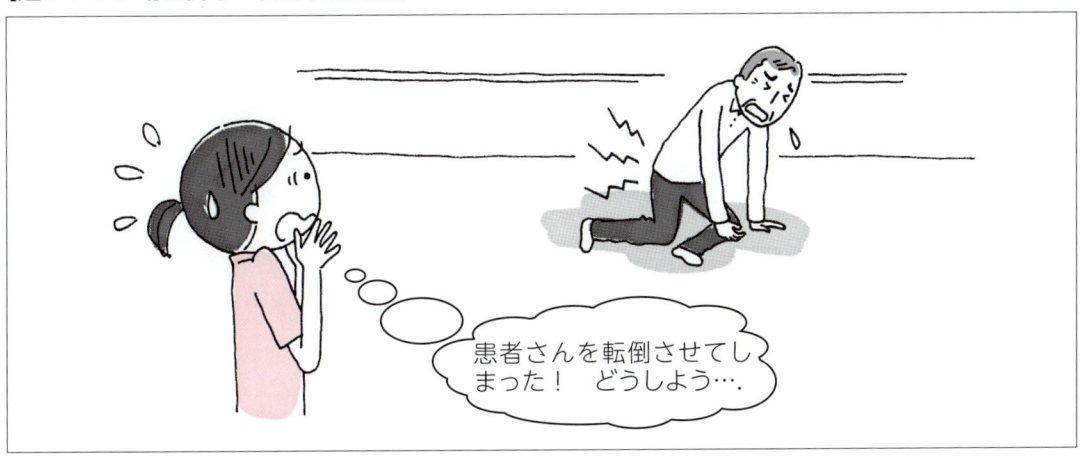

> 患者さんを転倒させてしまった！どうしよう…．

対処法 →
1. 患者さんのそばから離れずに，声を出してバイザー（または周囲のスタッフ）を呼びましょう．
2. 安楽な肢位を確保しましょう（無理には動かしてはいけません）．
3. バイザーに状況を説明し，指示を仰ぎましょう．

■ リスクや禁忌の事前確認

評価・訓練を実施する前に，バイザーや主治医に禁忌やリスクについて確認しましょう．

> **確認ポイント →**
> 運動基準に関しては，血圧，脈拍，酸素飽和度（SpO$_2$），安静度を判断基準にすることが多いです．指示がない場合は，アンダーソンの基準・土肥の変法（別冊付録12頁に収録）を基準にするようにしましょう．

■ 異常な症状の把握

患者さんの異変に気付くためには，事前に異常な症状について知っておくことが大切です．特に脳卒中の患者さんでは，脳卒中を発症する前から内科疾患を有していることが多いために，複合的なリスク管理の知識が必須になります．表7にある症状がみられたら，バイザーに相談するようにしましょう．

表7　異常な症状

注意すべき状態	症状
低血圧（起立性，血管迷走神経反射性など）	めまい，立ちくらみ，悪心，冷汗，脱力，眼前暗黒感，徐脈，反応の鈍さ
高血圧	（脳血管疾患再発の場合）意識障害，神経症状の増悪 （高血圧緊急症の場合）頭痛，視力障害，意識障害，痙攣，運動麻痺，悪心，嘔吐，胸背部痛，心・呼吸器症状
脳出血後の急性水頭症	意識障害，頭痛，嘔吐
脳梗塞後の梗塞巣拡大	意識障害，高血圧，神経症状の増悪
脳出血や脳梗塞の再発	
深部静脈血栓症	浮腫，色調変化，把持痛（大腿・膝窩・下腿），皮下静脈の怒張，Homans徴候，Lowenberg徴候
心疾患	（虚血性心疾患の場合）胸部の違和感，疼痛（肩・胸），呼吸困難 （心不全の場合）呼吸困難，SpO$_2$低下，四肢の浮腫 （不整脈の場合）動悸，血圧低下，意識消失
低血糖	空腹感，冷汗，動悸，頻脈，不安感，自律神経症状（震えなど），頭痛，目のかすみ，眠気，めまい，脱力感，集中力の低下，疲労感，呂律が回らない，複視，意識障害
呼吸困難	SpO$_2$低下，息切れ，頻呼吸

■ 危険予知

患者さんと接している時には常にリスクがつきまといます．そのなかでも，事故が起こりやすい場面があります．これから6例紹介しますので，危険予知に役立てましょう．

【事例① 起立性低血圧】

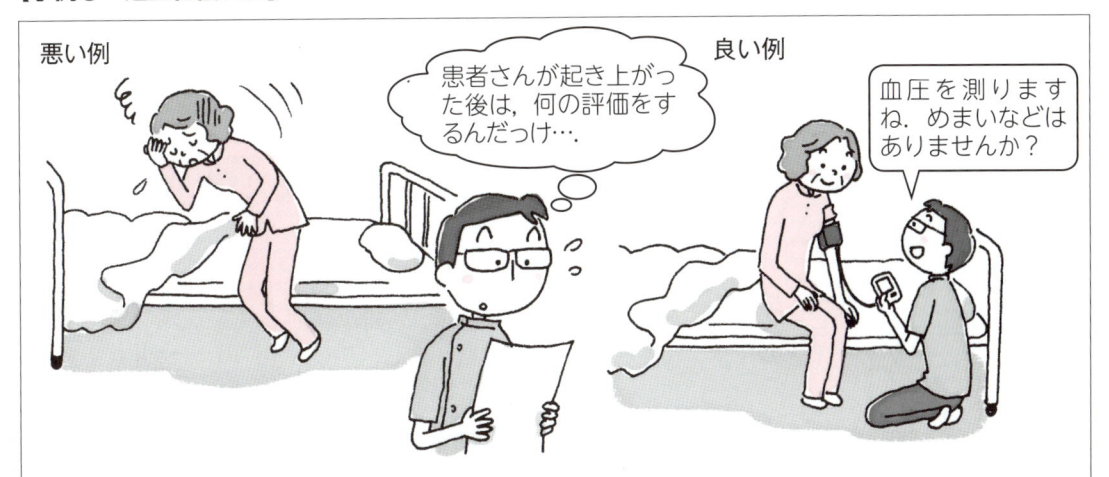

悪い例／良い例

（悪い例の思考）患者さんが起き上がった後は，何の評価をするんだっけ…．

（良い例の発話）血圧を測りますね．めまいなどはありませんか？

（悪い例）評価をすることに精一杯で，起き上がり直後の血圧低下に配慮できずに，患者さんを転倒させてしまった．

確認ポイント →

特に血圧が不安定な患者さんでは，姿勢変換時は血圧をチェックします．血圧低下を認めたら，ゆっくり臥位（もしくは安楽な肢位）にして，下肢を挙上するなどの対策をします．

【事例② 点滴チューブ抜去】

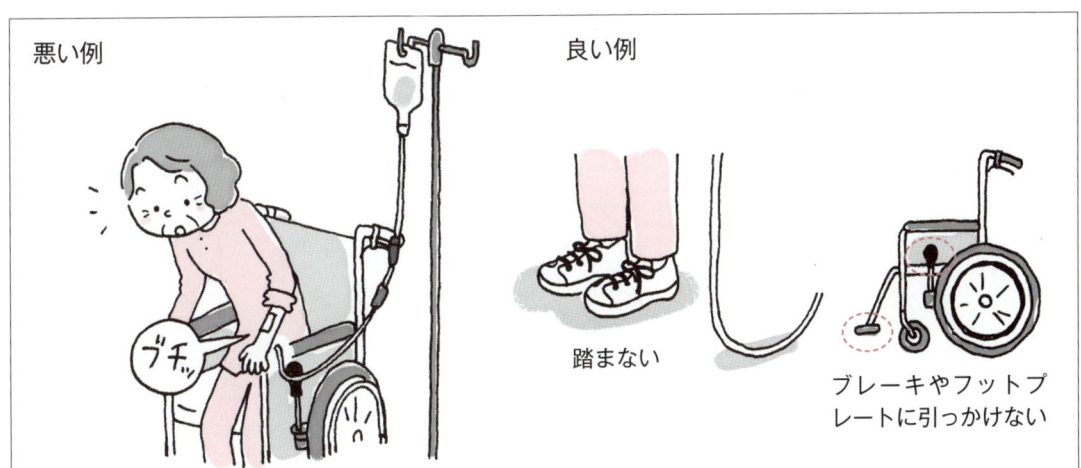

悪い例／良い例

ブチッ

踏まない

ブレーキやフットプレートに引っかけない

（悪い例）移乗時に，点滴チューブが車椅子のブレーキに引っかかっていることに気付かず，点滴チューブが抜けてしまった．

確認ポイント →

動作前に点滴チューブを確認します．点滴などのルート類は，動作中に引っかかり抜けてしまうことがあります．また，高次脳機能障害のある患者さんでは自己抜去にも注意します．

5. リスク管理と危険予知に関しておさえておこう！

1. 実習の予習をしよう！　17

【事例③　ベッドからの転落】

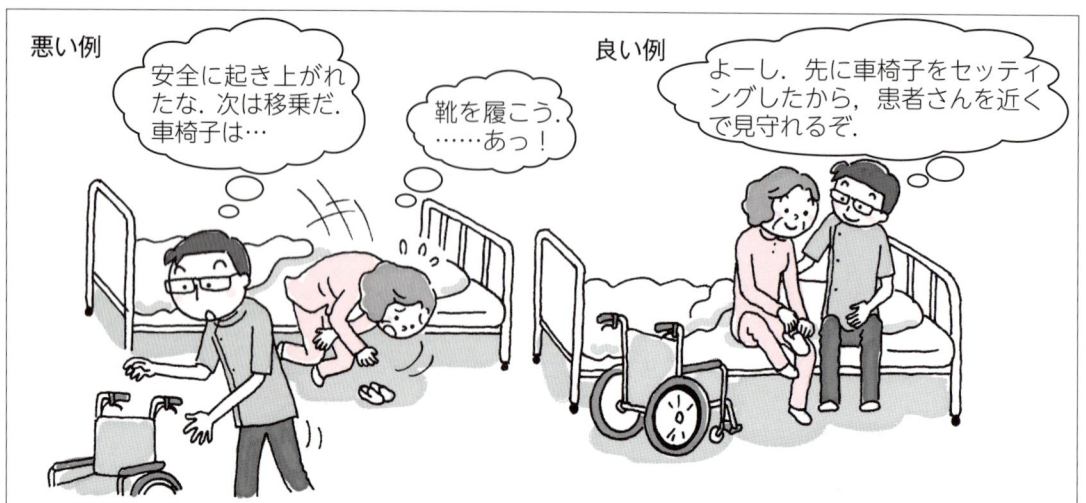

悪い例／良い例

悪い例の吹き出し：
- 「安全に起き上がれたな．次は移乗だ．車椅子は…」
- 「靴を履こう．……あっ！」

良い例の吹き出し：
- 「よーし．先に車椅子をセッティングしたから，患者さんを近くで見守れるぞ．」

（悪い例）次に行うべきことに気をとられ，靴を取ろうとしてバランスを崩した患者さんに気付かず，患者さんを転落させてしまった．

> **確認ポイント ➡**
> 車椅子のセッティングなどは動作前に行い，動作時は近くで見守るようにします．注意障害などのある患者さんは，突然に不安定な動作を行うので，注意が必要です．

【事例④　歩行中の転倒】

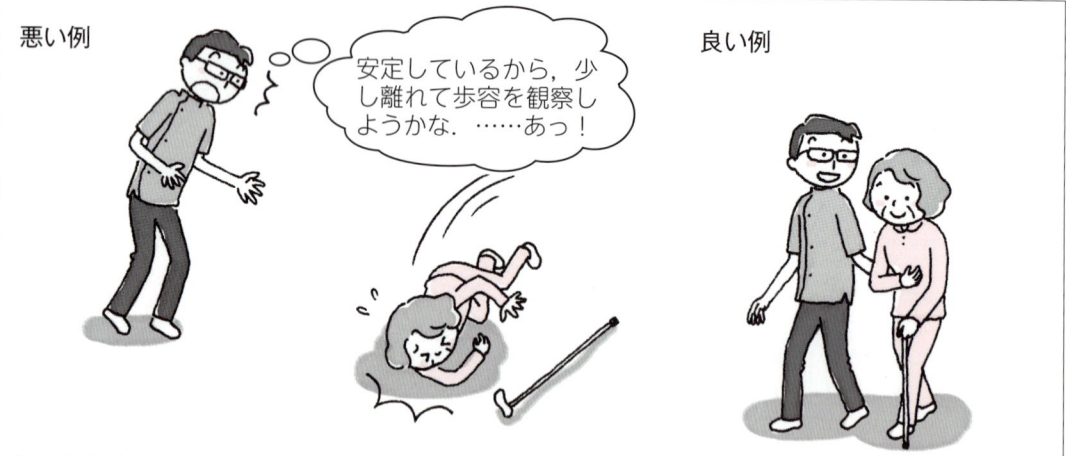

悪い例／良い例

悪い例の吹き出し：
- 「安定しているから，少し離れて歩容を観察しようかな．……あっ！」

（悪い例）歩行中に患者さんから離れたことで，患者さんが方向転換時にバランスを崩しても支えられず，転倒させてしまった．

> **確認ポイント ➡**
> 見守りや介助が必要な患者さんでは，常に転倒に注意します．歩行が安定していても，方向転換時や他の人とのすれ違い時など，ふとした瞬間にバランスを崩すことがあります．

【事例⑤　浴槽またぎ動作中の転落】

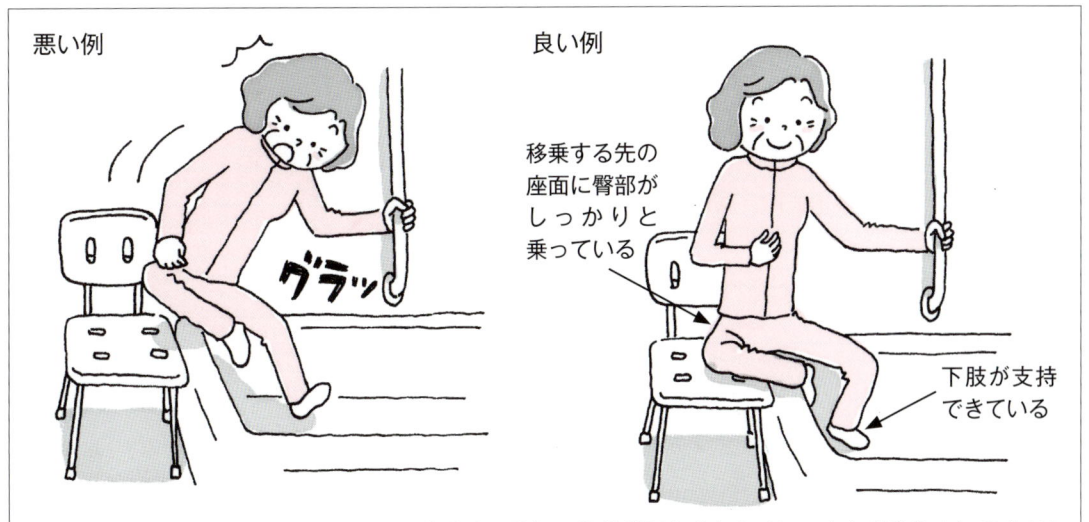

悪い例　　　　　　　　　　　　　　良い例

移乗する先の座面に臀部がしっかりと乗っている

下肢が支持できている

（悪い例）浴槽からシャワーチェアへの移乗時，臀部の移動が不十分なために，またぎ動作中に患者さんが浴槽内へずり落ちてしまった．

> **確認ポイント→**
> 目的動作の遂行だけでなく，動作前の設定についても確認します．

【事例⑥　嚥下機能評価中の誤嚥】

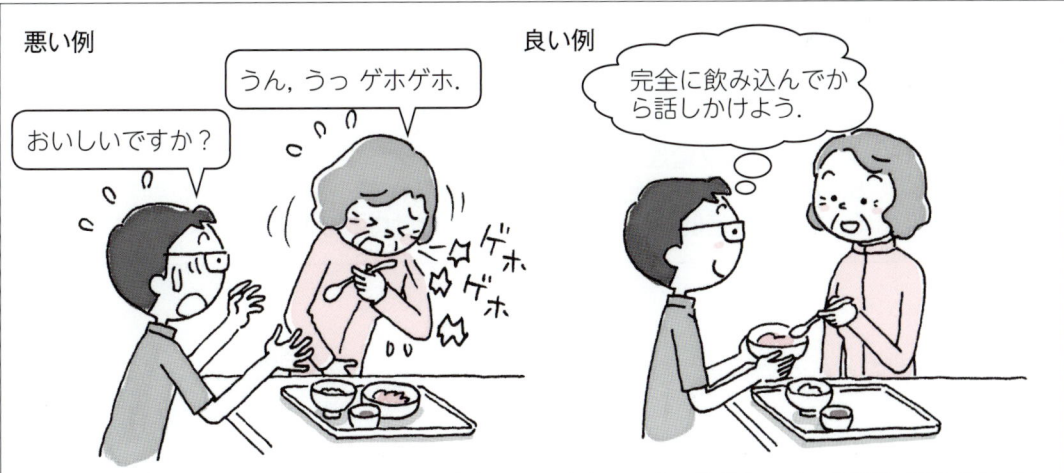

悪い例　　　　　　　　　　　　　　良い例

おいしいですか？
うん，うっ ゲホゲホ．
完全に飲み込んでから話しかけよう．

（悪い例）食事観察中に患者さんに話しかけたところ，まだ口に食べ物が入っている状態で話し始めてしまい，誤嚥させてしまった．

> **確認ポイント→**
> 一口食べ終わるまでは声をかけるのを控えるなど，話しかけるタイミングに注意します．

5. リスク管理と危険予知に関しておさえておこう！

Ⅰ．実習の予習をしよう！

6. 症例実習の流れを理解しよう！

学習ポイント
①事前準備ができるように，症例実習の具体的な流れを理解する．

■■ 症例実習の具体的な流れとポイント（図11）

```
1. 担当症例の決定      4. 問診，検査・測定
2. 事前準備            5. データ整理
3. オリエンテーション   6. レポート作成
```

図11　症例実習の具体的な流れ

【担当症例の決定】

ついに，症例を担当することになりましたね．

はい．精一杯担当させていただきます．
（レポート書けるかなぁ…．まずは，評価項目について予習しなきゃ…）

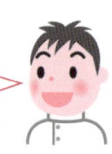

臨床実習は，学校で学んだことを実際に体験し，知識と統合していく重要な時間です．一方で，患者さんには貴重な時間を提供していただいています．以下の点を心がけて，真摯に臨みましょう．
1. 積極的に学ぶ姿勢をもつ．
2. 実習に目的をもつ．
3. 社会的なマナーを忘れずに行動する．
4. 常にリスク管理に配慮する．
5. バイザーへの報告・連絡・相談を忘れずに行う．
6. 対象者（症例）に目を向けて，障害だけにとらわれないようにする．

【事前準備】
　カルテや他部門などから収集した情報を用いて，図12の各項目についてまとめておきましょう．

```
□ 問診事項
□ 疾患名から検査・測定項目
□ 評価手順
□ 問診，検査・測定の時間配分
□ 疾患や合併症などによるリスク
```

図12　事前準備でのチェックポイント

【オリエンテーション】

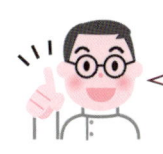

図13にある内容を説明し，患者さんの承諾を得る必要があります．患者さんは，ボランティアで対応してくださっています．目線を合わせながら，理解が得られるように丁寧に説明しましょう．

オリエンテーションの内容
・自己紹介
・これから行うことの目的
・今からどのような検査・測定を行うのか
・何のための検査・測定なのか
・検査・測定の結果をどのように活かすのか（いつでも結果について説明することを患者さんに伝える）
・**検査・測定にどのくらいの時間を要するのか**

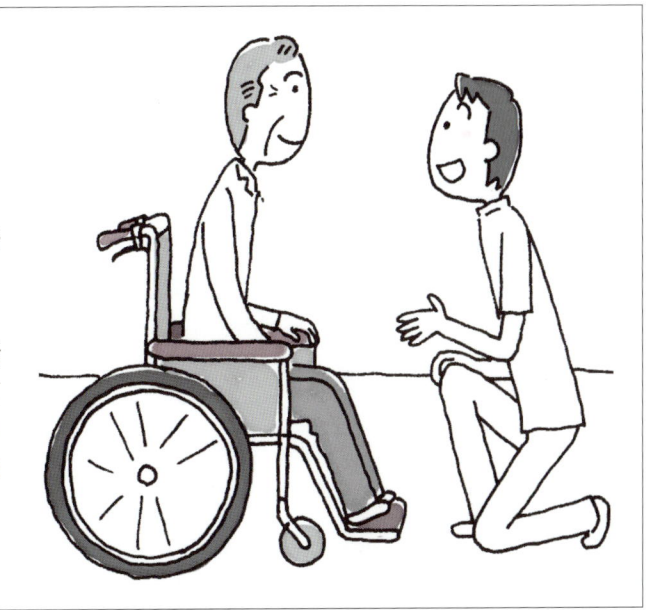

図13　オリエンテーションで説明する内容

【問診，検査・測定】

①問診（表8）

　基本姿勢（6頁「受ける技術」参照）を忘れずに，患者さんの訴えに傾聴しましょう．1回の問診ですべてがわかるとは限りません．信頼関係を築くなかでわかることもあります．

表8　問診の例

主訴	どのような症状で困っているのか
Hope	どのようなことを希望・期待しているのか
Needs	客観的に必要なことは何か
現病歴	いつからなのか，きっかけはあったのか
合併症	治療中の病気があるのか，服薬の状況はどうか
既往歴	どのような病気をしたことがあるのか
職業	どのような仕事をしているのか（していたのか）
家族	どのような家族構成か，キーパーソンは誰か
家屋	どのような間取りか，主な生活場所はどこか
趣味	趣味は何か

Ⅰ．実習の予習をしよう！

②検査・測定

検査・測定で重要なことは，「信頼性」と「妥当性」を担保することです（表9）．

表9 「信頼性」と「妥当性」

信頼性（reliability）	妥当性（validity）
・結果の正確さ ・反復して測定した時に同じ結果が得られる程度（再現性・一貫性）	・測定しようとしているものを，実際に測定している程度 例）ROM制限－ROM-t（○） 　　運動麻痺－MMT（×）

③検査・測定の信頼性を高めるための注意点（表10）

表10　検査・測定の信頼性を高めるための注意点

対象者および測定者の姿勢	・同じ位置，同じ姿勢か ・代償運動が生じているか
指示の仕方	・同じかけ声・内容で指示ができているか
道具の使い方	・持ち方・測り方が適切か（道具を適切に用いることができているか）
介助の仕方	・同じ介助方法で誘導しているか
抵抗のかけ方	・同じ部位，同じ上肢，同じ力で抵抗をかけているか
判定の仕方	・結果の判定方法が定義されているか

【データ整理】

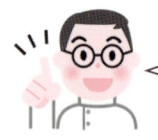

データは，計測したら終わりではありません．データが得られたら，以下の点に注意しながら整理をして，レポート作成に臨みましょう（表11）．

表11　データ整理のポイント

整合性	・正しく計測されているかどうかを確認する ・それぞれの測定値が，他の測定値と比べて異なっていないかどうかを確認する 例）他動と自動の最終可動域が逆転している
不足データ	・想定していた項目を行うことができたかどうかを確認する ・不足していた場合は，バイザーと相談して追加計測する
解釈	・それぞれの検査・測定のデータと，病態，動作，ADLにおける問題点との関連について，統合解釈する（詳細は25頁参照）
結果開示	・得られたデータの値とその意味について，対象者にわかりやすく説明する ・説明内容はバイザーと相談する
個人情報	・個人が特定される情報は記載しない ・外部に流出しないように保管する

7. 実習レポートの作成方法を学ぼう！

学習ポイント
①レポートの一般的な形式を理解する．
②自分の考えを整理して，読み手にわかりやすいレポートとレジュメを作成するスキルを身につける．

■ レポートの目的とは？

実習といえばレポートですよね．
うまく作れなくて，寝られなくなるかも…．

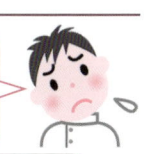

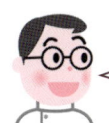

レポートは，実習生を苦しめるためにあるものではありませんよ．
目的は，以下の通りです．
1. 情報収集や評価から得られた情報を整理し，方針を決定する過程を通じて，「論理的思考」を学ぶ．
2. 症例に関する情報や治療方針など，自分の考えを読み手（バイザーなど）に伝えることを学ぶ．

■ レポートの作成手順

何から始めればいいんだろう…．

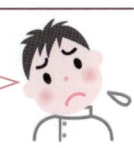

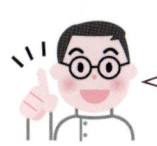

まずは，書式を整えましょう．

【レポートの書式に関するチェックポイント（図14）】

- ☐ A4用紙を縦に使い，横書きとする
- ☐ 基本フォントはMS明朝とする
- ☐ フォントサイズは10.5～11ptとする
- ☐ 1行あたりの文字数は40字とする
- ☐ 1頁あたりの行数は40行とする
- ☐ 一文の長さは100字程度とする
- ☐ 「点（、）」「丸（。）」，「コンマ（,）」「ピリオド（.）」の使用を統一する
- ☐ 用紙のフッターに頁番号を挿入する
- ☐ 専門用語は必要に応じて使用するが，必要な分だけにとどめる
- ☐ 強調したい部分（タイトルなど）には太字を使用する
- ☐ 語調は「です」「ます」調で統一する
- ☐ 「～だと思う」ではなく，「～と考える」などの表現を使用する
- ☐ 参考・引用文献は最後に明記する

図14 レポートの書式に関するチェックポイント

【レポートの構成（表 12）】

表 12　レポートの構成

Ⅰ 表紙	タイトル，氏名，学校名，実習施設名，担当バイザー名を記載する．
Ⅱ はじめに	内容の背景，意義，位置付け，目的を明記する．
Ⅲ 症例情報	問診や情報収集から得られた内容として，基本的情報，医学的情報，社会的情報，他部門情報を順に記載する．適宜，図・表や画像を使用する．
Ⅳ 評価（検査・測定）	検査・測定から得られた数値や動作分析などについて記載する．計測結果の羅列ではなく，問題点を把握するうえで重要な結果を中心にまとめる．図表を併用すると相手に伝わりやすくなるが，データシートを貼りつけただけでは不適切である．重要度の低い結果は，「Ⅸ 補足資料」にまとめる．
Ⅴ 問題点抽出	ICIDH や ICF（詳細は 28 頁参照）にあてはめて記載する（図でまとめてもよい）．問題点は羅列してよいが，中心的問題点（真っ先に改善しなければならない点）を念頭に決定する．中心的問題となるものは多くても 3 つ程度である．
Ⅵ 目標設定	短期目標には，最初の到達目標を記載する（経過のなかで更新する）． 長期目標には，目標とする生活レベルを記載する．
Ⅶ 治療プログラム	プログラム名，目的，方法，段階付け，注意点を記載する．すべての問題点に対して立案される必要があるが，問題点が対処不可能なものである場合（たとえば，金銭的・経済的問題など）は，「Ⅷ 考察」中に記載する．
Ⅷ 考察（統合と解釈）	症例に関する情報や検査・測定から，問題点，目標，そして治療プログラムを考えた思考過程を順序立てて記載する（詳細は 25 頁参照）．
Ⅸ 補足資料	問題点抽出に関連が低い検査・測定値やその他の関連資料を添付する．
Ⅹ 引用（文献・図書）	引用したすべての文献・図書を，著者名のアルファベット順にリストアップする．リストには，「著者名」「題名」「雑誌名（書籍名）」「巻号（雑誌のみ）」「参考頁」「発行年」を記載する．レポート中で引用した場合は，その箇所に筆頭著者名と発行年を明記する．
Ⅺ 謝辞	患者さん，バイザー，施設スタッフなど，実習でお世話になった方々への簡単な謝辞を記載する．

※治療実習のレポートには，「再評価」「目標再設定」「治療プログラム修正」「再考察」についても記載する．

評価の考え方によって，評価項目の記載方法が異なることがあると聞きました．具体的にどのような内容を記載すればよいのでしょうか．

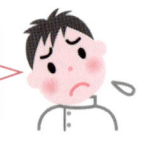

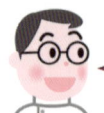

「ボトムアップモデル」と「トップダウンモデル」のことですね（詳細は 27 頁参照）．

ボトムアップモデルでは，疾患から予測される「機能面での評価」→「能力」→「ADL」の順に記載していきます．
一方，トップダウンモデルでは，ADL 評価などの「問題となっている現象」→「問題点（仮説）と評価項目の抽出」→「評価（検査・測定）」の順になります．

■ 考察（統合と解釈）の書き方

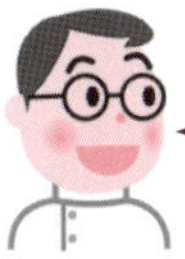

考察では，評価の過程から推察された問題点，目標，治療計画について記載します．また治療を実施した場合には，上記の見直しという視点から今後の方針も記載します（図15）．

書き方のルール

- 1つの段落を，意味や内容によって区切る「パラグラフ」によって構成する．
- 1つのパラグラフにつき，1つのトピック（話題）のみ記載する．
- 一度書いたトピックは，その後のパラグラフでは記載しない．
- 最初のパラグラフには，主題（論旨）を記載する．
- わかったことなのか，推察されたことなのかを区別して記載する．
  （「検査・測定の結果」と「考察」には明確な線引きをする）
- 考察以前に記載されていない情報は，考察では記載しない．

---

1. 主題
   文章の書き出し．最も主張したい内容（主題）を書く．
   ─収集した情報や検査・測定結果から推察された問題点をあげる．
   ─問題点に対する解決案と目標設定について述べる．

2. 現状
   「主題」であげた問題点に関する説明を行う（なぜ重要なのか）．
   ─最初の問題点には，最も重要だと考える問題をあげる．
   ─問題点に対して，収集した情報や検査・測定結果からの客観的な結果（事実）を述べる．
   ─客観的な結果に基づいた分析を述べる．
   ─自分の意見や考え（考察）を述べる．
   ─意見に客観性をもたせるために，必要に応じて文献的な補足を行う．
   ※ 問題点ごとに，新しいパラグラフ（2番目，3番目…の問題点）として記載していく．

3. 原因
   「現状」であげた問題点の原因について述べる．
   ─問題点と原因の関連性について述べる．
   ─その問題点と原因を解決することの重要性を述べる．
   ─問題点を解決することの利点を述べる．

4. 対策
   問題点と原因に対する解決案（対策）について述べる．
   ─最初に，解決案の概説を記載する．
   ─問題点が解決することで達成される事象（目標）を明確にする．
   ─解決案について詳細に述べる．
   ─必要に応じて文献的な補足を行う．

5. 結語
   全体の要約，主題の言い換え，残された課題を記載する．

図15　考察の書き方

確認ポイント →

考察では，機能や能力に関する問題ばかりに注目してしまいます．しかし，大事なことは，日常生活や患者さんが考える生活の質（QOL）です．レポートに考察を記載する際は，これらの視点を忘れないように注意しましょう．

■ レジュメを作成しよう！

> 基本情報，ROM，高次脳機能も大事だし，動作分析も記載しなきゃ…．スペースが足りません！

> 一番大事なのは，「聴き手に内容が伝わる」ということです．たくさんの情報は相手には伝わりません（レポートの"コピペ"ではありません）．一所懸命に担当した患者さんのことを，わかりやすく伝えてくださいね．

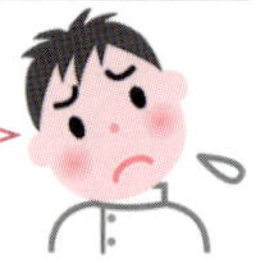

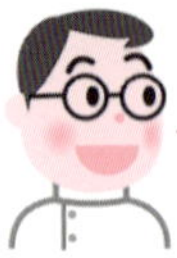

【レジュメ作成のポイント（図16）】

- 基本書式はレポートと同様（段組みは2段，ページ余白は5mm以上）
- テーマをもち，流れを意識して書く
- 文章よりは箇条書きを心がける
- 説明に必要な情報のみを記載する（詳細はレポートにまとめる．質問は口頭での回答でよい）

図16　レジュメ作成のポイント

【レジュメの基本レイアウト（図17）】

| 1. タイトル・氏名

2. はじめに

3. 症例情報
　1）基本的情報

　2）医学的情報

　3）社会的情報

　4）他部門情報 | 4. 評価（日付） | 5. 問題点抽出（ICF）
　＜健康状態＞

　＜心身機能・　＜参加＞
　　身体構造＞#
　#1.　　　　#.
　#2.

　＜活動＞　＜環境因子＞
　#
　#　　　　＜個人因子＞

6. 目標設定
　1）短期
　2）長期

7. 治療プログラム
　①
　② | 8. 考察

9. 引用文献 |

図17　レジュメの基本レイアウト

【レジュメ作成にあたってのチェックポイント（図18）】

- □ はじめに：経緯と発表の目的を記載する
- □ 症例情報：基本的・医学的・社会的情報を記載する（必要に応じて家屋図や画像を追加する）
- □ 評価：問題となっている測定値，治療方針の説明に必要な項目を記載する
- □ 問題点抽出：詳細を記載してもよいが，今回のテーマにかかわる部分を強調して示す
- □ 治療プログラム：問題点との関連を記載する〔例：○○訓練（#1，2）〕
- □ 考察：論理的に記載する．レジュメのなかに記載していないことは考察では述べない．テーマと自分が行った評価から得られたことを記載する．無理に文献を引用しない．

図18　レジュメ作成にあたってのチェックポイント

8. 臨床実習で役立つ情報を知っておこう！

> **学習ポイント**
> ①評価の考え方として，「ボトムアップモデル」と「トップダウンモデル」について理解する．
> ②国際障害分類（ICIDH）と国際生活機能分類（ICF）について理解する．
> ③検査・測定で得られる数値の意味付けについて整理する．

■「ボトムアップモデル」と「トップダウンモデル」

評価の考え方には，「ボトムアップモデル」と「トップダウンモデル」があると聞きました．それぞれはどのようなものなのでしょうか？

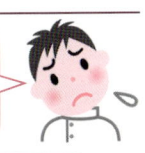

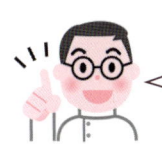

どちらも「問題点を把握し，その問題点を治療に結びつけるための思考過程」です．実習では，どちらも使用されています．一方，臨床では，トップダウンモデルの考え方が用いられることが多いです．図19，20にそれぞれの特徴を，表13にそれぞれの利点・欠点をまとめています．

1. 問診や疾患などから予想される問題点を列挙する 2. その問題点に対する検査・測定をすべて実施する 3. 評価から問題点を把握する	1. 問診やADLから問題となっている現象を把握する 2. その現象を観察・分析する 3. 現象の原因について仮説をたてる 4. 仮説検証として検査・測定を実施し，問題点を把握する

図19 ボトムアップモデルの特徴　　図20 トップダウンモデルの特徴

表13 ボトムアップモデルとトップダウンモデルの利点・欠点

	ボトムアップモデル	トップダウンモデル
利点	・経験が少なくても実施できる ・評価の漏れが少ない	・短時間で評価を実施できる ・動作や生活に関連した問題点が把握しやすい
欠点	・評価に時間がかかる ・情報が多くなり全体像が把握しにくい	・評価の漏れが出る可能性がある ・問題点を見誤る可能性がある ・ある程度の経験が必要になる

どちらにも良い点と悪い点があるんですね．学生としては迷ってしまいそうです…．

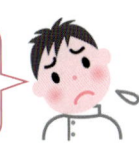

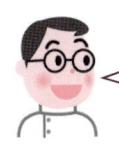

評価する時間が多くとれる学生のうちに，ボトムアップモデルでしっかりと検査・測定の手技を学び，機能的な側面から問題点を把握できるようになることも大事です．一方で，トップダウンモデルのような臨床により近い思考過程を早くから学び，動作やADLの視点から問題点を把握できるようになることも大事です．どちらも大事なので，難しいところです…．

国際障害分類（ICIDH）と国際生活機能分類（ICF）[1]

学校では ICF について習ったのですが，バイザーからは ICIDH で患者さんの障害を説明されました．2つの分類では何が違うのでしょうか？

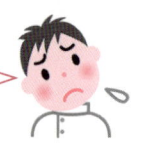

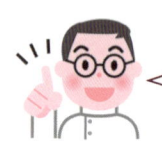

ICIDH では，障害を「機能 - 能力 - 社会における階層性」で捉えます．一方 ICF では，生活の困難さを「影響を及ぼす要素の相互関係」から捉えます．実習では，ICIDH と ICF の両者が混在して使われているようです．両者の概念と特徴について覚えておきましょう（図21，22，表14）．

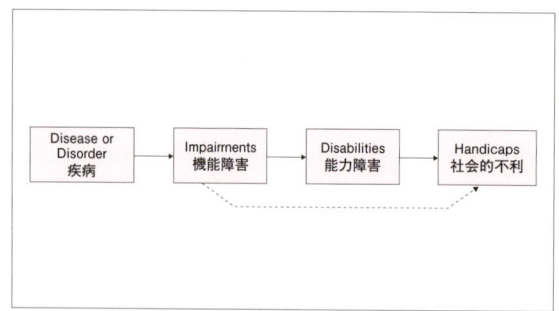

図21　ICIDH の概念モデル

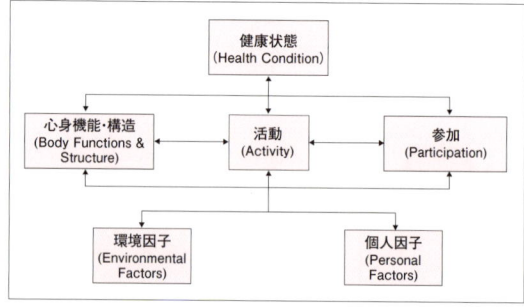

図22　ICF の概念モデル

表14　ICIDH と ICF の特徴

ICIDH の特徴	ICF の特徴
・障害を，「機能障害（impairment）」「能力障害（disability）」「社会的不利（handicap）」のレベルに分けている． ・疾患から生じる障害を"階層的"に捉えている．	・疾患ではなく，「生活のなかでの困難さ」に焦点をあてている． ・背景因子（環境因子や個人因子など）の視点を取り入れている． ・各要素の相互作用を重視している． ・「参加」を重視している．

学校では，ネガティブな面だけでなく，ポジティブな面も見るように言われました．でも，そもそも ICIDH には何が不足していたのでしょうか？

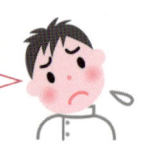

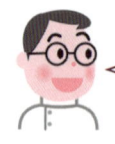

ICIDH には，「患者さんが自身の障害をどのように感じているかということ」「障害にはマイナスの面だけでなく，プラスの面もあるということ」「環境が与える影響」などの視点が抜けていました．

ICIDH では，「疾患によって機能障害が起こり，これが能力に影響して（能力障害），社会的不利な状況となる」と考えます（階層性）．この考え方は，実習生が問題点を把握し，治療を考えるうえでは理解しやすいものです．そのために，今でもバイザーは臨床実習で ICIDH について説明するのかもしれません．

検査・測定値の意味付け

バイザーから「検査・測定から得られた数値に"客観的な意味"をもたせるように」と言われました．でも，教科書や論文を調べてみても，よくわかりませんでした…．

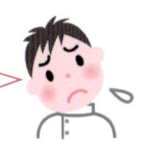

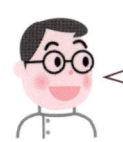

検査・測定で得られる数値は，患者さんの病態を把握し，目標達成のための問題点や治療を考えるうえで重要です．一方で，その値が治療指針に直結するかというと意味が変わってきます．値の意味について知っておくと，参考になると思います（表15）．

表15　検査・測定値の意味と求め方

基準範囲 （基準値）	意味	正常と異常を区別したり，病態の有無を判断したりするためではなく，測定値を解釈する目安として用いられる．
	求め方	健常者の測定値〔平均値／中央値±2SD（標準偏差）〕を求め，この範囲を基準範囲としている．健常者の約95％がこの範囲に含まれる．
カットオフ値	意味	特定の疾患や病態に罹患している者と罹患していない者とを分けるための判定基準の値として用いられる．
	求め方	ROC曲線などに基づいて設定した値を求める．適正なカットオフ値を得るためには，さまざまなカットオフ値を仮定して感度と偽陽性率を求めてグラフ化したROC曲線を参考にする．
臨床的意義のある 最小変化量 (minimal clinically important difference：MCID)	意味	対象（患者さん）が重要な変化だと感じられた時の最小の値の変化で，臨床的に意義がある変化の最低基準として用いられる．
	求め方	臨床的で，反応性があり，指標としてスタンダードである方法との比較や値の分布に基づく方法により決定される．

「検査・測定から得られたデータが基準範囲から逸脱しているから問題だ！」とするのではなく，そのデータを基本動作やADLが困難になっている原因として結びつけることが重要です．

基本動作やADLの困難さと，検査・測定から得られたデータをどのように結びつけるのかが大事なんですね．

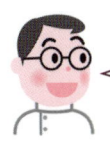

これまでの研究から，脳卒中患者に対するものでは，例として表16のような数値があります．参考にしましょう．

表16 脳卒中患者に対する検査・測定での参考数値[2, 3)]

歩行	10m歩行試験	・基準値（至適速度）：60代／男性 1.36m/s，女性 1.30m/s，70代／男性 1.33m/s，女性 1.27m/s ・カットオフ値：0.4m/s 未満（屋内歩行レベル），0.4-0.8m/s（公共での歩行が制限），0.8m/s 以上（公共での歩行が可能） ・MCID：0.16m/s（急性期），0.14m/s（回復期） ・BI，TUG-t，階段昇降と高い相関がある（至適，最大速度）
歩行	6分間歩行試験（6MD）	・基準値：60代／男性 572m，女性 538m，70代／男性 527m，女性 471m，80代／男性 417m，女性 392m ・MCID：50m（回復期） ・2分間歩行および12分間歩行と高い相関がある ・TUG-t，10m歩行試験（至適，最大速度），階段昇降と高い相関がある
移動	Timed Up and Go Test（TUG-t）	・基準値：60代／男女 8秒，70代／男女 9秒，80代／男性 10秒，女性 11秒 ・カットオフ値：14秒以上 ・14秒以上では，転倒リスクが高くなる
バランス	Berg Balance Scale（BBS）	・カットオフ値：45点 ・45点以下では，転倒リスクが高くなる ・TUG-t と中等度の相関がある．BI と高い相関がある
バランス	Functional Reach Test（FRT）	・カットオフ値：15cm ・15cm 以下では，転倒リスクが高くなる
痙縮	Modified Ashworth Scale（MAS）	・維持期患者の FMA，筋電図，自動 ROM，握力などと高い併存的妥当性がある
上肢	握力	・基準値：60代／男性 40kg，女性 24kg，70代以上／男性 33kg，女性 20kg ・MCID：麻痺側 5kg（急性期），非麻痺側 6kg ・FMA の上肢項目と高い相関がある
上肢	Motor Activity Log（MAL）	・MCID： 　quality of movement score；利き手が麻痺 1.0点，非利き手が麻痺 1.1点（急性期） 　amount of use score；0.5点（維持期）
複合	Fugl-Meyer Assessment（FMA）	・MCID：上肢項目 10点，下肢項目 10点（急性期） ・FMA の感覚項目と歩行速度の相関は低い ・FMA の合計点と歩行速度には高い相関がある
体幹	Trunk Control Test（TCT）	・カットオフ値：50点以上〔歩行回復と関連（発症後18週時点）〕，40点以下（歩行不可）
日常生活動作・活動（ADL）	Barthel Index（BI）	・カットオフ値：75点（急性期） ・MCID：1.85点（急性期）
日常生活動作・活動（ADL）	Functional Independence Measure（FIM）	・MCID：合計 22点，運動項目 17点，認知項目 3点（急性期） ・FIM の運動項目と BI には高い相関がある

	検査名	内容
知能	ミニメンタルステート検査（MMSE）	・基準値：60代／27点，70代／27点，80代／26点 ・カットオフ値： 24点以上（正常），18～23点（中等度低下），17点以下（重度低下）
	改訂長谷川式簡易知能評価スケール（HDS-R）	・カットオフ値： 20点以下〔19点（軽度），15点（中等度），10点（やや高度），4点（非常に高度）〕
	コース立方体組み合わせテスト（KBDT）	・基準値：60代／IQ58点，70代／IQ57点，80代／IQ52点
	レーヴン色彩マトリックス検査（RCPM）	・基準値：60代／29点，70代／27点，80代／25点
	ウェクスラー成人知能検査（WAIS-Ⅲ）	・基準値：130以上（非常に高い），120-129（高い），110-119（平均の上），90-109（平均），80-89（平均の下），70-79（境界線），69以下（特に低い）
注意	Trail-Making Test（TMT）	・基準値： PartA；50代／109秒，60代／157秒 PartB；50代／150秒，60代／216秒
	仮名ひろいテスト	・基準値： 無意味綴文；50代／33個，60代／26個，70代以上／19個
	数唱（順唱・逆唱）	・基準値： 順唱；50-60代／6桁，70代／5桁，逆唱；50-70代／4桁
無視	行動性無視検査（BIT）	・カットオフ値：通常検査；131点，行動検査；68点
記憶	リバーミード行動記憶検査（RBMT）	・カットオフ値： スクリーニング；40-50代／7点，60代以上／5点 標準プロフィール；40-50代／16点，60代以上／15点
	Rey-Osterreithの複雑図形検査（ROCFT）	・基準値： 模写；36点，3分後再生；19点，30分遅延；17点（30代）
遂行機能	前頭葉機能検査（FAB）	・基準値：17点 ・カットオフ値：15点（認知症疑い），10点（前頭側頭型認知症疑い）
	Modified Stroop Test	・基準値： Part2；健常者28秒，前頭葉損傷者75秒，他部位損傷者59秒 Part2－Part1；健常者12秒，前頭葉損傷者40秒，他部位損傷者28秒
	遂行機能障害症候群の行動評価（BADS）	・基準値：健常者18点，前頭葉損傷10点，脳損傷全体12点

注）それぞれのデータは，対象者の発症時期や年齢など，さまざまな要因の影響を受けます．あくまで参考にとどめましょう．

（井上靖悟，髙橋容子，山口智史）

参考文献
1) 上田　敏：国際障害分類初版（ICIDH）から国際生活機能分類（ICF）へ—改定の経過・趣旨・内容・特徴—．ノーマライゼーション 22（6）：9-14，2002．
2) Rehabilitation Measures Database：http://www.rehabmeasures.org/default.aspx
3) 水口寛子・他：高次脳機能障害の早期発見と促進のための当院における取組みと患者概要の紹介．医療の広場 53（10）：37-39，2013．

II 基本を学ぼう！

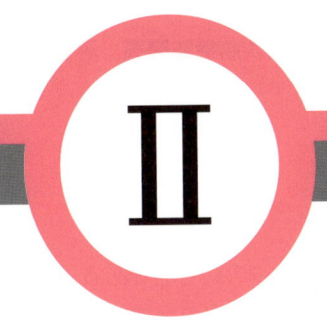

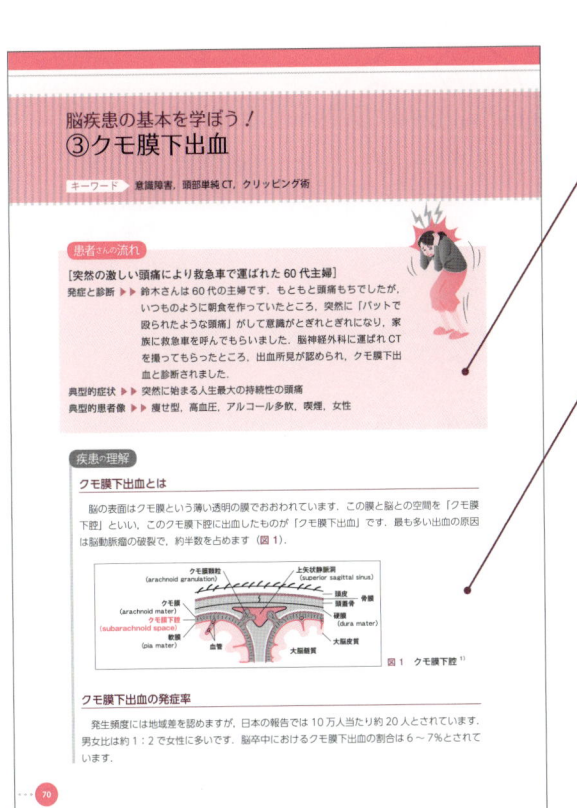

【II章の構成】

患者さんの流れ

その疾患を発症した患者さんの典型的な状態を示しています．臨床実習前のイメージトレーニングとして読み進めてください．

疾患の理解

疾患の基礎知識とともに，診断やリスク管理などの医学的知識を載せています．担当する患者さんの疾患理解を深めてください．

その他にも……

「脳卒中の障害像」「時期ごとの脳卒中リハビリテーションの流れ」「脳卒中リハビリテーションにおける各職種の役割」が学べる項目を用意しました．臨床に身をおくうえで重要となる知識が詰まっていますので，これらの内容を十分に理解し，「III．応用力をつけよう！」に進みましょう．

脳卒中の障害像を学ぼう！

キーワード 脳梗塞，脳出血，クモ膜下出血，運動障害，感覚障害，高次脳機能障害，評価

脳の解剖

脳は，大きく3つの部位に分けられます．運動・感覚・思考などを司る脳の司令塔である「大脳（前頭葉，頭頂葉，側頭葉，後頭葉）」，細かな運動を調節する「小脳」，脳からの指令を全身に伝える「脳幹（中脳，橋，延髄）」です（図1）．

また，脳の基本事項としては以下の3点があげられます．

1. 脳は左右反対側を支配する
2. 脳は部分によって機能が分かれている
3. 右利きの人は，左の脳で主に言葉や物事について考える

このような基本事項を頭に入れて，これから脳卒中の概論と障害像について見ていきましょう．

大脳
（前頭葉，頭頂葉，側頭葉，後頭葉）
・運動・感覚・思考などを司る脳の司令塔

小脳
・細かな運動を調節する調節機構

脳幹
（中脳，橋，延髄）
・脳からの指令を全身に伝える情報ハイウェイ

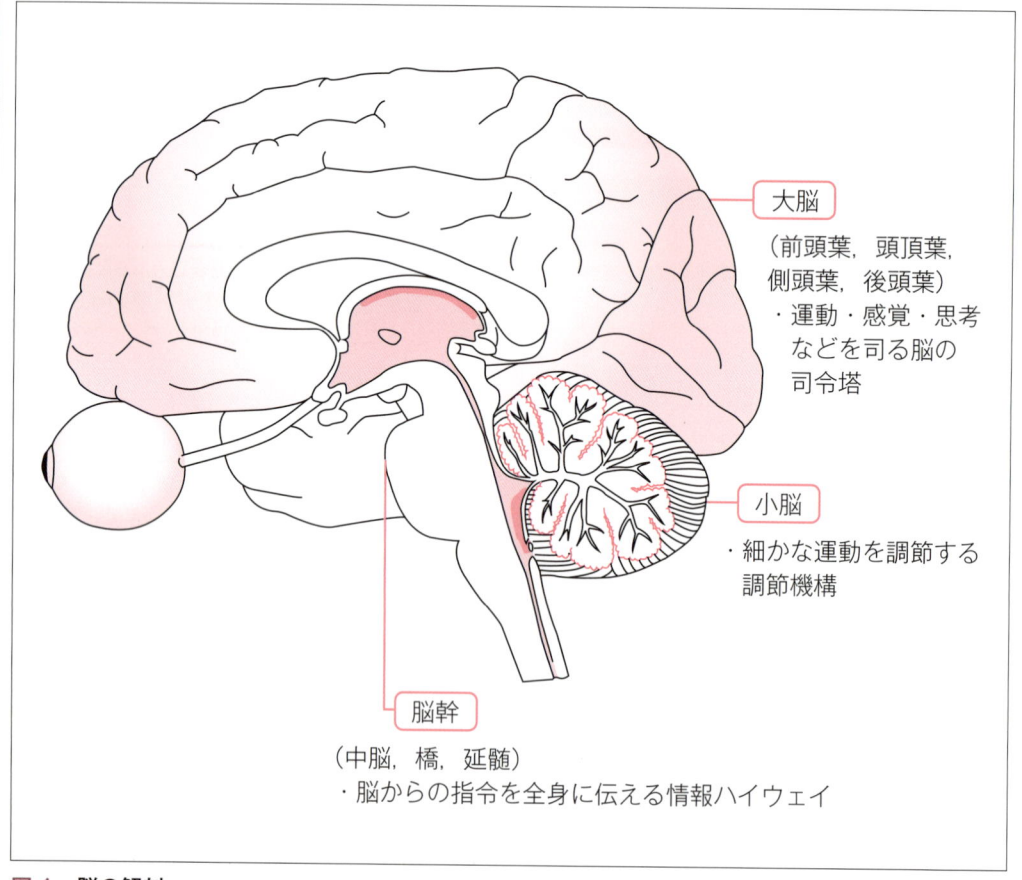

図1 脳の解剖

> 脳卒中概論

脳卒中とは

　脳卒中は，日本人の死亡原因のなかで，悪性新生物（がん），心疾患（心筋梗塞など），肺炎に次ぐ第4位となっています[1]．今後，高齢化が進むとさらに患者数が増えると考えられています．脳卒中は，運動障害，感覚障害，高次脳機能障害を生じさせ，日常生活活動（ADL）に障害をきたします．

脳卒中の分類

　脳卒中は，大きく①脳梗塞，②脳出血，③クモ膜下出血に分類されます．①脳梗塞は脳の中の血管が詰まってしまう疾患，②脳出血は脳の中の血管が破れて出血してしまう疾患，③クモ膜下出血は脳の表面のクモ膜にある血管が破れて出血してしまう疾患で，発症の内訳は図2の通りです．詳しくは「脳疾患の基本を学ぼう！」で，それぞれ説明されていますので，参照してください．

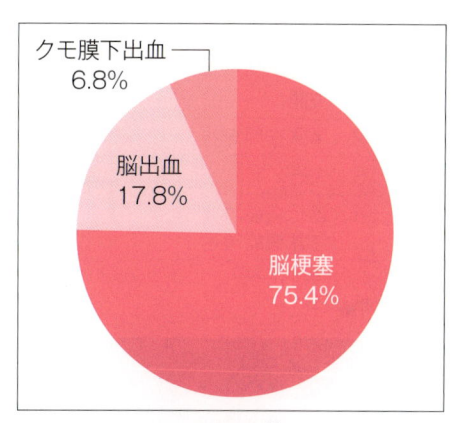

図2　脳卒中発症の内訳[2]

クモ膜下出血 6.8%
脳出血 17.8%
脳梗塞 75.4%

脳卒中を発症しやすい人

　脳梗塞は，高血圧，糖尿病，脂質異常症，心房細動などの持病をもっている人，あるいは喫煙や大量の飲酒をする人に多いといわれています．また，脳出血とクモ膜下出血は，高血圧の人などに多いといわれています．いずれも生活習慣に深くかかわることが多いです．

脳卒中の障害像

　脳卒中では，損傷された脳の部分により，さまざまな障害が引き起こされます（表1）．ここでは，大きく①運動障害，②感覚障害，③高次脳機能障害に分けて説明し，簡便な（スクリーニングレベルの）検査法についても記載します．詳細な検査法や分類に関しては成書を参照してください．

一過性脳虚血発作（Transient Ischemic Attack：TIA）とは

　脳梗塞の一歩手前の症状のことを指してこういいます．つまり，脳梗塞の症状（手足の運動麻痺，感覚障害，しゃべりにくさ，言葉の出にくさなど）が一過性に出現し，消失してしまう症状のことです．
　消失しても，良くなったといって喜んでいてはいけません．TIAは脳梗塞の警告であり，そのまま放置しておくと，本当の脳梗塞になってしまうことが非常に多いのです．このような症状が出た時には，脳梗塞と同じような治療を行うことが不可欠になりますので，脳梗塞でない患者さんを診療する場合であっても，すぐに担当の先生やスタッフに相談しましょう．

表1 脳卒中によって生じる障害

運動障害（錐体路障害）	
1. 麻痺	手足に力が入らない
2. 構音障害	しゃべりにくい
3. 嚥下障害 （球麻痺・仮性球麻痺）	飲み込みにくい
4. めまい	ぐるぐるする，ふわふわする
5. 小脳失調	細かい運動ができない，ふらつく
感覚障害	
1. 触覚・温痛覚障害	何かに触れても熱さ・冷たさ・痛さを感じることができない
2. 深部覚障害 （位置覚・振動覚障害）	手足の位置がわからない
高次脳機能障害	
1. 失語	言葉がわからない，言葉を伝えられない
2. 半側空間無視	片側に注意が向かない
3. 失行	道具がうまく使えない
4. 遂行機能障害 　注意機能障害	集中して物事に取り組むことができない

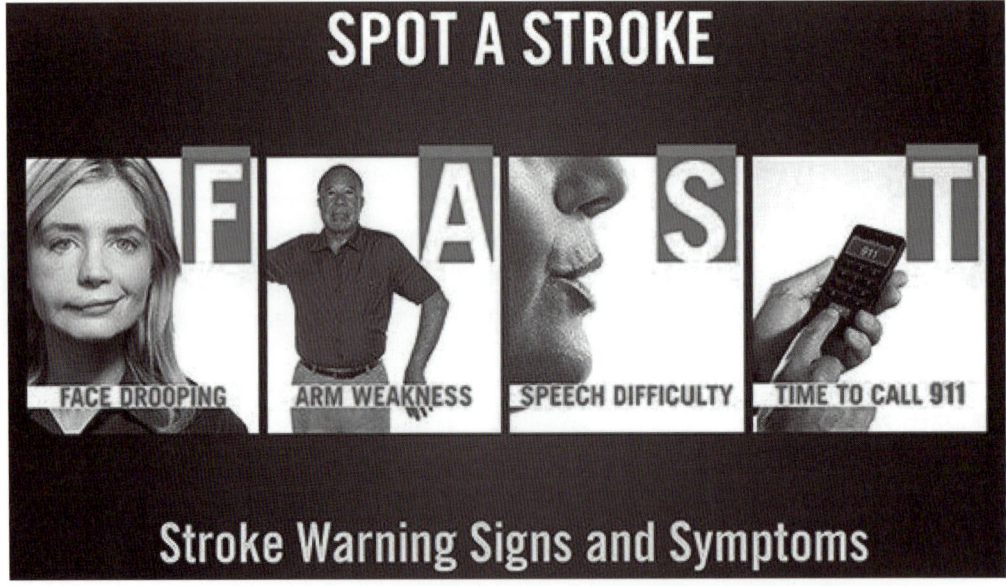

図3 AHA（米国心臓協会）とASA（米国脳卒中協会）による脳卒中早期発見啓蒙ポスター
「Face（顔）」「Arm（腕）」「Speech（言語）」「Time to call 911〔911番（日本では119番）に電話するタイミング〕」の頭文字をとった"FAST"という標語を用いて，「代表的な3つの症状があればすぐに救急車を呼ぼう！」と啓発している〔ASAのHP（http://www.strokeassociation.org/STROKEORG/）にて一般頒布されている〕〕

　米国では，AHA（米国心臓協会）とASA（米国脳卒中協会）が"FAST"という標語を用いて脳卒中の症状の啓発活動をしています（図3）."FAST"とは，「Face（顔）」「Arm（腕）」「Speech（言語）」「Time to call 911〔911番（日本では119番）へ電話するタイミング〕」

の頭文字をとったもので，「代表的な3つの症状があればすぐに救急車を呼ぼう！」ということを表しています．

　日本でも，日本脳卒中学会が，「腕，顔，口」と3大症状をアピールし，早期発見および早期治療を行えるように啓発活動を行っています．

運動障害（錐体路障害）

①麻痺—手足に力が入らない

　多くの場合，片側の手足に力が入らなくなる障害が出現します．これを片麻痺といいます．片麻痺は，脳における，麻痺がある側とは逆側の運動機能を支配する部分の障害によって起こります．

> **検査・評価の方法**
> 明白な症状は見ただけでわかりますし，多くの場合MMTを測定すればわかります．微小な運動障害を評価する方法としては，①Barre試験（図4）と②Mingazzini試験（図5）があります．
> ①Barre試験は，手のひらを上にしたまま両上肢を挙上する試験で，どちらか一方の上肢が下がるか，手のひらが回内すると陽性と判断されます．
> ②Mingazzini試験は，仰臥位（仰向け）で股関節と膝関節を90°に屈曲する試験で，下降がみられた側が陽性です．

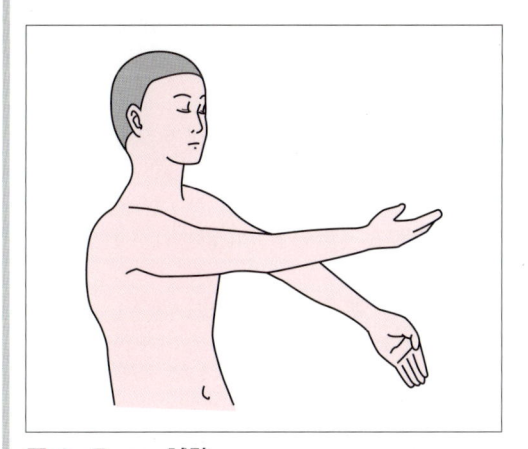

図4　Barre試験
左手は下垂し，左掌は回内している

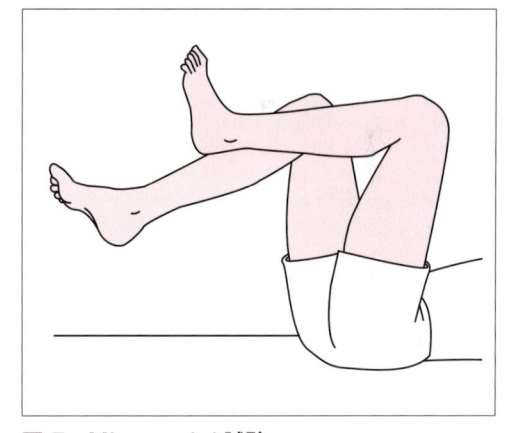

図5　Mingazzini試験
右膝が90°屈曲位をとれずに下垂している

②構音障害[3]—しゃべりにくい

　話す時に，言葉が不明瞭になったり，滑舌が悪くなったり，冗長な話し方になったりする障害です．これは，口や舌を動かす運動神経の障害や，協調して筋肉を動かす神経の障害によって起こります．

　なお，言葉が出てこなくなるのは失語という別の症状です．失語に関しては，「高次脳機能障害」の項（40頁）で詳しく述べます．

> **検査・評価の方法**
> しゃべりにくさの度合いである発話明瞭度の評価には，専門的にはいろいろな方法がありますが，簡便なものとしては，会話ややり取りでの発話をもとに5段階に評価する方法があります．これは，1を「すべてわかる」，5を「まったくわからない」とした評価法です（表2）．

表2 発話明瞭度の評価

1．すべてわかる
2．ときどきわからない言葉がある
3．話の内容を知っていればわかる
4．ときどきわかる言葉がある
5．まったくわからない

③嚥下障害（球麻痺・仮性球麻痺）―飲み込みにくい

　食べ物を口から食べるとむせ込んだり，気管のほうに入ってしまったりする症状です．症状が重症な場合は，唾液をうまく飲み込めず，肺につながる気管に入ってしまい，誤嚥性肺炎を発症してしまうこともあります．のどを動かす筋肉を支配する運動神経が障害されることで出現する症状です．

> **検査・評価の方法**
> 嚥下障害の代表的な評価法としては2つあります．①反復唾液飲みテスト（Repetitive Saliva Swallowing Test：RSST，図6）と，②改訂水飲みテスト（Modified Water Swallowing Test：MWST，図7）です．

湿ったガーゼなどで口腔内を湿潤化します ↓ 唾液を嚥下するように指示します ↓ 30秒間，唾液嚥下を行わせます
※30秒／2回以下：異常，3回以上：正常

図6　反復唾液飲みテスト（RSST）

コップに入れた氷水3mlをシリンジで取り出します ↓ 口腔底（舌の下）に静かに入れます ↓ 嚥下をしてもらいます
※「嚥下ができるか」「むせがないか」「呼吸状態に変化がないか」を評価します．この3点に問題がないことを3回確認します

図7　改訂水飲みテスト（MWST）

④めまい―ぐるぐるする，ふわふわする

　めまいは，大きく①ぐるぐるする「回転性めまい」と，②ふわふわする「浮動性めまい」の2種類に分けられます．どちらのめまいが出現するかは脳卒中の部位によってある程度決められ，小脳からくるめまいには回転性めまいが，脳幹からくるめまいには浮動性めまいが多いですが，両者が混在することもあります．眼症状（眼が小刻みに動く眼振など）が同時に出現することもあり，物を追って見て（追視して）もらうと，眼振が出現したり，増強されたりします．

⑤小脳失調—細かい運動ができない，ふらつく

　歩行時にふらついたり，細かい運動をするのが苦手になったりする障害です．たとえば，まっすぐ歩こうとしても歩けない，目的の物を触ろうとしてもズレてしまうなどの症状です．これはお酒を飲んだ時の症状に似ています．というのも，小脳は，こういった細かな運動の調整をしているのですが，お酒に弱く，お酒を飲むと障害された状態になるからです．

検査・評価の方法
検査としては鼻指鼻試験（図8）があります．この試験では，患者さんに，人差し指で自分の鼻先と検査者の指先を交互に指してもらいます．検査者の指は1回ごとに位置を変えます．失調の患者さんはこれをうまく行うことができず，症状が重症だと，自分の鼻を目指そうとしても指がふらつき，眼を目指してしまうことがあります．

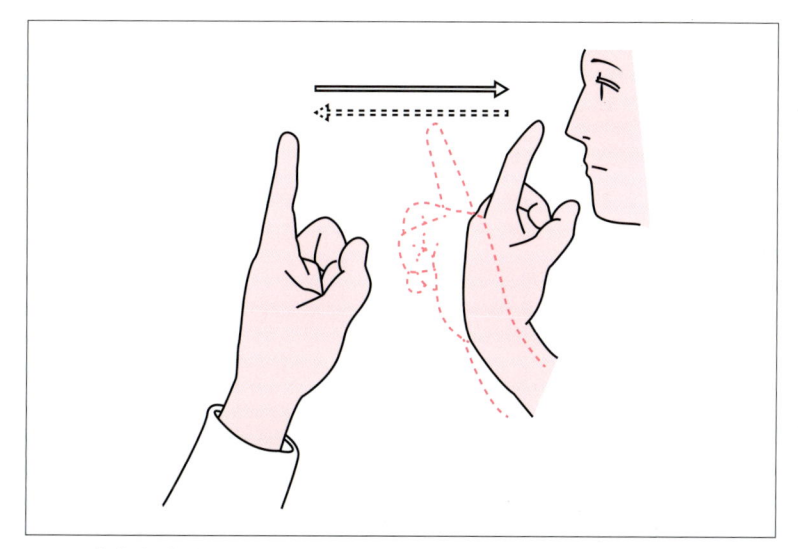

図8　鼻指鼻試験

感覚障害

①触覚・温痛覚障害—何かに触れても熱さ・冷たさ・痛さを感じることができない

　熱い，冷たい，痛いなど，何かに触れた時の感覚が通常より鈍くなったり，わからなくなったりする障害です．これは感覚を司る神経の障害によって起こります．感覚が低下するだけでなく，「しびれる感じがする」「痛む」などの異常感覚が出現することもあります．疼痛，しびれといった異常感覚のなかでも特に視床といわれる脳の部分の障害で生じることがあり，なかなか治りにくい症状があります．これを視床痛といいます．

検査・評価の方法
触覚は手や筆で触った時の感覚を，温度の感覚はアルコール綿で触った時の冷たさに関する感覚を，痛みの感覚は爪楊枝などの先端が尖った物（感染のリスクを避けるために使い捨ての物の使用が推奨されています）で優しく触った時の感覚を評価します．ここでは，左右での違いや，同じ腕でも場所による違いを把握することが大切です．

②深部覚障害（位置覚・振動覚障害）―手足の位置がわからない

　手や足の位置がわからなくなる，つまり関節の位置関係がわからなくなる症状です．主に脳幹の障害によって生じる症状ですが，他の感覚障害と合併しても起こります．この症状が出現すると，今どこに手足があるのかがわからなくなり，動くときに予期せぬ所に手をぶつけてしまったり，座っている所から歩こうとして身体を動かしても，足の位置を把握できずに転倒してしまったりすることがあり，運動障害がなくてもADLに悪影響が及ぼされます．

検査・評価の方法

　具体的な検査方法としては，①指の関節の位置を評価する方法と，②母指探し試験があります．①指の関節の位置を評価する方法では，眼を開けた状態で指のMP関節の背屈（上向き）と掌屈（下向き）を確認した後，眼を閉じてもらい，背屈と掌屈をそれぞれ行い，「上ですか？　下ですか？」と質問します．正常の場合は答えられますが，異常の場合はわからない，もしくは当てずっぽうで答えてしまいます．

　②母指探し試験は，親指を逆の手でつまんでもらう試験です．母指側の位置覚を確認する検査ですので，うまくできなければ母指側の位置覚の異常となります．たとえば左手の検査では，左母指を伸展させ，他の指は屈曲させます．そして，眼を閉じてもらい，右の母指と人差し指で左母指をつまむように指示します．その後，検査者が左手の位置を別の場所にずらし，再度つまんでもらいます．これを3回程度行います．左母指をつまむのが苦手であれば，左手の位置覚の障害を疑います．

高次脳機能障害

①失語―言葉がわからない，言葉を伝えられない

　言葉がわからなくなる障害です．失語の症状は，単純化すると，①しゃべれない，字が書けない，②聞いた内容がわからない，文字が読めない，③聞いたことを話せない，④いずれもできない，の4つに分けられます．

　これは主に脳の優位半球（右利きの人では左側が優位半球になります．詳しくは冒頭の「脳の基本事項1, 3（34頁）」を参照してください）の側頭葉を中心とした部分の障害によって出現します．

　大雑把には，①しゃべれない，字が書けない失語を「運動性〔Broca（ブローカ）〕失語」，②聞いた内容がわからない，文字が読めない失語を「感覚性〔Wernicke（ウェルニッケ）〕失語」，③復唱ができない失語を「伝導失語」，④いずれもできない失語を「全失語」といいます．なお，BrocaとWernickeは，これらの失語症を提唱した学者の名前です．

検査・評価の方法

　厳密な検査では，言語聴覚士によってSLTA（標準失語症検査）などが行われますが，これを正確に実施するためには専門性が必要で，時間もかかります．現場では，会話や簡単な物品を用いて「話す」「聴く」「書く」「読む」の4点について評価します．たとえば，「話す」は名前を言ってもらうことで，「聴く」は手を握って離すなどの口頭指示に従えるかどうかを観ることで，「書く」は実際にペンで名前や場所を書いてもらうことで，「読む」は検査者の名札にある名前や検査者が持っている物の文字を読んでもらうことで評価します．

②半側空間無視—片側に注意が向かない

　片側に注意が向かなくなる症状で，たとえば右半側空間無視のある患者さんは，私たちが右側から近寄っていっても気付きません．食事をしていても，お皿半分の食事をきれいに残してしまいます．また，車椅子での移動時などでは，右側に注意が向かず，右側にいる人や障害物にぶつかってしまうことがあります．

　なお，ここでは深くはふれませんが，眼や眼からの画像を処理する大脳の部分の障害によって生じる「視野欠損」でも似た症状が出現することがあるので，注意深く観察することが必要です．

検査・評価の方法

代表的な検査としては，①線分二等分試験（図9）と，②図形模写試験（図10, 11）があります．

①線分二等分試験では，長い紐や聴診器の管の部分を見せて，「真ん中はどこですか？」と聞きます．たとえば左半側空間無視のある患者さんでは，図9のように右側に寄った部分を指します．

②図形模写試験では，図10のお手本を見ながら図形を書いてもらいます．たとえば左半側空間無視のある患者さんでは，図11のようにそれぞれの物体の左側が描けていない絵となります．ただし，左側にある物体すべてが書けていないというわけではありません．これは，視野欠損との大きな違いです．

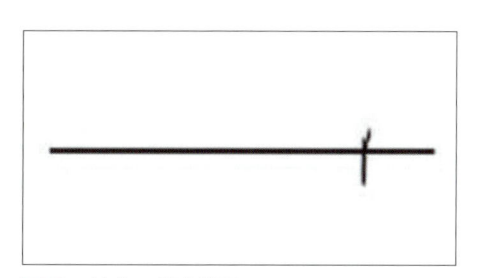

図9　線分二等分試験
左半側空間無視では，「直線の真ん中に印を付けてください」と指示を出しても右側に寄ってしまいます

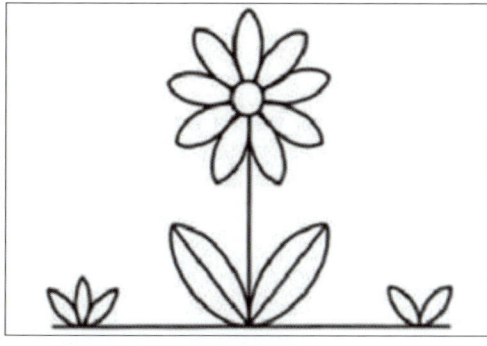

図10　図形模写試験（お手本）

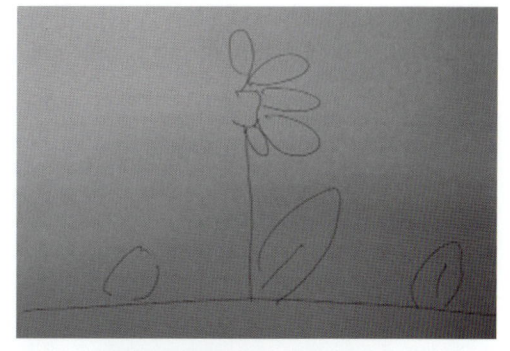

図11　図形模写試験（左半側空間無視のある患者さんによる模写）

脳卒中の障害像を学ぼう！

③失行—道具がうまく使えない

　①道具の使い方がわからなくなったり，②ジェスチャーがうまくできなくなったりする症状です．これといった運動や感覚の問題がなくても生じてしまう症状で，失行と呼ばれます．
　①を観念失行，②を観念運動失行といいます．

> **検査・評価の方法**
> ①観念失行の検査では，ペンや櫛を渡して実際に使ってみるように指示します．渡し方にもコツがあり，使いにくくなるような渡し方をします．たとえば，ペンではペン先を患者さんに向けた状態で渡し，櫛では検査者が柄の部分を持って渡します．それでもスムーズに用いられる必要があります．
> ②観念運動失行の検査では，口頭で「敬礼」「バイバイ」「おいでおいで」のジェスチャーをするように指示します．絶対に，検査者がジェスチャーを示して見せてはいけません．言葉からシンボル動作であるジェスチャーができるかどうかを評価する検査だからです．

④遂行機能障害，注意機能障害—集中して物事に取り組むことができない

　物事を，順序立てて，集中して，一貫して行うことが苦手になってしまう障害です．たとえば料理であれば，野菜を準備して，包丁で切って，鍋に入れて火にかけて，調味料を入れて味を整えて，皿に盛って出す，といった一連の流れの行動が順序立ててできなくなってしまいます．これは主に，大脳の前頭葉の症状です．

> **検査・評価の方法**
> 厳密には遂行機能障害と注意機能障害は分けて考えますし，検査も言語聴覚士の行うものが主体となります．ただ実際の診察現場では，リハを順序立てて，集中して行えないことなどで気付くことが多いです．これらの評価のうち，一番シンプルなものとしては，2段階指示を行う方法，つまり1枚の紙を用意して，「この紙を半分に折って，左手で私に渡してください」と指示する方法があります．この2段階指示に従うことができないと中等度以上の障害があると考えられます．さらに詳細に検査するためには，遂行機能ではTMT (Trail-Making Test) や前頭葉機能検査 (Fronral Assessment Battery：FAB) を，注意機能ではCAT (標準注意検査法) などを用います．

　　　　　　　　　　　　　　　　　　　　　　　　　　　　　　　　　　　　（西田大輔）

参考文献
1) 厚生労働省：平成25年人口動態統計月報年計（概数）の概況 第7表．2014，http://www.mhlw.go.jp/toukei/saikin/hw/jinkou/geppo/nengai13/index.html
2) Kubo et al：Trends in the incidence, mortality, and survival rate of cardiovascular disease in a Japanese community：the Hisayama study．*Stroke* 34（10）：2340-2354，2003．
3) 岡部早苗：8章 構音障害．言語聴覚療法 臨床マニュアル（小寺富子監），改訂第2版，協同医書出版，2004，pp318-360．
4) 田崎義昭，斎藤佳雄，坂井文彦：ベッドサイドの神経の診かた，改訂第17版，南山堂，2010．
5) 福武敏夫：神経症状の診かた・考えかた General Neurology のすすめ，医学書院，2014．

時期ごとの脳卒中リハビリテーションを学ぼう！

キーワード 急性期，回復期，維持期

脳卒中リハビリテーションの流れ

脳卒中リハは，時期により急性期，回復期，維持期に分けられます（図1）．

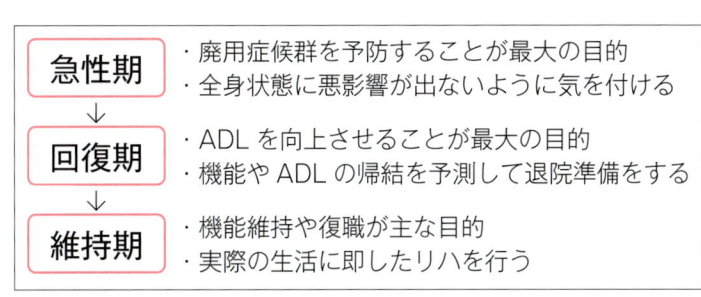

```
急性期  ・廃用症候群を予防することが最大の目的
        ・全身状態に悪影響が出ないように気を付ける
  ↓
回復期  ・ADLを向上させることが最大の目的
        ・機能やADLの帰結を予測して退院準備をする
  ↓
維持期  ・機能維持や復職が主な目的
        ・実際の生活に即したリハを行う
```

図1 急性期，回復期，維持期の脳卒中リハの流れ

急性期

①リハビリテーションの目的

　急性期とは，急性期病院での入院が必要な時期を指します．つまり，脳卒中を発症して間もない時期であり，点滴や手術など，内科的・外科的加療を要する時期です．この時期は，まだ身体の状態が落ち着いていないので，リハも慎重に行っていく必要があります．

　この時期にリハを行う目的として，早期から機能回復を促していくこともありますが，最も重要なのは廃用症候群の予防です．廃用症候群は，表1のような，安静臥床により引き起こされるさまざまな障害を指します．筋力低下や関節拘縮など，身体機能面での障害もあれば，肺炎や尿路感染など，リハのみならず全身状態に悪影響を及ぼすものもあります．これらを予防するためには，早期離床，早期からのリハが非常に重要です．

表1 廃用症候群[1]

分野	症状
筋骨格系	筋力低下，筋萎縮，関節拘縮，骨粗鬆症
循環器系	心機能低下，起立性低血圧，持久力低下
呼吸器系	換気障害，肺炎
代謝系	各種ホルモン分泌変化
泌尿器系	排尿困難，尿路感染，尿路結石
精神神経系	感覚障害，知的能力低下，不安，錯乱，抑うつ，気分の変調
消化器系	便秘，食欲不振
その他	褥瘡

II．基本を学ぼう！

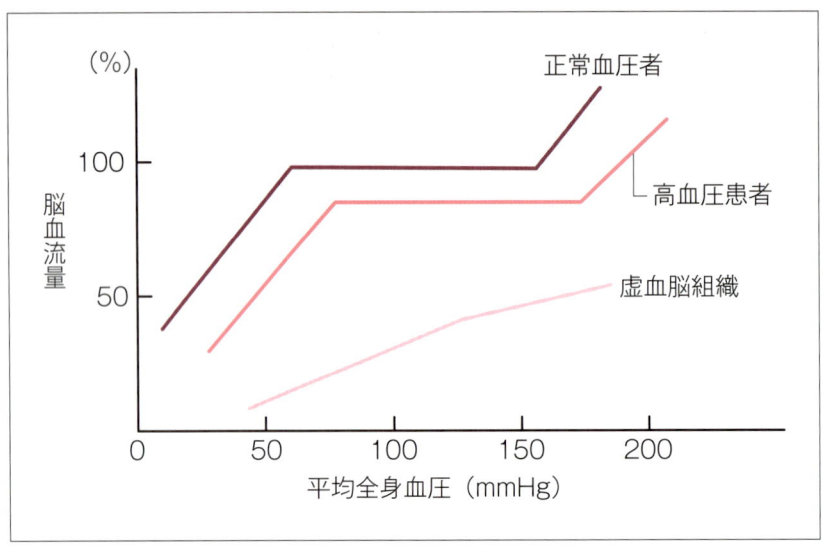

図2　脳循環自動調節脳（autoregulation）[2]

　しかし，急性期リハを行ううえで最も気を付けなければいけないのは，脳卒中の悪化・再発です．脳には通常，脳循環自動調節脳（autoregulation）といわれる能力があり，身体の血圧がいくつであっても脳に届けられる血液の量は一定に保たれます（図2）．脳卒中を発症すると，この能力が一時的に失われます．するとリハで力を入れようとして血圧が上がると，脳に届けられる血液の量が増えてしまい，脳出血が悪化してしまったりします．また，脳梗塞でも，梗塞部位から出血して出血性梗塞へ移行し，症状が悪化してしまうこともあります．さらに，ベッドを起こしたり，立ち上がったりすると血圧が低下して，脳に届けられる血液の量が減り，脳梗塞が悪化してしまうこともあります．
　急性期の脳卒中リハは，これらのようなリハで得られるプラスの面と，リハで起こってしまうマイナスの面を天秤にかけながら進めていく必要があります．

②リハビリテーションの評価

　患者さんの診察・評価に向かう前に，カルテから十分に情報を収集しておきます．脳卒中の病巣部位の情報や現病歴などはもちろんですが，脳卒中以外の疾患や合併症についての情報も重要です．たとえば，脳卒中発症時に転倒し，骨折を合併していて，その部位を動かしてはいけないという場合もあります．
　実際の評価の流れは図3の通りです．特に急性期でよくみられる意識障害は，その有無がその他の評価項目の正確性にかかわってきます．たとえば，腕が上がらない患者さんがいたとしても，意識障害の評価がしっかりできていないと，麻痺で腕が上がらないのか，意識がぼんやりして「腕を上げてください」という指示が頭に入らなくて腕を上げないのかが判断できません．
　また，急性期では点滴やモニター，尿道バルーンなど，さまざまなものが患者さんに付けられています．リハで身体を動かすなどする際には，これを引っ張ったりしないように，どこに何があるのかを確認しておいたほうがよいでしょう．

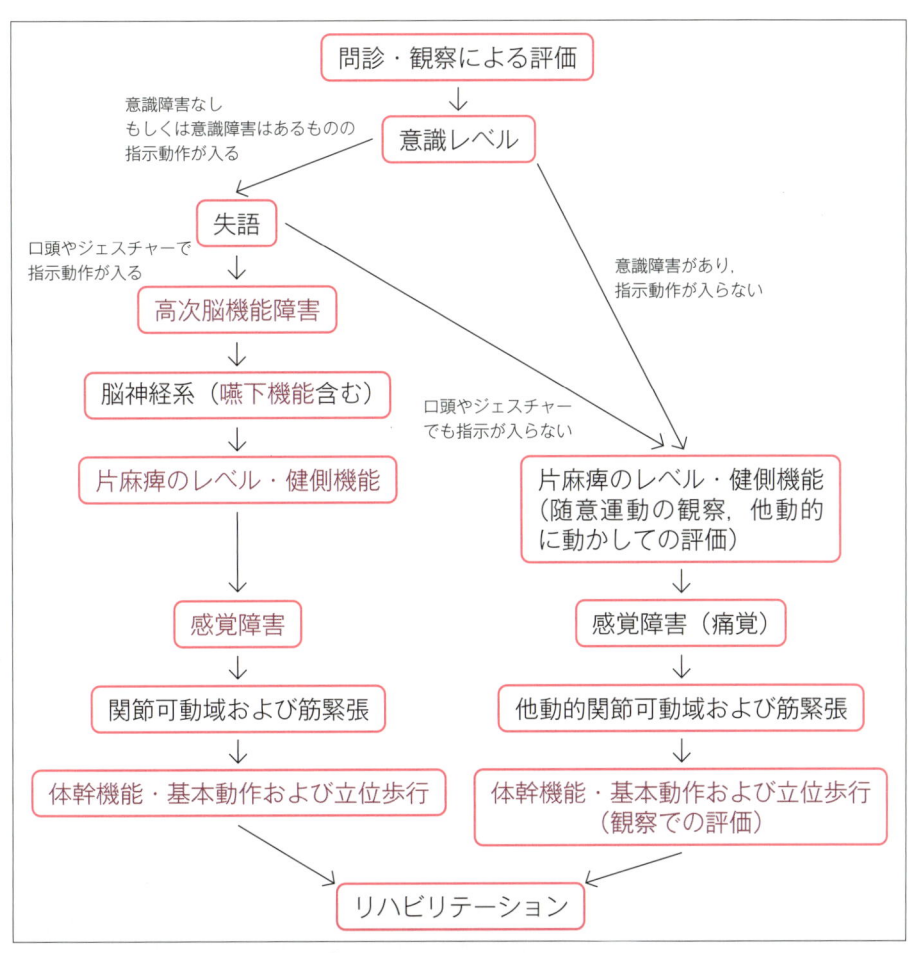

```
                        問診・観察による評価
                                ↓
   意識障害なし
   もしくは意識障害はあるものの    意識レベル
   指示動作が入る
           ↙                        ↓
       失語
   口頭やジェスチャーで              意識障害があり，
   指示動作が入る    ↓              指示動作が入らない
       高次脳機能障害
           ↓
       脳神経系（嚥下機能含む）
           ↓              口頭やジェスチャー
                          でも指示が入らない
       片麻痺のレベル・健側機能      片麻痺のレベル・健側機能
                                   （随意運動の観察，他動的
                                    に動かしての評価）
           ↓                        ↓
       感覚障害                      感覚障害（痛覚）
           ↓                        ↓
       関節可動域および筋緊張        他動的関節可動域および筋緊張
           ↓                        ↓
       体幹機能・基本動作および立位歩行   体幹機能・基本動作および立位歩行
                                        （観察での評価）
                    ↘            ↙
                      リハビリテーション
```

図3　脳卒中リハの評価の流れ [3]（文献一部改変）

③リハビリテーションの進め方

　リハの具体的な進め方として，まずは離床（座位訓練）が可能となるまでは，ベッド上の他動的な訓練内容から始めます．ROM訓練や良肢位保持のためのポジショニングを行って関節拘縮を予防したり，口腔ケアで誤嚥性肺炎予防や嚥下訓練を行ったりしていきます．また，臥位のまま行える高次脳機能訓練や言語訓練も行っていきます．

　次に，離床（座位訓練）や嚥下訓練を進めていきます．座位訓練を開始するにあたっては，意識障害，運動障害，日常生活動作（activity of daily living：ADL）の障害の進行が止まっていること，意識レベルが1桁であること，全身状態が安定していること，の3つが基準として用いられています[4]．前述のリスクに注意するため，血圧や脈拍などのバイタルサインをモニターし，障害の進行がないかを確認しながら，徐々に身体を起こしていきます．問題なく座位がとれれば立位・歩行訓練へと進めていきます．一般的に車椅子に30分乗れれば，ベッドサイドでのリハからリハセンターでのリハに変更することを主治医と検討します．

　嚥下訓練は上記3つの基準に加えて，開口挺舌の指示に従えることが開始基準とされています[5]．食物や水分を用いた直接訓練は肺炎などのリスクとなりうるため，**表2**の基準に従い，主治医と相談のうえ進めていきます．

表2　直接訓練開始基準[6]

①意識レベルが清明か覚醒（JCSで0～1桁）している．浅眠がちでも食事をすることが意識でき，指示に従える
②全身状態が安定している．重篤な心疾患，消化器合併症，痰のからみなどがない．発熱時は呼吸器感染を除き，食欲があれば試みて可
③脳血管障害の進行がないこと．特に急性期の数日間は観察が必要
④改訂水飲みテストで嚥下反射を認める
⑤十分な咳（随意性または反射性）ができる
⑥著しい舌運動，喉頭運動の低下がない
注1）脳血管障害急性期以降など，禁食を脱した時期からの判断． 　2）水ではむせがみられても，とろみをつければむせない場合や，唾液の確実な嚥下が可能であればよい．

④急性期リハビリテーション後の流れ

　急性期病院での内科的・外科的加療が終了したら，転院先を決めなければなりません．一般的に，転院先は，①自宅（退院），②回復期リハ病院，③施設もしくは療養型病院，の3つに分けられます（図4）．転院先をどうするかは主治医および患者さん，家族が判断することですが，セラピストも意見を求められることが多くあります．特に，自宅への退院を検討している場合は，自宅で生活できそうか，退院後の通院ができそうかが重要です．また，回復期リハ病院への転院を検討している場合は，患者さんが急性期リハをしっかりと行えているか（特に，高次脳機能障害ややる気の面などで急性期リハが全く行えていない場合は，回復期リハ病院に転院してもリハが進まないことが予想されるので，リハ目的の転院は適応なしと判断されることがあります），あるいはリハを継続して行うことでADLの改善が期待できそうか，自宅退院が可能になりそうか，という点が重要です．そのため，リハを行う際にも，機能やADLの帰結を予測するためにしっかりと評価し，何がこの患者さんに必要かを判断してリハを行うこと，家族背景や家屋環境，発症前のADLなどの情報を患者さん本人や家族から収集することを心がけておくとよいでしょう．

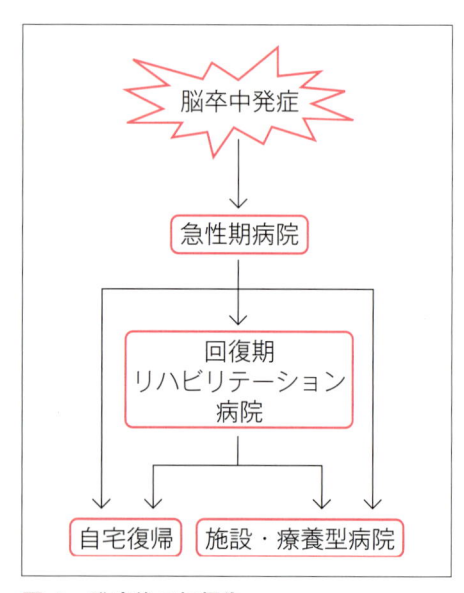

図4　発症後の転帰先

回復期

①リハビリテーションの目的

　回復期リハとは，脳卒中が安定期に入り，リハを集中的に行うことにより効果が期待できる患者さんに対して，ADL，歩行の自立などを目標として，理学療法，作業療法，言語聴覚療

法を集中的に行う医療を指します[7]．脳卒中では一般的に，発症後3〜6カ月が最も機能やADLが改善していく期間で，その時期を過ぎると改善がプラトー，もしくは緩やかになると言われているため[8〜11]，その改善していく期間に集中してリハを行います（図5）．回復期リハは，日本では回復期リハ病棟で行われることが多く，その入院期間は最長で6カ月となっています．回復期リハでは，たくさん訓練することが重要です．訓練量の増加によって，最大の目的であるADLの向上がみられることが知られています[12,13]．

　では，リハ時間（リハの訓練量）をたくさん確保するためにはどうしたらよいでしょうか？答えは，「セラピストが付く時もそうでない時も，いつでもどこでもリハをする」です．とはいっても，特別なことを行うわけではありません．回復期リハでは，病院内での日常生活すべてをリハとします．朝起きて顔を洗い，セラピストとともにリハを行い，昼ご飯を食べて，車椅子を自走してトイレに行き，お風呂に入り，夜パジャマに着替える…．これらのADLを（必要に応じて介助しながら）患者さんに行わせることにより，ADLをリハ訓練に，病院内のあらゆる場所をリハ訓練室に変えていきます．病棟の看護師とも連携しながら，病棟生活全体をリハの場としていく環境づくりや患者さんへの動機付けが重要です．

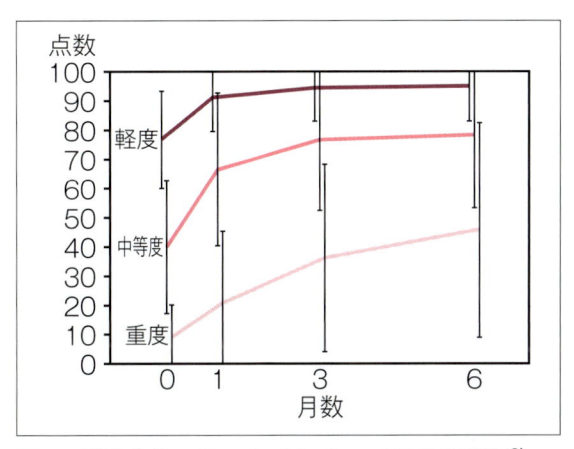

図5　脳卒中後のBarthel Indexの経時的推移[8]

②リハビリテーションの評価

　回復期では，問診が非常に重要です．発症前のADLや家族の状況（介護力），経済状況，家屋環境の情報は，後述する転帰先の予測および準備に必要不可欠です．患者さん本人，もしくは家族からしっかり聞き出しておきましょう．特に家屋環境の情報は，マンションか一戸建てか，賃貸か持家か，洋式トイレか和式トイレか，布団生活かベッド生活かなど，聞くべきことがたくさんあります．場合によっては家屋の図面や，実際の家屋の写真などを患者さん本人や家族からもらっておきましょう．

　実際の評価の流れは，急性期と同様，図3（45頁）の通りです．まずは，患者さんの様子から機能障害を予測します．たとえば，診察中に落ち着きがなさそうであれば注意障害が，片一方ばかり向いているようであれば半側空間無視が，湿性嗄声や痰がらみがあれば嚥下障害が疑われます．予測をたてた機能障害に重点をおいたうえで一通り診察を行い，機能障害や能力低下の有無，およびその程度を評価します．各種テストバッテリーは，その後の機能障害の改善についての定量的な判定に有用であるため，適宜活用していきます．

③リハビリテーションの進め方

　前述の評価結果をふまえ，主治医と相談して，患者さんの機能障害やADLの帰結・改善にかかる期間を予測します．その予測される機能やADLへ向けてリハ課題を与えていき，機能やADLの改善とともに課題を修正し，目標とするレベルへとつなげていきます．ここで重要なことは，難易度調整をしっかりと行ってあげることです．たとえば，装具の使用は，歩行における最も簡単な難易度調整法です．装具により下肢の自由度（自由に足関節などが動いてしまうこと）を制限してあげることで，下肢のコントロールが行いやすくなり，歩行がしやすくなります．歩行がしやすくなると患者さんの歩行に対するやる気が上がりますし，訓練量の増加が図れ，さらなる改善が期待できるようにもなります．

　また，リハ時間は回復期のほうが急性期よりも多くとれるのが一般的ですが，それでも限られています．この限られた時間をいかに有効活用していくかが重要です．そこで，短期目標と長期目標をたてるようにしましょう．各目標を達成するために，どのような訓練項目がどの程度必要かを考えることで，適切な時間配分を行うことができます．この目標が達成できなかった場合は，達成できなかった理由を明確にすることで，訓練内容の組み立てを再考することができます．

　部門間の連携も訓練を進めていくうえで重要です．たとえば，高次脳機能障害の有無によって歩行訓練のやり方も変わってきます．また，リハ中や日中のトイレ動作の様子はわかっても，夜間のトイレ動作の様子は病棟の看護師にしかわかりません．互いに情報を共有することで患者さんの全体像を把握したり，訓練内容を修正したりできます．

④回復期リハビリテーション後の流れ

　回復期リハ病院からの退院先は，①自宅，②施設もしくは療養型病院，の2つに分けられます（46頁の図4参照）．自宅に退院する場合は，まず介護保険を申請したうえで，家屋評価を行い，家屋の改修の必要性やその内容を検討します．次に業者に自宅改修の見積もりを出してもらい，自宅改修工事着工や，介護サービス，介護用品の手配をし，試験外泊，退院となります．施設に退院する場合は，家族の施設への見学や面談，入所の申し込み，待機期間を経て入所，退院となります．

　この退院先の最終決定を行うのは，もちろん患者さんや家族です．しかし自宅に帰れそうかどうかの判断は専門家である主治医やセラピストの意見に大きく影響されることが多いです．

　このため，常に「患者さんが自宅に戻るためには何が必要か」を考えておく必要があります．患者さんがどれくらい動けるようになったら家族は自宅退院可能と考えているのか，自宅退院にあたって患者さんが自分でできないといけないことは何か，家族の介護力はどれくらいなのか，自宅環境整備の必要性はあるのか，患者さん自身や家族でカバーしきれない部分は介護サービスを利用することで埋められるのか…．たくさんのことを考えなければならないですが，最も重要なのは，患者さんの機能やADLが退院時にどうなっているか，という帰結の予測です．

　自宅に退院するにしても，施設に退院するにしても，上記のように準備に時間がかかります．そのため，入院期間の上限が決まっている回復期リハ病院では，準備を始めるにあたって退院日よりももっと前から自宅退院にするかどうかを判断する必要があり，その判断のために，退院時に患者さんの機能やADLがどうなっているかという予測が必要なのです．脳卒中では，高次脳機能，身体機能，患者さんの背景などさまざまなものが絡み合っているため，前述のように，各部門で情報を共有し合い，連携，相談しながら考えていくことが求められます．

維持期

①リハビリテーションの目的

　維持期とは，急性期や回復期でのリハ加療が終了し，自宅もしくは施設などで生活していく時期を指します．維持期のリハは，外来リハとして病院で行われることもありますが，現在では介護保険を利用しての通所および訪問リハが中心となっています．この時期のリハの目的は，患者さんの状態により以下の2つに大きく分けられます．

　第1に，機能の維持・向上と，廃用症候群の予防があげられます．急性期や回復期では「リハをやらなくちゃ」とほとんどの患者さんが頑張るのですが，退院した後はリハをする時間もモチベーションも減っていってしまいがちです．急性期や回復期で良くなった機能も，使わないでいるとどんどん衰えていく，いわゆる「学習された不使用」となっていきます．そうすると「残存機能を使わない」→「残存機能が悪くなっていく」→「使いにくくなる」→「さらに使わなくなる」という悪循環に入っていってしまいます（図6）．これを逆の好循環にもっていってあげることで，機能維持が図れますし，リハ病院にいた時以上に改善がみられることもあります．

　もう1つの目的は，復職などの社会復帰に向けた支援です．復職を希望される場合，与えられた仕事がこなせるかどうかだけではなく，通勤や職場環境など，たくさんの障害が立ちはだかります．そのため，復職に向けたリハや仕事を続けていくためのアドバイスが必要となります．

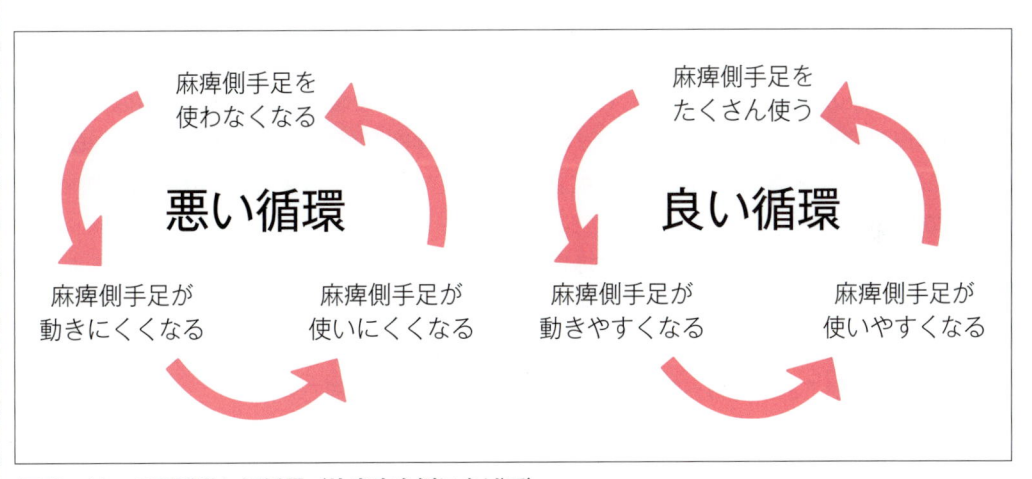

図6　リハの悪循環と好循環（片麻痺を例にあげて）

【機能維持を目的とする場合】
②リハビリテーションの評価

　リハでの評価として，急性期および回復期と同様，高次脳機能障害や身体機能の把握が必要です．実際の評価の流れは図3（45頁）の通りです．この他，その患者さんの生活環境や生活状況，リハに対する希望を把握することも重要です．

　患者さんの生活環境を把握することで，日常生活を送っていくうえでどの動作が欠かせないものなのかがわかります．たとえば，家の玄関に段差があり，外に出るために上り下りが必要

な患者さんの場合は，段差昇降の能力が衰えると外に出られなくなり，活動範囲が極めて狭くなってしまいます．この場合，歩行訓練をただ単純に延々と行っていくのみではダメで，普段から段差昇降の練習をしっかり行い，機能を維持・向上させていく必要があります．さらに，生活状況として日常生活でどれくらい残存機能を用いているのかを聞いておくことも大切です．残存機能があまり使えていない場合は，「学習された不使用」となってしまう可能性が高いです．

　また，患者さんのリハに対する希望（Hope）も重要です．維持期リハの場合，前述のように患者さんのリハに対するモチベーションが徐々に低下してしまいがちです．患者さんのリハに対する希望は，リハに対するモチベーションに直結するので，しっかり聴取しておきましょう．

③リハビリテーションの進め方

　評価結果をふまえ，リハを行っていきます．患者さんの機能レベルに合わせたリハを行うのは当然ですが，前述のように，患者さんの生活レベルを維持するために必要な動作に重点をおいたり，患者のモチベーション向上のために本人の希望に沿ったリハを行ったりするなど，患者さんの背景に合わせてリハ内容を変えていくことが重要です．また，「学習された不使用」を防止していくための指導も行っていきます．自主トレーニングを指導するとともに，ADL での残存機能の使用頻度を増加させるように ADL 指導を行いましょう．

【復職を目的とする場合】
②リハビリテーションの評価

　リハでの評価として，急性期および回復期と同様，高次脳機能障害や身体機能の把握が必要であり，実際の評価の流れは図3（45頁）の通りです．復職を目的とする場合は，前述の評価項目以外にも，通勤のための持久力を含めた身体機能が重要になってきます．6分間歩行（6MD）[14]や漸増シャトルウォーキングテスト[15]などで歩行機能および持久力の評価も行います．

　復職には，公共交通機関の利用，自動車の運転，長距離歩行，会計などの事務処理能力，顧客とのコミュニケーション能力など，自宅生活とは全く異なるたくさんの障害が立ちはだかります．仕事の種類や内容によって，患者さんに求められること，患者さんが仕事としてこなさないといけないことが変わってくるので，これらの聴取も重要です．

③リハビリテーションの進め方

　仕事内容を想定して，リハ場面で復職した場合の予行演習を行っていきます．通勤を想定するのであれば実際に公共交通機関を利用してみる，事務計算を必要とするのであればリハで机上課題として行ってみる，などです．そのうえで患者さんが自分一人でできること，周りのサポートがあればできること，できないことを洗い出し，復職に向けた指導を行っていきます．実際には職場環境，職場の同僚の理解，心理面も含めたサポート体制などで復職がスムーズにいくか，また無理なく仕事を続けていけるかどうかが変わってきます．復職するまでもリハとして介入が必要ですが，復職してからも問題が生じていないかどうか経過をみていき，必要に応じてアドバイスなどを行っていきましょう．

（辻川将弘）

参考文献

1) 大塚友吉，里宇明元：概念・評価方法．必携脳卒中ハンドブック（田中耕太郎，高嶋修太郎編），改訂第2版，診断と治療社，2011，pp304-309．
2) 高橋愼一：脳循環代謝．必携脳卒中ハンドブック（田中耕太郎，高嶋修太郎編），改訂第2版，診断と治療社，2011，pp336-342．
3) 辻川将弘：脳血管障害（症例3）．もう悩まない！ 100症例から学ぶリハビリテーション評価のコツ（里宇明元，辻川将弘・他編），*MED REHA* 増刊号 163：32-37，2013．
4) 林田来介，戸倉直実，仁木 立：急性期脳卒中患者に対する座位耐性訓練の開始時期．総合リハ 17（2）：127-129，1989．
5) 二木 立，上田 敏：嚥下訓練は坐位がとれなくても開始する．脳卒中の早期リハビリテーション，医学書院，1992，pp104-105．
6) 清水充子：直接訓練法．摂食・嚥下リハビリテーション（才藤栄一，向井美惠監，鎌倉やよい，熊倉勇美・他編），第2版，医歯薬出版，2007，pp184-189．
7) 赤星和人：脳卒中各期に対するリハビリテーションの進め方 回復期．*Mod Physician* 24（9）：1450-1453，2004．
8) Duncan PW, Lai SM et al：Defining post-stroke recovery：implications for design and interpretation of drug trials. *Neuropharmacology* 39（5）：835-841, 2000.
9) Nicholas ML, Helm-Estabrooks N et al：Evolution of severe aphasia in the first two years post onset. *Arch Phys Med Rehabil* 74（8）：830-836, 1993.
10) Jørgensen HS, Nakayama H et al：Recovery of walking function in stroke patients：The Copenhagen Stroke Study. *Arch Phys Med Rehabil* 76（1）：27-32, 1995.
11) Jørgensen HS, Nakayama H et al：Outcome and time course of recovery iin stroke. Part Ⅱ：Time course of recovery. The Copenhagen Stroke Study. *Arch Phys Med Rehabil* 76（5）：406-412, 1995.
12) Kwakkel G, van Peppen R et al：Effects of argmented exercise therapy time after stroke：a meta-analysis. *Stroke* 35（11）：2529-2539, 2004.
13) 石田 暉，本田哲三，岡川敏郎：リハビリテーション患者の治療効果と診療報酬の実態調査．リハ医学 41（3）：133-136，2004．
14) ATS Committee on Proficiency Standards for Clinical Pulmonary Function Laboratories：ATS statement：guidelines for the six-minute walk test. *Am J Respir Crit Care Med* 166（1）：111-117, 2002.
15) Singh SJ, Morgan MD et al：Development of a shuttle walking test of disability in patients with chronic airways obstruction. *Thorax* 47（12）：1019-1024, 1992.

脳卒中リハビリテーションにおける各職種の役割を学ぼう！

キーワード チーム医療，カンファレンス，ゴール設定

各職種の役割

　脳卒中リハには多くの職種がかかわります．各職種がそれぞれの立場を理解し協力すること，すなわちチーム医療の確立は，リハ効果の飛躍的な向上につながります．チーム医療を確立するうえでは，各職種が自分たちの与えられている責任を理解すること，そして他職種の仕事内容を理解することが重要です．本項では，各職種の役割について示していきます．

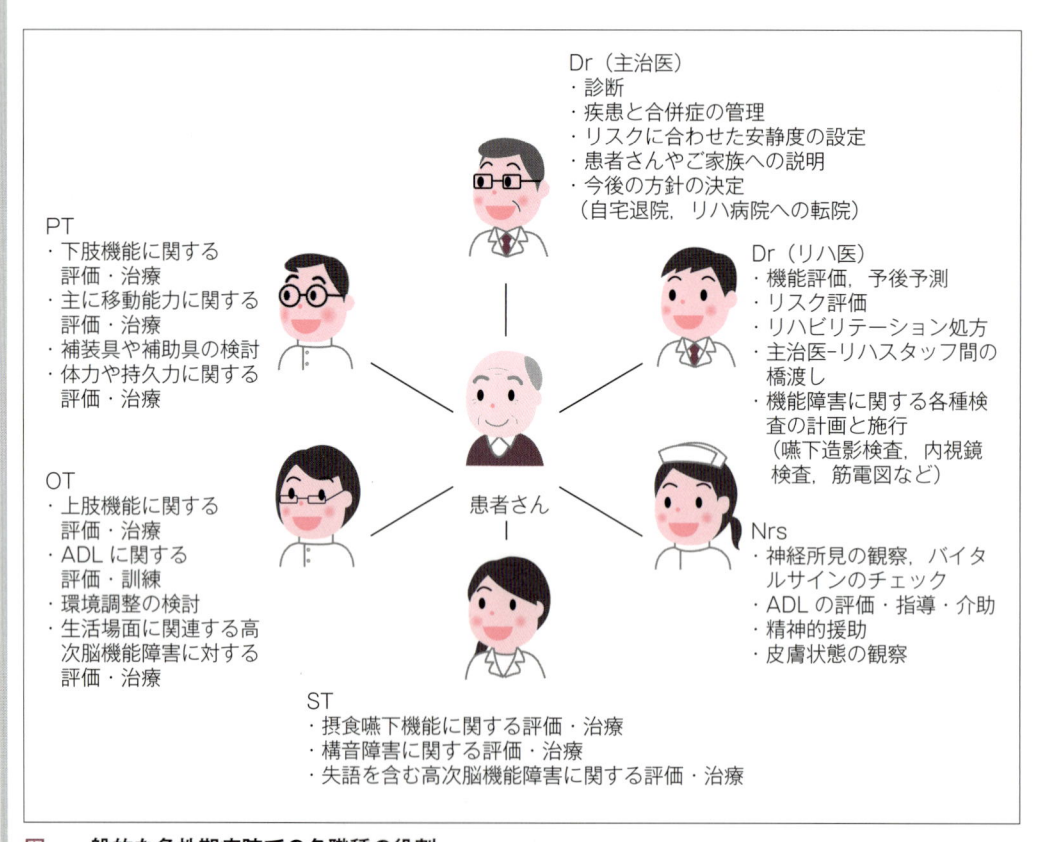

一般的な急性期病院での各職種の役割

　一般的な急性期病院での各職種の役割を図に示します．回復期リハ病院では，1人の医師が主治医とリハ医の両方の役割を担います．

Dr（主治医）
・診断
・疾患と合併症の管理
・リスクに合わせた安静度の設定
・患者さんやご家族への説明
・今後の方針の決定
　（自宅退院，リハ病院への転院）

Dr（リハ医）
・機能評価，予後予測
・リスク評価
・リハビリテーション処方
・主治医-リハスタッフ間の橋渡し
・機能障害に関する各種検査の計画と施行
　（嚥下造影検査，内視鏡検査，筋電図など）

PT
・下肢機能に関する評価・治療
・主に移動能力に関する評価・治療
・補装具や補助具の検討
・体力や持久力に関する評価・治療

OT
・上肢機能に関する評価・治療
・ADLに関する評価・訓練
・環境調整の検討
・生活場面に関連する高次脳機能障害に対する評価・治療

ST
・摂食嚥下機能に関する評価・治療
・構音障害に関する評価・治療
・失語を含む高次脳機能障害に関する評価・治療

Nrs
・神経所見の観察，バイタルサインのチェック
・ADLの評価・指導・介助
・精神的援助
・皮膚状態の観察

患者さん

図　一般的な急性期病院での各職種の役割

脳卒中リハビリテーションにおける各職種の役割

①診断および治療方針の決定

患者さんの来院後，医師は身体的所見，画像所見，前医がいる場合は情報提供書なども参考にして，診断および治療方針の決定を行います．その内容を患者さんやご家族に説明します．予後がある程度予測できる場合は，その情報も提供し，今後の目標を共有するようにします．

②リハビリテーション処方

医師は，患者さんの状態に合わせて，リハ処方を行います．急性期では，病態，重症度，手術の有無などによって，リハの開始時期は変化します．現在の状態でどこまでの負荷をかけてよいか，まだベッド上か（あるいは座位訓練が可能か，歩行まで進めてよいか），血圧・脈拍はどこまでを許容するかなど，患者さんの状態に合わせて処方を出します．また回復期の場合は，目指すADLレベル（ゴール）がどこにあるのかということも，処方のなかに含まれることが望ましいです．

③リハビリテーション評価

各訓練部門（PT，OT，ST）は，リハ処方を受けて初期評価を行います．ここでは，診療録で①，②の情報を漏らさずチェックすることとともに，看護記録から現在の病棟でのADLレベルを確認しておくことが大切です．各訓練部門の評価項目については図を参照してください．

④問題点の抽出，短期・長期目標の設定，具体的なリハプランの立案・施行

各訓練部門は，それぞれの評価をもとに今ある問題点を整理し，短期・長期目標を見据えて，具体的なリハプランをたてていきます．患者さんの状態は変化することもあるので，③と④は必要に応じて何度でも行います．

⑤チームカンファレンスでの情報共有および目標のすり合わせ

リハでは，関連職種が同じ方向を向いていることが重要です．専門性によって多少の方向性の違いはあるにせよ，向いている方向が全く違うようではリハは進みません．そこで，情報共有の場が必要になってきます．その1つがチームカンファレンスです．

職種によってチームカンファレンスで提供する情報は異なります．表1はその一例です．必要があれば，ここに薬剤師や栄養士なども参加します．

表1 チームカンファレンスで提供する情報（職種別）

Dr	カンファレンスの司会，病状に関する説明，機能障害の程度と患者さんやご家族の背景・ニーズにより考えられたゴールの設定
Nrs	病棟生活でのADLレベルや問題点，夜間の状態，面会に来ているご家族の情報
PT	歩行，移動を中心とした目標・方針
OT	上肢機能，ADLを中心とした目標・方針
ST	高次脳機能，嚥下機能，構音機能を中心とした目標・方針

Ⅱ．基本を学ぼう！

カンファレンスの目的の1つは目標を共有することですが，もう1つ，他部門の情報を得るということもあります．たとえば，訓練室ではできている動作でも，病棟ではできていないということはよくあり，看護師の情報からその原因を見つけることも各訓練部門の大事な役割です．また，STの高次脳機能の評価・情報は，PTやOTにとっても自宅復帰に向けたリハプランをたてていくうえでとても参考になります．患者さんやご家族のニーズなどの情報は，医師や看護師のほうが聴取しやすく，ゴール設定の"鍵"になります．

各部門がそれぞれもつ情報を共有することでリハ効率は高まるため，カンファレンスは必要に応じて何度も行うのが望ましいです．また，カンファレンスでなくても，日々医師や看護師と話し合いの機会をもつようにしましょう．

⑥退院に向けて

以上の流れでリハが進むと，退院が近づいてきます．自宅退院の場合は，退院後の生活も視野に入れて指導を行います．主な指導内容は**表2**の通りです．

表2 退院時指導の内容（職種別）

Dr	内服などの治療の継続について，かかりつけ医の設定，介護保険の利用方法
Nrs	ADLの介助方法，日中と夜間の介助方法の違い（特にご家族に対して）
PT	転倒予防に関する指導，運動量・筋力維持方法・装具に関する注意点
OT	麻痺手の管理・使用について，補助具の使用方法について
ST	（嚥下障害症例）食形態や食事摂取に関する注意点 （失語および構音障害症例）コミュニケーション方法について（ご家族に対して） （高次脳機能障害症例）日常生活での注意点

退院時の指導でも，カンファレンスと同様に，各部門で内容を共有し，統一した指導を行うことが重要です．医師や看護師と連携しながら，患者さんやご家族に指導を行っていきます．

回復期リハビリテーション病棟でのカンファレンス風景

それでは，これまでの流れをふまえて，回復期リハ病棟のカンファレンスをのぞいてみましょう．

登場する職種

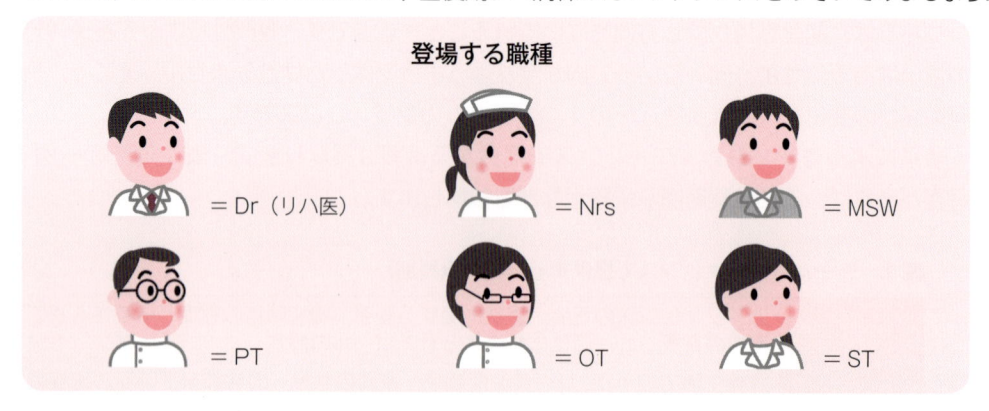

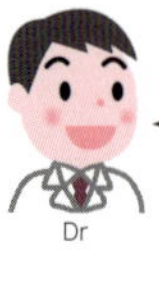

= Dr（リハ医）　　= Nrs　　= MSW

= PT　　= OT　　= ST

Dr：それでは，カンファレンスを始めましょう．まずは患者さんの背景について，少し整理しましょうか．

MSW: はい．山本三郎さんは，脳梗塞を発症後，急性期を前病院で治療され，リハ目的で当院に転院されてきました．76歳男性で，お仕事は引退されており，同い年の奥様と2人暮らしです．お子さんは2人いらっしゃいますが，どちらも遠方にお住まいのため，キーパーソンは奥様です．

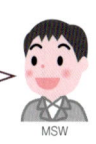

Dr: ありがとうございます．さて，山本さんが入院してから1週間が経ちましたが，病棟での山本さんの様子はどうですか？

Nrs: 認知機能もよく，リハへの意欲も高いと思います．リハの時間をすごく楽しみしているようにみえます．

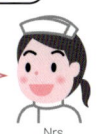

Dr: それはいいことですね．軽度の失語を認めていますが，病棟でのコミュニケーションに問題はないですか？

Nrs: そういう印象はないですね．いつもニコニコ聞いておられますし，発語もいいと思います．

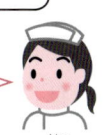

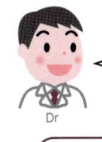

Dr: （STの）森下さん，言語機能も含めて高次脳機能の評価はどうでしたか？

ST: そうですね．全体的に言語機能以外の高次脳機能障害はほとんどありませんが，山本さんの失語は感覚性なので，一度にたくさんの情報を与えるなどした時は一部理解していない可能性がありますね．「聴く」理解よりも「読む」理解のほうがよいので，大切な情報は視覚的な情報もあわせて提示してあげるとよいと思います．

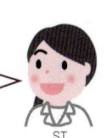

Nrs: そうなんですね，気を付けます．もしかして，わかってなくて笑っているのかな…．

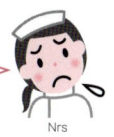

Dr: 今のADLはどうかな？

Nrs: 座位保持はできていますが，お着替えなどのセルフケアはほとんど全介助です．麻痺している右手はほとんど使っていない感じですね．右手を使えないので，特にお食事の時に困っています．

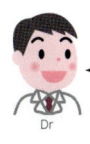

Dr: 確かに山本さんの上肢の麻痺は比較的重いので，これからのアプローチが重要になってきますね．ただ，現時点で，肩だけでなく指も動いてきているので，利き手交換をせずに麻痺手を使う方向でやってみる価値はありますね．

OT: そうですね．着替えや立位のトイレ動作などのADLは，袖通しやズボンの上げ下げで，時間はかかりますが見守りでできるようになってきていますよ．麻痺手を参加させる形でADL訓練を積極的に行っています．

Nrs: 病棟でもやってみます．患者さんができないっておっしゃるから，つい看護師のほうで手伝ってしまうんです…．

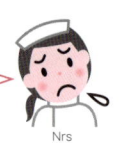

Dr: まだ山本さんは自信がないのかもしれませんね．ただ，病棟生活のなかで，自分でできることを少しずつ増やしていくことが，山本さんの自信につながっていくと思いますし，何より右手を使うことはリハにもなりますので，皆でやっていきましょう．

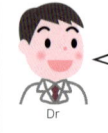

Nrs: わかりました．

Dr: 歩行訓練の進み具合はどうですか？　足関節の痙縮も上がってきていますし，装具を作成しないといけないですね．

PT: はい．装具を作成して進めていくのがよいと思います．現在は，麻痺肢の支持性は改善してきていますが，裸足だと歩行訓練中に内反と尖足が出てきてしまっています．

Dr: 今後の痙縮の経過によってはボツリヌス注射なども検討します．

Nrs: あのー，じゃあ，病棟ではまだ歩かせないほうがいいですか？　トイレに行く時，ナースコールを押すのが悪いからって，お一人で歩きたがっているんです…．

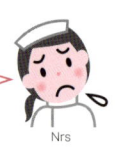

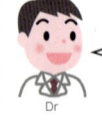

Dr: いまはまだ病棟での歩行は待っていただいたほうがいいかな．転倒のリスクがあります．装具を作成してリハを進めれば，そう遠くなく病棟でも歩けると思うので，そのように僕から説明しておきますね．

PT: そうですね．いまはまだつまずきがあって危ないので，もう少し安定した歩行を身につけてからのほうがいいと思います．

Nrs: わかりました．それでは，まずは車椅子への移乗の練習などを病棟で進めていきます．

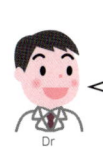

Dr: 山本さんはいま，非常にリハ効果が出る時期ですので，積極的に行っていきましょう．ただ，1つ注意していただきたいのが，血糖についてですね．持病の糖尿病のコントロールですが，入院生活で食事制限がきちんと守られていること，リハによって運動量が上がってきていることから，血糖が以前より低くなってきています．今後，薬の減量も検討していきますが，もしリハ中に低血糖発作が疑われたらすぐに教えてください．

PT: わかりました．これから運動負荷量も増えていきますし，ぼーっとしていたり，冷汗をかいたりしていないかなど，注意してみていきます．

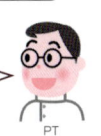

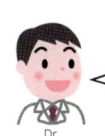

Dr: 現状については大体まとまりましたね．それでは，長期的な目標について，皆で考えていきましょう．山本さんは高齢ではありますが，比較的認知機能の良い方です．上下肢の麻痺は中等度認めていますが，感覚障害や失調もなく，高いゴールを目指していくべき方だと思います．具体的には麻痺手を用いてのセルフケア自立，歩行は装具を用いての屋外自立が目標ですね．

ST: 言語的にも日常生活に支障がないところまでは改善すると思います．

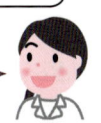

OT: 難しいところですが，実用手を目指していきたいです．

PT: 歩行に関しても，屋外レベルを目指せると思います．

Nrs: ご自宅ですが，2階建てで，ご本人の居住スペースは2階のようです．階段も結構段差が大きそうでした．奥様からの情報ですが…．

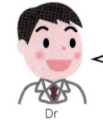

Dr: それは大事な情報ですね．階段の練習も，可能になり次第，積極的に行っていきましょう．家屋に関しては，お風呂場や玄関などもチェックしたいですし，退院前に一度，家屋訪問が必要かもしれませんね．

MSW: そうですね．ご自宅はバリアフリーではないそうです．持家ですので，手すり設置などの改修は可能です．ただ，年金で暮らされていますし，経済的にそれほど余裕はないようです．

Dr: 介護保険の申請についてもあわせて進めていきましょう．

(川上途行)

脳卒中リハビリテーションにおける各職種の役割を学ぼう！

II．基本を学ぼう！ 57

脳疾患の基本を学ぼう！
①脳梗塞

> キーワード　片麻痺，感覚障害，失語，高次脳機能障害，頭部MRI

患者さんの流れ

[食事中に右片麻痺が生じ，会話も通じなくなったために救急搬送された70代男性]

発症と診断　▶▶　中村さんは70代の男性です．夕食中に突然椅子から落ち，右半身が動かず，言葉も家族に通じない状態となったため，救急車で搬送されました．搬送先の病院での検査の結果，脳梗塞と診断されました．

典型的症状　▶▶　運動麻痺，話せない，歩けない，吐き気，意識障害

典型的患者像　▶▶　高齢者，高血圧，糖尿病，心房細動，脂質異常症，喫煙，男性

疾患の理解

脳梗塞とは

　脳梗塞とは，何らかの原因によって脳に血流障害が起こり，脳組織が壊死する疾患のことをいいます．よく耳にする「脳卒中」には，脳梗塞，脳出血，クモ膜下出血などが含まれます．

脳梗塞の発症率

　脳梗塞の発症率は，人口10万人当たり100〜200人，40歳以上では人口10万人当たり約600人と推定されています．平均年齢は70.6歳（男性68.7歳，女性73.6歳）で，男女比は6：4で男性に多いです[1]．脳血管疾患は，平成23年当時で123万人の罹患者がおり[2]，そのうちの約6割は脳梗塞と診断されています．

診断の流れ

　脳梗塞の治療は，時間との勝負であり，臨床病型の確定と，それに基づいた治療をすることが重要です．問診や臨床所見上で脳梗塞を疑ったら，頭部単純CT（図1）を撮り，他の出血性疾患でないことを確認します．大きな梗塞，あるいは時間の経っている脳梗塞は単純CTでも確認できますが，通常は頭部MRI（図2, 3），MRA（図4），CTアンギオグラフィーなどで脳梗塞と診断し，梗塞部位，閉塞血管を同定します．同時に心電図や心エコーなども用いて原因を検討します[3]．

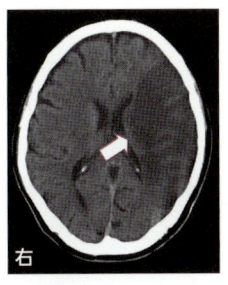

図1 頭部単純CT
左中大脳動脈領域の脳梗塞である．梗塞部位は低濃度（濃い色）に写る（＝低吸収域）

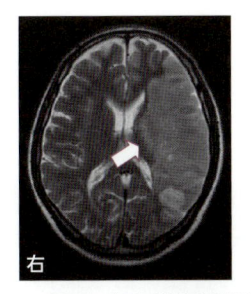

図2 MRI（T2強調画像）
左中大脳動脈領域の脳梗塞である．梗塞部位は高信号に（白く）写る

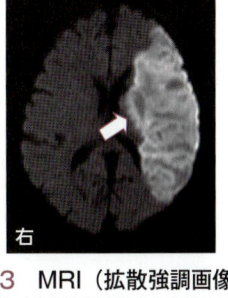

図3 MRI（拡散強調画像）
左中大脳動脈領域の脳梗塞である．梗塞部位は高信号に（白く）写る

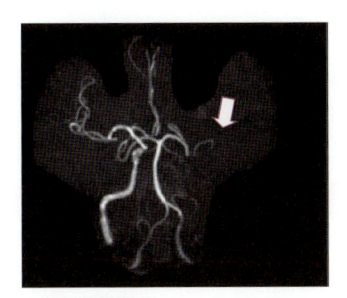

図4 MRA
左中大脳動脈閉塞である．左の血管が写っていないことがわかる

治療 ▶▶ 来院時に心房細動（Af）が認められ，検査結果から心原性脳塞栓症による左中大脳動脈閉塞と診断されました．病院到着が早かったので，t-PA療法（組織プラスミノゲンアクチベータ），その後に血栓吸引療法が行われ，ワルファリン投与も開始されました．意識は良好であったものの，重度の右片麻痺，失語症，構音障害，嚥下障害を認めました．3週間後，全身状態が落ち着いたため，自宅生活を目指して回復期リハ病院へ転院しました．

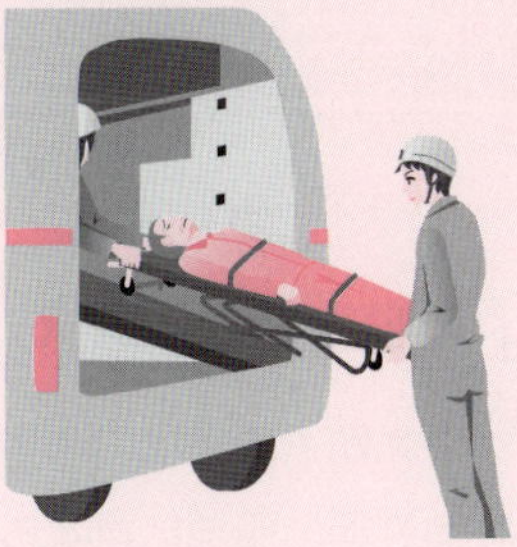

脳梗塞の重症度分類

　脳血管疾患一般に使われるものとしてNIHSS（National Institute of Health Stroke Scale）スコアがあり，たとえば「15点から5点に改善」と表現されます．意識状態の評価には，JCS（Japan Coma Scale）やGCS（Glasgow Coma Scale）が用いられます．また，機能障害の評価にはSIAS（Stroke Impairment Assessment Set）が，麻痺の回復段階を示す評価にはBrunnstrom stageが，うつ・情動評価にはJSS-DE（脳卒中うつ情動スケール）があります．日常生活の様子を評価するためには，日本版mRS（modified Rankin Scale）や，FIM（Functional Independence Measure），BI（Barthel Index）が用いられます．

脳梗塞の分類

現在，脳血管疾患の分類としては，1990年に米国のNINDS (The National Institute of Neurological Disorders and Stroke) が発表したNINDS Ⅲ分類がよく用いられており，脳梗塞はそのなかにある個別の項目で，発生機序，臨床カテゴリー，領域などから詳細に分類されています（表）．最近は，主幹動脈に50％以上の狭窄がなく，3スライス以上かつ10mm以上の長い梗塞[5]で，進行性・治療抵抗性を有する症例が多いBAD (Branch atheromatous disease) という病態が注目されています．また，TOAST分類もよく使用されています．

脳梗塞の頻度としては，ラクナ梗塞とアテローム血栓性脳梗塞がそれぞれ30％台で，どちらが優勢かは報告により異なります．アテローム血栓性脳梗塞は都市部で増加傾向にあり，今後も増加すると思われます．心原性脳塞栓症は20％台ですが，こちらも増加傾向にあります[1,6,7]．

表　脳梗塞のNINDS Ⅲ分類[4]（一部抜粋・改変）

発生機序	
1. 血栓性	動脈硬化した血管に血小板が凝集して血の塊ができ，血管を閉塞する
2. 塞栓性	心臓など，他から栓子がとんできて，血管を閉塞する
3. 血行力学性	血管に高度狭窄や閉塞があり，血圧低下などに伴い血流が低下する
臨床カテゴリー	
1. アテローム血栓性脳梗塞	太い血管の動脈硬化が原因．硬化した血管の狭窄部位に血栓ができて梗塞になる．動脈硬化部位でできた血栓がとんできて塞いだものは「A to A embolus」という
2. 心原性脳塞栓症	心房細動や心疾患があり，心臓から血栓がとんできて梗塞になる．突然発症が多い
3. ラクナ梗塞	脳深部の穿通枝の閉塞で起こる径1.5cm未満の梗塞．純粋運動麻痺など

脳梗塞の治療選択

初期治療では，梗塞部位の再開通，残った領域の保護，および全身管理が重要となります．急性期の頭部に対する治療では，以下のものも並行して行われます[8]．

①血栓溶解療法

発症4.5時間以内ではt-PA療法の静脈投与が可能で，詰まった血栓を溶かして再開通させます．しかし，重大な合併症として頭蓋内出血があるため，適応条件が決められています．現在，使用薬品，投与濃度，適応時間についてはさらなる検討がなされています．発症6時間以内では経動脈的局所血栓溶解療法が適応となる場合もあります．

②血管内治療

超急性期局所血行再建術（経動脈的局所血栓溶解療法，機械的血栓破砕術／血管拡張術，ステント型血栓回収装置の使用など）や，経皮的頭蓋内血管拡張術，頸動脈ステント留置術があります．

③抗凝固療法

アルガトロバン（選択的トロンビン阻害薬）や，ヘパリン，低分子ヘパリン（保険適応外），

ヘパリノイド（保険適応外）の投与が行われる場合もあります．

④抗血小板療法
オザグレルナトリウムの点滴投与，アスピリンなどの経口投与も行われます．

⑤脳保護薬
壊死した細胞から出る活性酸素による，周囲のショック状態の細胞への影響を少なくするために，エダラボン（抗酸化薬）の静脈内投与が行われます．

⑥脳浮腫管理
心原性脳塞栓症やアテローム血栓性脳梗塞での大きな脳梗塞の急性期には，脳が腫れて，頭蓋内圧亢進が起こる場合もあります．その場合は，高張グリセロール（10％）を静脈内に投与します．しかし，さらに脳浮腫が進行した場合は，「硬膜形成を伴う開頭外減圧療法」という，頭蓋骨を外して硬膜を切り，圧を逃がす手術が行われます．

⑦その他
血液を薄くして，粘性を下げて，血管内の通過を良くする血液希釈療法や，脳の破壊スピードを遅らせるための低体温療法，高圧酸素療法，脳浮腫の改善のためのステロイド療法が施行される場合もあります．

慢性期では，危険因子の管理をして，再発を予防します．具体的には，高血圧コントロール，血糖コントロール，脂質異常症コントロールをし，禁煙を勧めます．心原性脳塞栓症の場合は，ワルファリンや新規経口抗凝固薬（noveloralanticoagulants：NOAC）などによる抗凝固療法を行います．ワルファリンはPT-INRという血液検査での指標があり，このPT-INRが大きくなると，出血性合併症が増えます．ヘマトクリット高値，フィブリノゲン高値などを是正することもあります．非心原性脳梗塞の再発予防には，抗血小板療法（アスピリン，クロピドグレル，シロスタゾール，チクロピジンなどの投与）を行います．また，心原性脳塞栓症でも抗凝固薬禁忌の場合には，抗血小板薬を投与することもあります．

手術療法として，頸動脈狭窄症がある場合は，その狭窄度や症状に応じて，頸動脈内膜剥離術（carotid endarterectomy：CEA）や頸動脈ステント留置術（carotid artery stenting：CAS）が行われます．これらは，脳梗塞急性期で行われることもありますが，慢性期の再発予防を目的として行われることのほうが多いです．EC-ICバイパス術（extracranial-intracranial bypass術）など，良い血管からの血液を，血流の悪いところに流すバイパス術もあります．

脳梗塞の部位と症状

脳血管支配と脳梗塞部位を一致させて，その損傷部位，臨床症状，合併症などから予想される機能障害を考えます．中心溝の前が運動野，後ろが感覚野などのように，脳は部位によってある程度働きが決められています．実際は画像を見ながら，運動野や運動繊維の走行を考えて，「運動野が直撃されているので回復は悪そう」とか，「感覚が悪いので，足を着く位置がわからなくなり歩けなそう」などと考えます．図5, 6に簡単な脳機能の図を示しましたが，梗塞部位によりどの機能が障害されるかを考えます．詳細は，本書「Ⅲ．応用力をつけよう！」や正書を参照してください．

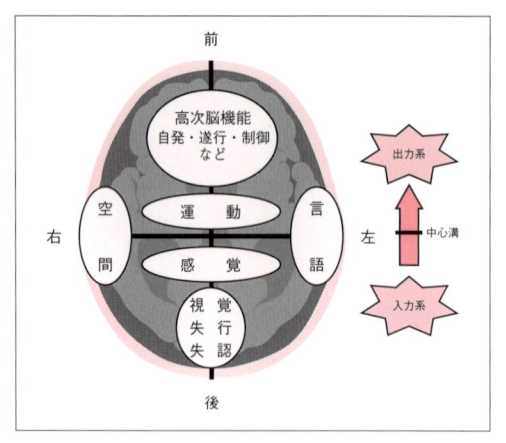

図5 脳の部位と働き①
右利きの人では左が優位半球側であることが多く，反対に右が優位半球側である場合は，「言語」と「空間」を左右逆にして考える．前後的には，「後ろから『入力』して，前で『出力』」と覚えるとよい（MRI画像を見ているようにするため，左右逆にして表記）

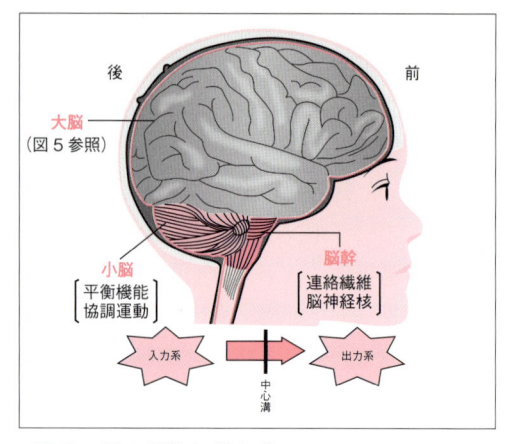

図6 脳の部位と働き②
大脳では見る，聞く，考える，覚える，動くを行う．小脳では運動やバランスの調整を行う．脳幹では呼吸，体温，食欲の調整などの生命維持を行う

脳梗塞で起こりやすい合併症

脳梗塞固有の障害というよりは，脳血管疾患一般に起こりやすい障害となります．

①肺炎
呼吸状態が悪い場合には肺炎のリスクがあり，脳梗塞で嚥下機能の低下を認めると，誤嚥性肺炎のリスクが高まります．

②膀胱直腸障害
初期には弛緩性膀胱の傾向が，その後は過活動膀胱の傾向があります．膀胱留置カテーテルや内服治療を行います．排便コントロールも重要です．

③深部静脈血栓症・肺塞栓症
片麻痺による不動のため，下肢深部静脈血栓症を発症します．場合によっては肺塞栓症となり，命にかかわります．

④痙縮
麻痺肢の緊張が高まり，可動性が低下します．リハが重要で，筋弛緩薬内服，ボツリヌストキシン注射などを行います．

⑤肩手症候群
麻痺肢の疼痛，色素異常，腫脹を認めます．複合性局所疼痛症候群（Complex Regional Pain Syndrome：CRPS）の1つと考えられていて，対応としてはROM訓練，交代浴，ステロイド内服などがあります．

⑥再梗塞
年間3.8%〜10.0%[7,9]と報告されていて，特に最初の1年間で再発する可能性が高いです．病型では心原性脳塞栓症やアテローム血栓性脳梗塞の再発率が高いです．初回には脳梗塞を発症したが，次回は脳出血ということもあります．

⑦痙攣
出血性梗塞や大きな梗塞などにおいて，痙攣の発生は稀ではありません．抗痙攣薬を投与し

ますが，早期に発症したものは予後には関係がなく，14日以後に発症したものには抗痙攣薬の長期投与をします．

脳梗塞の予後

　急性期病院退院時の患者さんの状態として，約60％が軽度の障害，20％が中等度以上の障害，10％が寝たきり，7％が死亡という報告があります[1]．重症度，死亡率ともに心原性脳塞栓症が最も高く，次いでアテローム血栓性脳梗塞，ラクナ梗塞の順になります．脳梗塞は，他の脳血管疾患に比べて急性期死亡率が低く，慢性期の死因は合併症や再発です．1年後死亡率は5％です[10]．

リハビリテーションを行ううえでのリスク

　脳梗塞は，急性期でのリハ開始が推奨されています[8]．しかし，脳梗塞の病型や重症度により注意が必要です．ラクナ梗塞では発症当日より積極的なリハが可能ですが，比較的太い動脈の梗塞であるアテローム血栓性脳梗塞や心原性脳塞栓症，脳底動脈領域の脳梗塞，出血性梗塞，BADタイプの脳梗塞では離床に注意が必要です．離床に伴う血圧低下により麻痺の増悪が起こることもあるため，意識の確認やバイタルチェックをしながら進めます．脳梗塞患者の場合，糖尿病，高血圧，心疾患などの既往の内科疾患によるリスクを理解する必要もあります．

　亜急性期以降は，重症度に応じた訓練になりますが，離床を進めるにつれて起立性低血圧などが問題になることがあります．常に痙攣や再発のリスクはあり，訓練中の意識レベルの変化には注意が必要です．麻痺が重度の場合には，深部静脈血栓症が知らぬ間に起こることもあるため，下腿の把握痛，浮腫の観察をします．実際の訓練や病棟生活では，患者さんの病識低下により1人で動いてしまった結果の転倒もしばしばみられます．

その後の中村さんの経過 ▶▶ 発症してから3週間後，中村さんはリハ病院へ転院しました．約4カ月後には，短下肢装具，杖での屋内歩行が可能となり，失語症の改善も認めました．セラピストらによる家屋調査・設定，家族指導も行われ，介護保険を導入しての自宅退院となりました．

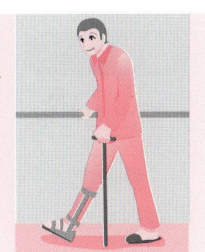

（前島早代）

参考文献

1) Kimura K：Hospital-based prospective registration of acute ischemic stroke and transient ischemic attack in Japan. *J Stroke Cerebrovasc Dis* 13（1）：1-11, 2004.
2) 厚生労働省：平成23年（2011）人口動態統計（確定数）の概況 第7表. 2012, http://www.mhlw.go.jp/toukei/saikin/hw/jinkou/kakutei11/dl/11_h7.pdf
3) 棚橋紀夫：神経疾患最新の治療 2012-2014（小林祥泰，水澤英洋編），南江堂，2012, pp111-115.
4) Special report from the National Institute of Neurological Disorders and Stroke. Classification of cerebrovascular diseases III. *Stroke* 21（4）：637-676, 1990.
5) 北川一夫：Branch Atheromatous Diseaseの病態と治療. 脳卒中 31（6）：550-553, 2009.
6) 北園孝成・他：多施設共同脳卒中データベース（Fukuoka Stroke Registry；FSR）から見えてきた脳梗塞急性期の病態と予後. 脳卒中 32（6）：566-571, 2010.
7) 白井和歌子・他：北海道北部における脳卒中の実態調査—道北脳卒中共同研究9年間のデータより—. 脳卒中 36（1）：23-28, 2014.
8) 脳卒中合同ガイドライン委員会：脳卒中治療ガイドライン2009（篠原幸人・他編），2009, pp46-126.
9) Suzuki N：One-year atherothrombotic vascular events rates in outpatients with recent non-cardioembolic ischemic stroke；the EVEREST (Effective Vascular Event REduction after STroke) registry. *J Stroke Cerebrovasc Dis* 21（4）：245-253, 2012.
10) 山口武典：脳梗塞急性期治療の実態に関する研究. 厚生省健康科学総合研究事業研究報告書，2001.

脳疾患の基本を学ぼう！
②脳出血

キーワード 高血圧，被殻，視床，血腫除去術

患者さんの流れ

[突然の激しい嘔吐・頭痛とともに右片麻痺が生じ，救急搬送された50代男性]

発症と診断 ▶▶ 小林さんは50代の独身男性で，職業は会社員です．普段から外食が多く，若い頃から濃い味つけのものを好んで食べていました．40歳の時，健康診断で高血圧を指摘されましたが，病院を受診せずに放置していました．ある日外出中に，突然の激しい嘔吐・頭痛とともに，右の手足に力が入らなくなり，立っていることができなくなりました．通行人に救急車を呼んでもらい，搬送先の病院で頭部CTを撮ってもらったところ，左被殻出血と診断されました．

典型的症状 ▶▶ 突然発症の頭痛・嘔吐，片麻痺
典型的患者像 ▶▶ 高血圧未治療，外食生活による塩分の過剰摂取

疾患の理解

脳出血とは

脳出血は，脳血管の破綻によって脳実質内に血腫が形成される疾患で，脳卒中のうち約15％を占めます．脳出血のうち80％近くは高血圧性ですが，脳血管奇形〔脳動静脈奇形（AVM），海綿状血管腫など〕やアミロイドアンギオパチーなど，その他の原因により発症する場合もあります（**表1**）[1]．

表1　脳出血の出血原因

血管病変による脳出血	高血圧性脳内出血，脳動静脈奇形（AVM），脳動脈瘤，もやもや病，アミロイドアンギオパチー，海綿状血管腫，脳梗塞（出血性梗塞），血管炎
血液凝固能異常による脳出血	白血病などの血液疾患，肝不全，抗凝固薬・抗血小板薬，抗がん薬
脳腫瘍による脳出血	原発性脳腫瘍，転移性脳腫瘍

高血圧性脳出血は穿通枝領域に好発し，その出血原因は穿通枝に形成された微小動脈瘤の破綻であるといわれています．微小動脈瘤は，高血圧による持続的なストレスから血管壁（中膜）に壊死が生じ，瘤様に拡大して形成されたもので，穿通枝のような圧がかかりやすく，破綻しやすい部位に好発し，出血の原因となります．一方，脳動静脈奇形は，先天性の疾患で，脳表あるいは脳実質内の動脈と静脈が毛細血管を介さずに短絡する異常です．流入動脈，nidus（ナイダス），流出動脈の3要素から構成され，動脈と静脈の区別がつかない血管の塊に見えるnidusがこの核心です．毛細血管がないために高流量の短絡血が流れて圧がかかり，動脈瘤や静脈瘤が形成され，これが破裂することで脳出血やクモ膜下出血が生じるとされています．

　発症様式としては，突然に発症するのが特徴です．また，初発の身体所見には頭痛，悪心，嘔吐が多くみられ，神経症状は片麻痺，次いで意識障害，構音障害，感覚障害，失語などと続きます．症状は持続し，血腫の増大により進行する場合もあります．高血圧性脳出血には好発部位があり，発症部位ごとに症状の特徴があります．詳しくは，「脳出血の部位と症状」の項（67〜68頁）を参照してください．

脳出血の発症率[1]

　近年の日本のデータでは，人口10万人当たり年間50人前後との報告が多く，60〜70代にピークを認めます．部位別の割合としては，被殻・視床がそれぞれ30%以上を占め，次いで脳幹，皮質下，小脳の順に発症率が高いとされています．

診断の流れ[2]

　臨床症状や経過などから脳出血を疑った場合は，まず頭部単純CT（図1）を撮影し，出血部位や血腫の大きさなどを診断します．血腫は超急性期からX線高吸収像を呈するため，CTが診断上最も重要な検査となります．血腫量（ml）は「（血腫最大スライスでの縦の長さ）×（血腫最大スライスでの横の長さ）×（高さ）/2」で測定します．

　次に，年齢，出血部位，血腫の形状から高血圧性以外の原因が考えられる場合には，出血源の有無を確認するために，脳血管造影や頭部MRIなどを実施します．特に皮質下出血では，高血圧性の占める割合が46%と低く，その他の原因を積極的に疑う必要があります．若年者では脳動静脈奇形の関与が，高齢者ではアミロイドアンギオパチーの関与が強いといわれています．

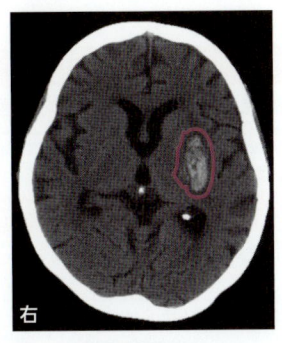

図1　頭部単純CT

治　療 ▶▶ 入院時に頭部単純CTで左被殻出血を認めましたが，血腫は20mlで，脳室穿破はなく，圧迫所見も軽度であったため，保存的に治療を行うことになりました．降圧管理などが実施された後も，血腫の増大を認めず，リハが開始となりました．

初期治療

　脳出血では，まず血腫を増大させないように初期治療を開始し，高血圧性以外の原因も疑いながら診療を進めます．そのうえで保存的治療を行うべきか，外科的治療を行うべきかを見極めます．脳出血の手術適応については確立されていませんが，「脳卒中治療ガイドライン2009」（脳卒中合同ガイドライン委員会）に高血圧性脳出血で推奨される手術適応基準について記載されているので，これを参考にしながら判断していきます（**表2**）．

①外科的治療

　高血圧性脳出血に対する手術として血腫除去術があります．血腫除去のための手術方法には開頭血腫除去術，定位的脳内血腫除去術，神経内視鏡による血腫除去術があり，症例ごとに適応を考慮してから選択します．脳動静脈奇形では，血腫除去術に加えて，再出血予防として外科的摘出，放射線治療，塞栓術などがあります．

②保存的治療

　保存的治療としては，降圧剤を使用した血圧管理と，脳浮腫・頭蓋内圧亢進の管理が重要です．急性期の血圧管理は，収縮期血圧180mmHg未満，平均血圧130mmHg未満に維持することを目標に行います．外科的治療を施行する場合には，より積極的に降圧を実施します．脳浮腫のピークは発症後3〜5日で，死亡原因にもつながるため，頭蓋内圧亢進を伴う脳出血に対しては，高張グリセロールの静脈内投与などが推奨されています．その他全身管理として，重症例にはストレス潰瘍予防を目的にH2受容体拮抗薬もしくはプロトンポンプ阻害薬の投与を，痙攣発作例には抗痙攣剤の投与を行います．また，深部静脈血栓症・肺塞栓症予防を目的に弾性ストッキングや間欠的空気圧迫法なども行います．

表2　高血圧性脳出血の手術適応基準[3]（文献一部改変）

1. 全症例
脳出血の部位に関係なく，血腫量10ml未満の小出血または神経学的所見が軽度な症例は手術の適応にならない（グレードD）
意識レベルが深昏睡（JCS Ⅲ-300）の症例に血腫除去を勧める根拠はない（グレードC2）
2. 被殻出血
神経学的所見が中等症，血腫量が31ml以上でかつ血腫による圧迫所見が高度な被殻出血の場合は，手術を考慮してもよい（グレードC1）
特にJCS Ⅱ-20〜30程度の意識障害を伴う場合は，定位的脳内血腫除去術が勧められる（グレードB）

表2 高血圧性脳出血の手術適応基準（つづき）

3. 視床出血
急性期の治療として血腫除去を勧めるだけの根拠はない（グレードC2）
血腫の脳室内穿破を伴う場合，脳室拡大の強いものには脳室ドレナージ術を考慮してもよい（グレードC1）
4. 皮質下出血
脳表からの深さが1cm以下のものでは特に手術の適応を考慮してよい（グレードC1）
手術の手法としては開頭血腫除去術が推奨される（グレードC1）
5. 小脳出血
最大径が3cm以上の小脳出血で神経学的に症候が増悪している場合，または小脳出血が脳幹を圧迫し脳室閉塞による水頭症を生じている場合には，手術適応となる（グレードC1）
6. 脳幹出血
急性期の脳幹出血例に血腫除去を勧めるだけの根拠はない（グレードC2）
脳幹出血のうち脳室内穿破が主体で，脳室拡大が強い場合には，脳室ドレナージ術を考慮してもよい（グレードC1）
7. 成人の脳室内出血
脳血管の異常による可能性が高く，血管撮影などによって出血源を検索することが望ましい（グレードC1）
急性水頭症が疑われる場合は脳室ドレナージを考慮する（グレードC1）

推奨のグレード
　グレードA：行うよう強く勧められる
　グレードB：行うよう勧められる
　グレードC1：行うことを考慮してもよいが，十分な科学的根拠がない
　グレードC2：科学的根拠がないので勧められない
　グレードD：行わないよう勧められる

脳出血の部位と症状[1)]

　脳出血の80%近くは高血圧性で，部位別の頻度としては被殻37.2%，視床33.6%，脳幹9.5%，皮質下8.7%，小脳8.0%，尾状核1.8%，その他1.1%と報告されています（図2）。脳出血の病態や症状は，出血の原因・部位および血腫の大きさによって異なります。

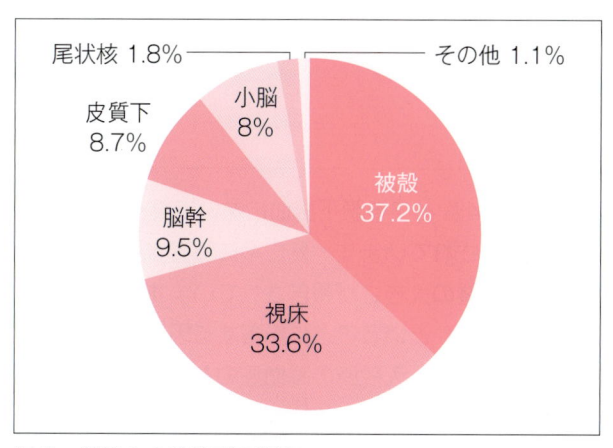

図2 脳出血の部位別の頻度

①被殻出血
　中大脳動脈の穿通枝であるレンズ核線条体動脈が出血源で，被殻や淡蒼球を中心に血腫が形成されます．このそばに内包と呼ばれる錐体路があり，ここを圧排すると片麻痺が生じます．病巣側をにらむ水平性共同偏視を認めることもあります．

②視床出血
　視床穿通動脈の破綻による出血で，視床を中心に血腫が形成されます．外側にある内包を圧排することにより片麻痺が生じますが，運動麻痺に比べて感覚障害（特に深部覚障害）のほうが重症になる傾向があります．病巣側にHorner兆候（縮瞳，眼瞼下垂）が起こったり，血腫が下方の脳幹（中脳）へ伸展したりすると，鼻先凝視などの眼球症候を呈します．また，血腫の脳室穿破による水頭症をきたし，意識障害を呈することが多いのも視床出血の特徴の1つです．

③橋出血
　血腫の広がりによりさまざまな症状を示しますが，大出血では脳幹網様体と呼ばれる意識の中枢が障害されるため，発症直後から重度の意識障害をきたし，呼吸障害などによりバイタルが不安定となり，予後も不良となります．四肢麻痺や高熱・発汗異常などの自律神経症状も出現し，眼症状としてはpinpoint pupilと呼ばれる強い縮瞳と，ocular bobbing（眼球浮き運動）がみられます．

④皮質下出血
　大脳皮質下の出血で，頭頂葉や側頭葉に多く，前述のように高血圧性以外の特殊な原因による場合が多いため，その他の出血原因についての検索が必要です．若年者では，種々の血管奇形や出血性素因などによるものが，高齢者ではアミロイドアンギオパチーによるものが稀ではありません．血腫の大きさのわりには，頭痛のみといった比較的穏やかな症状であることが多く，血腫の部位や大きさによっては痙攣，不全麻痺，失語，失行などを呈し，ときに進行性の意識障害も呈します．

⑤小脳出血
　突然の激しい頭痛，高度のめまい，反復する嘔吐などで発症し，小脳歯状核から虫部の病変では，体幹失調を呈し，四肢に明らかな麻痺を認めないにもかかわらず起立歩行ができなくなることがあります．血腫による脳幹の圧迫および第四脳室の交通性の低下による水頭症をきたし，意識障害を呈することもあります．眼症状としては，病巣側と反対側の共同偏視を呈します．

脳出血の予後

　脳出血の急性期死亡率は15.4%とクモ膜下出血に次いで高く，入院から死亡までの日数は脳卒中のなかで最も短いと報告されています．死亡率に影響する因子としては，出血部位（混合出血や脳幹出血で高い）や血腫の大きさが報告されています．

　発症後どの程度機能が回復するかということに影響する因子としては，血腫の大きさ，脳室穿破の有無，入院時の重症度，年齢，入院時の高血圧の有無などが報告されています．

リハビリテーションを行ううえでのリスク

　内科的治療を選択した場合は，CTにて再出血，血腫の増大，急性水頭症の発現がないかをチェックし，問題がなければ24～72時間以内に離床を開始します．手術例でも，血腫除去術後のCT検査で問題がなければ離床します．個別に離床のタイミングを検討すべき例としては，入院後の血腫増大例や，水頭症の出現例，降圧薬でのコントロールが困難な血圧上昇例，橋出血例があげられます．離床時の収縮期血圧上限は160mmHg程度とし，離床開始時の血圧変動に応じてその後の上限を個別に設定していきます．一般的には，血圧が30mmHg以上上昇した場合，あるいは収縮期血圧が180mmHg以上になった場合に中止を検討しますが，自覚症状や他覚症状にも注意しながら総合的に判断することが必要です．脳室ドレーン留置中であれば，看護師と連携してドレナージの管理をしながら離床します．

その後の小林さんの経過 ▶▶ 麻痺は比較的軽度で，入院から1カ月で杖歩行が監視下で可能となりましたが，年齢が若かったため復職も念頭に入れてリハ病院へ転院することになりました．理学療法・作業療法部門による集中的なリハを2カ月間実施し，屋外歩行は杖なしで自立レベルへ，麻痺手も実用レベルとなりました．降圧剤投与により血圧のコントロールも良好となり，減塩食栄養指導などを受けた後，自宅退院し，職場への復帰を果たしました．

（伊藤真梨）

参考文献
1）小林祥泰編：脳卒中データバンク2005，中山書店，2005．
2）小林祥泰編：脳卒中データバンク2009，中山書店，2009．
3）脳卒中合同ガイドライン委員会：脳卒中治療ガイドライン2009（篠原幸人・他編），2009．

脳疾患の基本を学ぼう！
③クモ膜下出血

> **キーワード** 意識障害，頭部単純CT，クリッピング術

患者さんの流れ

[突然の激しい頭痛により救急車で運ばれた60代主婦]

発症と診断 ▶▶ 鈴木さんは60代の主婦です．もともと頭痛もちでしたが，いつものように朝食を作っていたところ，突然に「バットで殴られたような頭痛」がして意識がとぎれとぎれになり，家族に救急車を呼んでもらいました．脳神経外科に運ばれCTを撮ってもらったところ，出血所見が認められ，クモ膜下出血と診断されました．

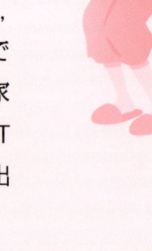

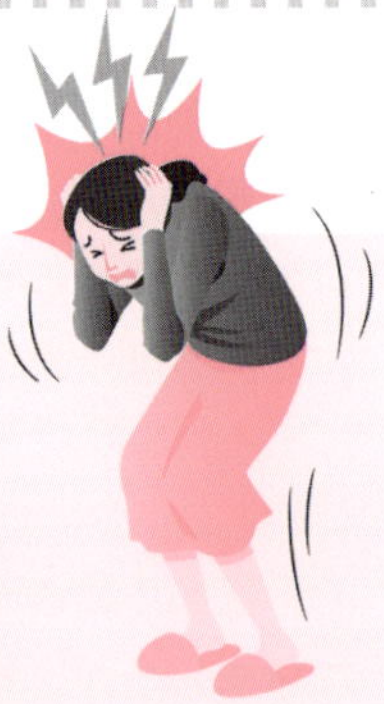

典型的症状 ▶▶ 突然に始まる人生最大の持続性の頭痛

典型的患者像 ▶▶ 痩せ型，高血圧，アルコール多飲，喫煙，女性

疾患の理解

クモ膜下出血とは

脳の表面はクモ膜という薄い透明の膜でおおわれています．この膜と脳との空間を「クモ膜下腔」といい，このクモ膜下腔に出血したものが「クモ膜下出血」です．最も多い出血の原因は脳動脈瘤の破裂で，約半数を占めます（図1）．

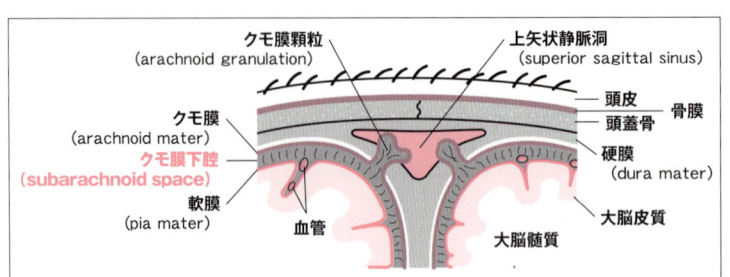

図1 クモ膜下腔[1]

クモ膜下出血の発症率

発生頻度には地域差を認めますが，日本の報告では10万人当たり約20人とされています．男女比は約1：2で女性に多いです．脳卒中におけるクモ膜下出血の割合は6〜7％とされています．

診断の流れ（図2）

　臨床所見，経過などからクモ膜下出血を疑ったら，頭部単純CT（図3）で出血の有無を確認します．出血量の少ない例，発症後数日経過した例ではCTで所見を認めないことがあります．CTで診断できず臨床的にクモ膜下出血を強く疑う時には，髄液検査などでさらなる検索を行います．クモ膜下出血と診断した後は脳血管造影，3D-CTAなどで出血源を精査します．

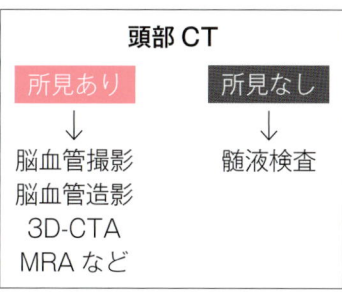

図2　クモ膜下出血の診断の流れ

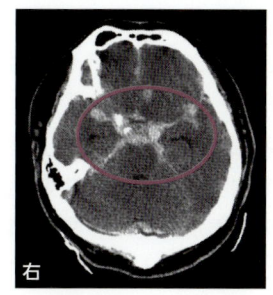

頭部CT
- 所見あり → 脳血管撮影／脳血管造影／3D-CTA／MRAなど
- 所見なし → 髄液検査

図3　頭部単純CT
クモ膜下出血の典型的画像で，いわゆるペンタゴン〔鞍上槽（囲み線）への出血〕が認められる

治　療▶▶ 幸い病院到着が早かったため，再出血予防のためのクリッピング術を行いました．Hunt and Kosnik（H＆K）分類でgrade Ⅲ（中等度）と診断され，軽い意識障害，下肢の片麻痺，失語症などの後遺症が認められました．その後，術後管理を経て，リハビリテーション科に移りました．

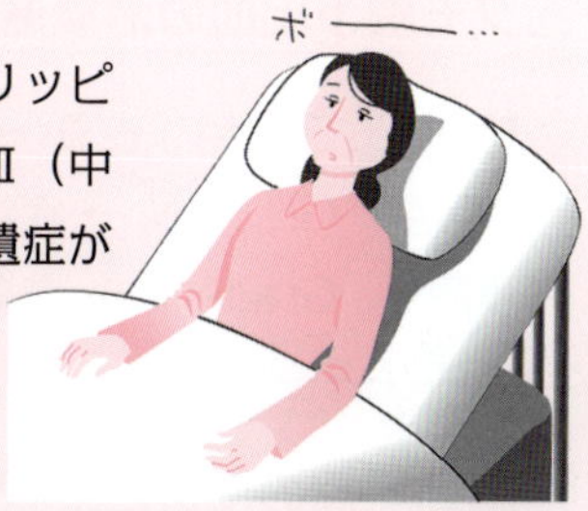

クモ膜下出血の重症度分類

　クモ膜下出血の重症度分類にはHunt and Hess分類，Hunt and Kosnik（H＆K）分類，世界脳神経外科連合（WFNS）による分類などがあります．特に治療方針の決定にはHunt and Kosnikの重症度分類（表）が用いられます．

　重篤な全身性疾患（たとえば，高血圧，糖尿病，著明な動脈硬化），慢性肺疾患，あるいは脳血管造影でみられる頭蓋内血管攣縮が著明な場合には，重症度を1段階悪いほうに移します．

表　Hunt and Kosnik（H＆K）の重症度分類[2]

Grade 0	未破裂の動脈瘤
Grade Ⅰ	無症状か，最小限の頭痛および軽度の項部硬直をみる
Grade Ⅰa	急性の髄膜あるいは脳症状をみないが，固定した神経学的失調のあるもの
Grade Ⅱ	中等度から強度の頭痛，項部硬直をみるが，脳神経麻痺以外の神経学的失調はみられない
Grade Ⅲ	催眠状態，錯乱状態，または軽度の巣症状を示すもの
Grade Ⅳ	昏迷状態で，中等度から重篤な片麻痺があり，早期除脳硬直および自律神経障害を伴うこともある
Grade Ⅴ	深昏睡状態で除脳硬直を示し，瀕死の様相を示すもの

初期治療と再出血予防処置

　初期治療では，再出血の予防と頭蓋内圧の管理および全身状態の改善が重要となります．また，クモ膜下出血の最大の原因である脳動脈瘤が発見された場合，再出血の予防を目的としてHunt and Kosnik の重症度分類をもとに手術の適応が考慮されます．

　重症でない例（重症度分類のGrade Ⅲ）では，年齢，全身合併症，治療の難度などの制約がない限り，早期（発症後72時間以内）に，再出血予防を目的に手術を行います．一般的に頭開による脳動脈瘤頸部のクリッピング術，コイルを用いた瘤内塞栓術などの血管内治療が考慮されます．

　比較的重症例（重症度分類のGrade Ⅳ）では，患者さんの年齢，動脈瘤の部位などを考え，再出血予防処置の適応の有無を判断します．合併する頭蓋内病態（急性水頭症，脳内血腫など）を同時に治療することで状態の改善が見込める場合には，積極的に外科的治療を選択します．

　重症例（重症度分類のGrade Ⅴ）では，心肺蘇生など必要な救命処置や呼吸・循環の管理をまず行います．原則として外科的治療の適応は乏しいですが，全身状態の改善がみられれば再出血予防の処置を行います．

クモ膜下出血の治療選択（再出血予防処置）

軽症　　Grade Ⅰ～Ⅲ → 72時間以内に手術
中等度　Grade Ⅳ → 症状改善が見込まれれば手術
重症　　Grade Ⅴ → 救命処置優先，原則手術適応なし

脳動脈瘤の部位と症状

　クモ膜下出血の原因として一番多いのが脳動脈瘤の破裂ですが，動脈瘤の好発部位としては内頸動脈－後交通動脈分岐部，前交通動脈，中大脳動脈が代表的です．出血部位によって神経学的な症状に違いを認め，内頸動脈－後交通動脈分岐部の出血では一側動眼神経麻痺などを，前交通動脈では一側または両側下肢の一過性麻痺，精神症状，無動性無言などを，中大脳動脈では片麻痺，失語などを伴います．

クモ膜下出血で起こりやすい障害

①再出血
　発症後24時間以内に多く発生し，特に発症早期に多いといわれています．発症後に症状を悪化させる大きな要因となるため，手術による再出血予防を行います．

②心肺機能障害
　交感神経系緊張による心肺合併症が生じることがあります．多くの場合自然軽快しますが，ときに致死的心室性不整脈，タコつぼ心筋症と呼ばれる左室機能異常，重症例では神経原性肺水腫も合併します．人工呼吸器による呼吸管理や利尿薬投与で対応します．

③遅発性脳血管攣縮
　再出血とともに発症後に予後を悪化させる重要な合併症です．出血後4～14日頃に脳主幹動脈の狭窄をきたし，症状の増悪を招くことがあります．凝血塊に由来する攣縮誘発物質により生じます．血腫の量と狭窄の程度は相関するといわれています．

④正常圧水頭症
　発症後数週間から数カ月で認めることが多く，認知機能低下，歩行障害，尿失禁などの症状を認めます．

⑤尿崩症
　下垂体，視床下部機能障害により抗利尿ホルモンの分泌異常が生じ，多尿と口渇，多飲をきたします．

⑥SIADH
　下垂体，視床下部機能障害により抗利尿ホルモンの分泌異常が生じ，低ナトリウム血症をきたします．

クモ膜下出血の予後

　クモ膜下出血全体での死亡率は約10～67％と報告されています．予後によく相関するのは，発症時の意識障害の程度で，発症後に予後を悪化させる因子としては再出血と遅発性脳血管攣縮が重要です．特に，再出血は高率に予後を悪化させます．

リハビリテーションを行ううえでのリスク

　再出血予防のために血圧管理が重要です．特に発症早期は再出血のリスクが高く，安静を要します．症状が安定してきたら訓練を開始し，訓練時は収縮期血圧を150mmHg未満程度で管理します．また，出血後4日頃から血管攣縮が始まり，発症7～8日後に最もリスクが高まることから，この時期の症状の変動には特に注意する必要があります．この時期の血圧管理に関しては，脳血管攣縮予防のために血圧を高めにコントロールしていることもあります．亜急性期，慢性期では正常圧水頭症の合併による歩行障害，認知機能障害，排尿障害などの出現に留意します．また，発症時期にかかわらず痙攣の合併リスクも高いことから訓練中の意識レベルの変化，不随意運動などには注意します．

> **その後の鈴木さんの経過** ▶▶ 入院してから1カ月後，鈴木さんはリハ病院へ転院しました．そこでの3カ月間の集中的なリハを経て，短下肢装具を用いての歩行自立が可能となり，失語症状の改善も認め，自宅退院となりました．

（森　直樹，川上途行）

参考文献
1) 玉田　章，早川大輔：神経系（nervous system）・脳血管系の形態と機能．講義から実習へ 周手術期看護　4 脳神経疾患で手術を受ける患者の看護（竹内登美子編），第1版，医歯薬出版，2003，p16．
2) Hunt WE, Kosnik EJ：Timing and perioperative care in intracranial aneurysm surgery. Clin Neurosurg 21：79～89，1974．

脳疾患の基本を学ぼう！
④脳腫瘍

キーワード 神経膠腫，痙攣，頭部MRI

患者さんの流れ

［痙攣で発症した10歳男性］

発症と診断 ▶▶ 翔君は10歳の元気な野球少年です．ところが1カ月前からときどき頭が痛くなることがあり，最近では毎日痛いと言っています．一度近くの病院に行ったのですが，「風邪でしょう」と診断され，もらった薬を服用してもあまり良くなりませんでした．昨日から元気がなく，夕食後に一度嘔吐をして，その後はあまり食欲がありません．寝ていることが多くなり，話しかけても「うん」「大丈夫」としか言わず，うまく歩けなくなりました．お母さんは心配になって，総合病院に連れていきました．CTを撮った後，医師からすぐに大学病院を紹介され，即日入院となりました．担当医からは「脳腫瘍です．まず手術が必要ですが，その後，他の治療が必要になるかもしれません」と言われました．

典型的症状 ▶▶ 頭痛，痙攣，運動障害，脳神経麻痺，意識障害など

典型的患者像 ▶▶ 特徴なし．あらゆる年齢に発生しうる

疾患の理解

脳腫瘍とは

一般的には頭蓋内にできる腫瘍のことをいいます．脳実質内細胞（神経細胞やグリア細胞など）由来のものと，脳実質外細胞（髄膜や下垂体前葉細胞など）由来のものに分けられます（表1）．

表1 脳腫瘍の分類

発生部位	腫瘍	頻度	性質
脳実質内	神経膠腫（Glioma）	25%	悪性
	悪性リンパ腫（Malignant lymphoma）	3%	悪性
	胚細胞腫瘍（Germ cell tumor）	3%	悪性
脳実質外	髄膜腫（Meningioma）	25%	良性
	下垂体腺腫（Pituitary adenoma）	18%	良性
	神経鞘腫（Neurinoma）	10%	良性
	頭蓋咽頭腫（Cranipharyngioma）	4%	良性
合計		88%	

脳腫瘍の発症率

人口 10 万人当たり年間 8 〜 10 人と推定されています．

診断の流れ

症状から何らかの病変を疑った場合，まず頭部 CT を撮影します．その後 MRI（図），MRA や必要に応じて脳血管撮影などを行い，手術に備えます．最近では機能的診断のため，運動野近傍の腫瘍の場合は，術前に脳磁図（MEG）や機能的 MRI（fMRI），MRI tractography を行って腫瘍と運動野の関係を詳細に検討することもあります．

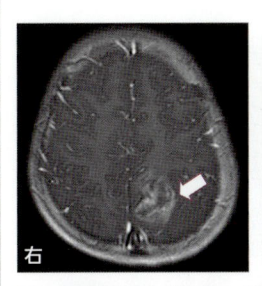

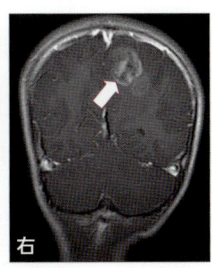

図　頭部 MRI（矢印＝腫瘍部）

治　療 ▶▶ 左頭頂葉の星状細胞腫という診断でした．手術で全摘出することができましたが，術後に右片麻痺，失語，失行などが出現・増悪しました．術後早期からリハ科が介入し，訓練を開始しました．院内学級に転校し，勉強も始めました．

脳腫瘍の分類

表 1 のように，一般的に脳実質内腫瘍は悪性，脳実質外腫瘍は良性のものが多くなります．

脳腫瘍の年齢による違い

脳腫瘍はどの年齢にも発生しますが，成人と小児とでは発生する脳腫瘍の種類に大きな差があります．表 2 に小児期（15 歳未満）に多い腫瘍と成人に多い腫瘍をそれぞれ記します．

表 2　成人に多い腫瘍と小児期（15 歳未満）に多い腫瘍

成人に多い脳腫瘍	小児期（15 歳未満）に多い脳腫瘍
神経膠腫（Glioma）	星状細胞腫（astrocytoma）
髄膜腫（Meningioma）	髄芽腫（medulloblastoma）
下垂体腺腫（Pituitary adenoma）	頭蓋咽頭腫（craniopharyngioma）
神経鞘腫（Neurinoma）	胚細胞腫瘍（germ cell tumor）
	脳室上衣腫（ependymoma）

脳腫瘍の臨床症状

　脳腫瘍は放置しておくと少しずつ大きくなり，周辺組織の損傷による局所症状（表3）や刺激症状（痙攣）が出現します．局所症状は脳腫瘍の場所により異なります．また，腫瘍そのものや，周囲の腫れ（脳浮腫）により頭蓋内圧亢進症状（表4）を示します．

表3　特徴的な局所症状の代表例

前頭葉	認知症，尿失禁，強制把握，反対側片麻痺，運動性失語
側頭葉	感覚性失語
頭頂葉	反対側感覚障害，失行，失認，ゲルストマン症候群（左右失認，手指失認，失算，失書）
後頭葉	反対側同名半盲
トルコ鞍部	視野障害（両耳側半盲など），内分泌異常（性機能低下，甲状腺機能低下，尿崩症，肥満，小人症など）．
小脳橋角部	眼振，複視，四肢・体幹失調
脳幹部	脳神経症状（眼球運動麻痺，眼振，構音障害，交代性片麻痺など）

表4　頭蓋内圧亢進症状

自覚症状	頭痛，嘔吐，視覚障害
他覚症状	うっ血乳頭，髄液圧亢進，外転神経麻痺，意識障害，徐脈，血圧上昇，その他

てんかんについて

　脳腫瘍の3人に1人はてんかん発作（症候性てんかん）をきたします．部位では前頭，側頭，頭頂部の腫瘍で，組織型では髄膜腫で多いといわれていますが，それ以外でも起こりえます．

脳腫瘍の治療

　治療の原則は手術です．これにより，①診断の確定，②腫瘍を小さくすること（他の治療が有効になるようにすること），③腫瘍による症状を改善することが可能になります．しかし，悪性腫瘍の場合には全摘出が難しいことがあり，この場合には放射線療法や化学療法が必要になります．

手術後の合併症

　一般的に，術後の合併症として，手術の部位や切除範囲によって異なりますが，意識障害，認知障害，記憶障害，運動麻痺，失語などが出現・増悪する可能性があります．小脳橋角部の腫瘍では嚥下障害や顔面神経麻痺などを，頭蓋底部（前頭蓋底，中頭蓋底，後頭蓋底）の腫瘍では髄液漏をきたすことがあります．髄液漏の場合は，1週間程度ベッド上で安静を保ち改善を待ちますが，改善しない場合は手術を行うこともあります．

化学療法後の合併症

比較的高頻度に遭遇する副作用としては，悪心・嘔吐（化学療法全般），骨髄抑制〔白血球減少，血小板減少，貧血（化学療法全般）〕，末梢神経障害（パクリタキセル，ドセタキセルなど），筋肉痛・関節痛（インターフェロン，パクリタキセル，ドセタキセルなど）があげられます．また，重篤なものとしては腎機能障害（シスプラチン，メトトレキセート，マイトマイシンCなど），心機能障害（アドリアマイシン，シクロフォスファミド，トラスツズマブ，リツキシマブなど），間質性肺炎（ブレオマイシンなど）などがあり，注意が必要です．

放射線療法後の脳障害

早期（治療終了後数週間～3カ月程度）と晩期（同6カ月～3年）に分けられます．前者は軽度で一過性のことが多く頻度も少ないため，後者についてふれます．これは「不可逆性・進行性の病変で，照射野内で腫瘍部以外の部位に起こる正常脳組織の壊死」と定義されています．小児においては知能低下，情動障害，身体発育障害が，成人においては脳萎縮，知能障害，性的不能・無月経などが問題になります．

脳腫瘍の予後

完全に摘出された場合は永久治癒が可能ですが，悪性腫瘍の場合は一見全摘出されているようにみえても大部分は浸潤性であり，再発・腫瘍死の可能性が高くなります．不完全摘出の場合は再発は避けられませんが，良性腫瘍の場合は再発までに時間がかかることが多く，結果的に天寿をまっとうする例もよくみられます（表5）．

表5　脳腫瘍の術後生存率（腫瘍別）

脳腫瘍の種類	術後生存率 1年	3年	5年
全脳腫瘍	83.0	71.3	67.9
原発性脳腫瘍	90.2	80.5	77.2
神経膠腫	73.3	44.4	38.1
髄芽腫	89.7	68.0	60.0
髄膜腫	97.7	95.3	93.0
神経鞘腫	98.9	97.6	96.6
下垂体腺腫	98.8	97.3	96.2
頭蓋咽頭腫	96.1	93.5	91.2
胚細胞腫瘍	96.8	93.4	91.0
転移性脳腫瘍	43.8	18.5	13.6

リハビリテーションを行ううえでの注意点

　症状を理解し，腫瘍のタイプにより予後予測をして計画をたてます．これにより，回復を目指すのか，現状維持を目指すのか，支持的なアプローチに留めるのかを決定します．回復を目指す場合には，脳腫瘍患者でも脳卒中や脳外傷と同様の機能的改善が得られるという報告が多いので，積極的に訓練を行うことが必要です．予後予測が難しい場合には主治医などに確認しましょう．術前からリハ依頼が出た場合は，その時点での障害・能力レベルを評価・記録しておき，術後にどのような変化が起こったかを比較します．術後は，髄液漏などの大きな問題がなければ，腹部や胸部の手術に比べて痛みも少ないことが多いため，ベッドアップ・座位訓練や経口訓練などから早期にリハを開始することが可能です．

その後の翔君の経過　▶▶　術後の放射線療法中も訓練を継続し，短下肢装具をつけての歩行が可能となりました．右片麻痺や失語は残存していますが，屋内でのADLは，歩行はほぼ自立レベル，会話は2語文レベルの表出が可能になり，入院後2カ月で自宅退院となりました．自宅退院後は，学校・病院の関係者会議を経て，元のクラスに復学しました．幸い再発はしておらず，お母さんの車で元気に通学しています．「休み時間は装具で走り回るので転倒が心配なほどです」とお母さんは苦笑しています．

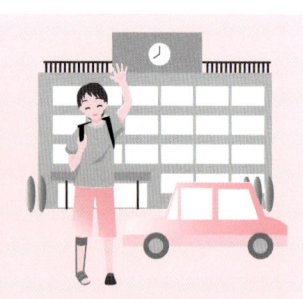

（和田勇治）

参考文献
1) 西川　亮：脳腫瘍全般についてのオリエンテーション．脳神経外科学（太田富雄編），金芳堂，2012，pp1193-1607．
2) 和田勇治：脳腫瘍開頭術後患者の入院リハビリテーションの機能的帰結．総合リハ **38**（3）：275-280，2010．
3) Committee of Brain Tumor Registry of Japan：Report of Brain Tumor Registry of Japan（1969-1996）．*Neurol Med Chir* **43**：i-vii, 1-111, 2003．
4) 渡邊純一郎：癌治療の理解2）化学療法．癌のリハビリテーション（辻　哲也，里宇明元，木村彰男編），金原出版，2011，pp17-26．
5) 大田哲夫：脳腫瘍，脳転移2）リハビリテーションの要点．癌のリハビリテーション（辻　哲也，里宇明元，木村彰男編），金原出版，2011，pp82-93．

脳疾患の基本を学ぼう！
⑤硬膜下血腫

キーワード 意識障害，頭部 CT，血腫除去術

患者さんの流れ

[仕事中に高所から転落し，意識障害をきたした 40 代男性]

発症と診断 ▶▶ 菊地さんは 40 代男性で，職業は建築業です．仕事中に誤って 5m の高さの足場から転落し，意識が消失しました．同僚が救急車を呼び，救急病院に搬送されて頭部 CT を撮ってもらったところ，出血所見が認められ，急性硬膜下血腫および脳挫傷と診断されました．

典型的症状 ▶▶ 頭部外傷直後に生じる意識障害，瞳孔散大

典型的患者像 ▶▶ 外傷に遭遇する機会の多い男性

疾患の理解

硬膜下血腫とは

　脳や脊髄は，3 層の髄膜（外側から硬膜，クモ膜，軟膜）におおわれています．硬膜とクモ膜の間に血腫が生じたものを「硬膜下血腫」といいます．硬膜とクモ膜の間には強固な癒着や結合がないため，血腫の広がりは頭蓋骨と硬膜の間に血腫が生じる硬膜外血腫より広範になります．

①急性硬膜下血腫

　頭部打撲の受傷直後から血腫の増大がみられるものを「急性硬膜下血腫」といいます．脳挫傷により脳表の血管が切れて硬膜下腔に出血するものと，脳実質損傷がなくとも架橋静脈の破綻により出血するものがあります．血腫は脳実質を広範囲に圧迫し，脳虚血や脳腫脹などの二次性の病態を引き起こします．予後は不良です．

②慢性硬膜下血腫（図 1）

　慢性硬膜下血腫は，硬膜内面の外側被膜とクモ膜表面の内側被膜に包まれた流動性の血腫のことを指します．慢性硬膜下血腫では，軽微な外傷後 3 週間〜数週間で血腫が徐々に増大して，圧迫による症状が現れます．20％の症例では外傷の既往がなく（記憶障害により忘れている可能性がある症例もあります），その成因はまだ完全には解明されていません．

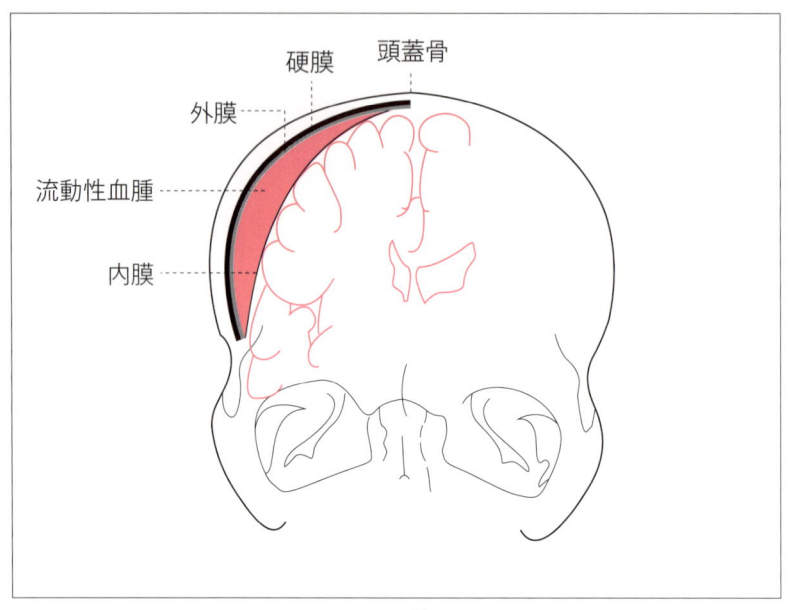

図1　慢性硬膜下血腫の構造と組織所見[1]

硬膜下血腫の発症率

　急性硬膜下血腫の発症率は，全頭部外傷例中の約1％，入院を要する頭部外傷例中の約3％ですが，重篤なものを対象とすると26～43％とその頻度は高くなります．40歳以上に多く，50～70％を占めており，外傷に遭遇する機会の多い男性に多いことが特徴です．
　慢性硬膜下血腫も男性に多く，特に60歳以上が約半数を占めます．発生頻度は，年間10万人当たり1～2人とされていますが，高齢者になるとその頻度は高くなります．

部位と症状

　急性硬膜下血腫の好発部位は大脳半球全面にわたりますが，特に円蓋部の前頭・側頭・頭頂部に多くみられます．血腫は一般には一側性ですが，ときに両側性のこともあります．意識障害がみられ，多く（約2/3）は受傷直後より意識消失状態となります．血腫側の瞳孔散大は約50～80％にみられ，頭蓋内圧亢進による外転神経麻痺もみられます．さらに進行すると，除脳硬直や呼吸異常が出現します．巣症状は約半数にみられます．麻痺は，病巣反対側の片麻痺が多いですが，血腫により大脳脚が反対側のテント切痕縁に圧排されている場合は同側にもみられます（約15％）．
　慢性硬膜下血腫の好発部位は前頭・側頭・頭頂部にわたることが多く，一側性ですが，ときに両側性のこともあります．典型的には，軽微な外傷後，数週経ってから頭痛や精神活動の遅鈍，記憶障害が起こります．片麻痺，失語，尿失禁がみられ，両側病変では対麻痺がみられることもあります．稀に，すでに存在していた血腫内で新鮮出血が起こり，突然発症の巣症状や意識障害といった脳卒中様の症状で発症することがあります（約5％）．硬膜下血腫をきたしても無症状に経過し，自然吸収される例も少なくありません（35％）．

診断の流れ

　臨床症状のみでは他の頭蓋内血腫との鑑別は難しいですが，頭部単純CTで診断が可能です（図2）．

　急性硬膜下血腫では，入院直後の画像では異常がないか，血腫が薄い場合でも短時間のうちに増大することがあるため，意識レベルの観察と経時的なCT検査が重要です．CT画像では，脳表に広がる三日月状の高吸収域や，脳挫傷周囲の脳浮腫，正中偏移を認めます．

　慢性硬膜下血腫でも同様に，硬膜下に三日月状の血腫を認めますが，濃度には低吸収域，等吸収域，高吸収域やその混在型があります．また，正中偏移や脳室圧排像を認めます．慢性硬膜下血腫は，一般に，出血後3週間以上の経過で硬膜下腔に貯留したものと定義されています．しかし，外傷が不明なことが多く，3週間以上経過しているかどうかの判定が難しいこともあります．このような場合はMRI所見のほうが参考になり，T1強調画像で灰白質に対して，やや低信号域，または等信号域を示します．

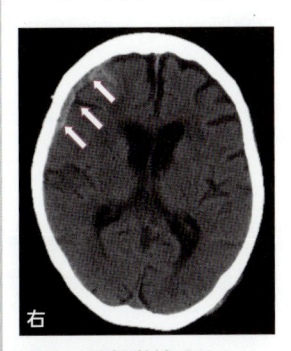

図2　頭部単純CT

治　療 ▶▶ 病院到着が早く，すぐに開頭減圧および血腫除去術が行われました．軽い意識障害，左片麻痺，注意障害などの高次脳機能障害が認められました．その後，術後管理を経てリハ科に移りました．

硬膜下血腫の治療

　急性硬膜下血腫では，血腫の部位と広がりに応じて，開頭手術により血腫除去が行われます（図3）．重症頭部外傷治療・管理のガイドラインにおける手術適応は，①血腫の厚さが1cm以上のもの，意識障害を呈し正中偏移が5mm以上あるもの，②明らかなmass effectがあるもの，血腫による神経症状を呈するもの，③神経症状が急速に進行するものであり，通常，脳幹機能が完全に停止し，長時間経過したものは適応となりません[3]．

　硬膜下血腫の広がりと脳挫傷，脳浮腫の範囲を考慮して大きな開頭を行います．血腫除去の他に脳挫傷部もできる限り切除しますが，正常脳を一部除去して脳の減圧を図ることもあります（内減圧術）．手術後も脳浮腫と頭蓋内圧亢進は持続するため，頭蓋内圧のモニターと髄液の排出を兼ねて，脳室または内減圧後の脳槽にドレーンが留置されます．状況次第では，除去した骨弁を元に戻さずに閉頭します（外減圧術）．

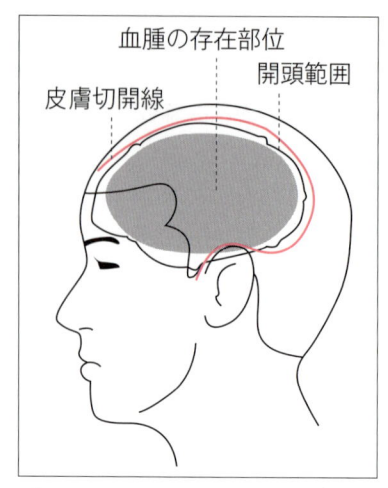

図3 急性硬膜下血腫の手術における開頭範囲と皮膚切開線[2]

　患者さんの搬入直後にすでに瞳孔不同がある場合は，救急処置室で穿頭術による血腫の排除を行い，その後に手術室で根治的な手術を行います．
　慢性硬膜下血腫でも外科的治療が一般的で，穿頭術により流動性血腫を除去し，血腫腔を洗浄した後，ドレーンを留置することで症状は劇的に改善します．

硬膜下血腫で起こりやすい障害

①浮腫，頭蓋内圧亢進症状

　頭痛，嘔吐，視力障害などの症候をきたします．この段階で適切な治療が行われないと，脳ヘルニアを起こし，死にいたるため，これらの病態は見落としてはなりません．
　術後では，高浸透圧利尿薬を用いて脳浮腫の軽減と頭蓋内圧の低下を図り，全身血圧を維持し，脳保護対策を強力に行います．
　急性の頭蓋内圧亢進症状と慢性の頭蓋内圧亢進症状は**表**に示します．

表　急性の頭蓋内圧亢進症状と慢性の頭蓋内圧亢進症状

急性の頭蓋内圧亢進症状
①頭痛，嘔吐
②高血圧，徐脈，脈圧亢進
③失調性呼吸，Cheyne-Stokes 呼吸（呼吸中枢の障害による）
④意識障害
⑤眼症状，瞳孔不同（瞳孔散大側に病変の90％が存在する）
⑥対光反射消失（瞳孔散大側でみられる）
⑦外眼筋麻痺（多くは外転神経麻痺．髄腔内の走行が長く，障害を受けやすい）
慢性の頭蓋内圧亢進症状
①頭痛，嘔吐，うっ血乳頭

②血腫の再発

　慢性硬膜下血腫の穿頭術後に血腫の再発がみられることがあり，再発率は8〜20％とされています．穿頭術後1カ月前後の早い時期にみられることが多く，遅くなっての再発は稀です．

硬膜下血腫の予後

　急性硬膜下血腫では，脳損傷が軽度の場合は早期に血腫除去を行えば予後は良好ですが，昏睡例で脳損傷が高度の場合は生命予後も機能予後も不良です．死亡率は50〜70％とされ，救命できたとしても植物状態になったり，重篤な障害を残したりするケースが少なくありません．高齢者，術前に昏睡状態の症例，術後の頭蓋内圧が40mmHgを超える症例，各種治療によっても頭蓋内圧が20〜25mmHgにコントロールできない症例では，予後は不良です．

　慢性硬膜下血腫では，頭蓋内圧亢進症状が長時間持続した場合や，脳ヘルニアにより脳に不可逆的損傷が起こってしまった場合を除き，予後は良好です．再発率は5〜10％とされています．

リハビリテーションを行ううえでのリスク

　脳浮腫軽減と頭蓋内圧の低下，全身血圧の維持により脳保護を図ります．脳浮腫は発症から数時間〜数日後にかけて起こることがあり，病巣が大きいほど程度も強くなります．症状として，病巣が小さい場合は麻痺の進行などの巣症状がみられます．病巣が広範にわたる場合は意識障害などの頭蓋内圧亢進症状がみられるため，この時期は神経症状の変動に注意する必要があります．

その後の菊地さんの経過 ▶▶ 入院してから2カ月後，菊地さんはリハ病院に転院しました．そこで5カ月の集中的なリハを経て，歩行は自立し，注意障害の改善も認め，自宅退院となりました．

（宇内　景）

参考文献
1) 児玉南海雄，佐々木富男監，峯浦一喜，新井　一・他編：標準脳神経外科学，第13版，医学書院，2014，pp288-295．
2) 太田富雄編：脳神経外科学，改訂11版，金芳堂，2012，pp1688-1693，pp1698-1709．
3) 日本脳神経外科学会，日本脳神経外傷学会監，重傷頭部外傷治療・管理のガイドライン作成委員会編：重傷頭部外傷治療・管理のガイドライン，第3版，医学書院，2013，pp89-92．
4) 亀田メディカルセンター編：リハビリテーションリスク管理ハンドブック，改訂第2版，メジカルビュー社，2012，p65．

脳疾患の基本を学ぼう！
⑥外傷性脳損傷

キーワード　高次脳機能障害，復職

患者さんの流れ

[バイクで転倒し，頭蓋骨骨折により救急車で運ばれた20代男性]

受傷と診断 ▶▶ 伊藤さんは20代の会社員です．休日に友人とツーリングに行くのが趣味でしたが，山道で急カーブを曲がり切れずに転倒し，頭を強く打って救急車で病院へと搬送されました．頭部CTでは，右側頭骨骨折と，径1cm程度の脳出血，さらに右側頭葉〜前頭葉〜左右頭頂葉にかけての小さな点状出血が認められ，びまん性軸索損傷が疑われました．

典型的原因 ▶▶ オートバイや自動車の事故，転倒転落，暴行傷害，スポーツなど

典型的後遺症 ▶▶ 障害された部位によってさまざまな後遺症が残存します〔例：麻痺，感覚障害，行動変化（衝迫性，攻撃性，意欲欠如など），高次脳機能障害（半側空間無視，脱抑制，失行など），失語症，健忘，知能低下など〕．運動面の障害よりも，性格変容や高次脳機能障害のほうが問題になりやすく，改善傾向は比較的長く続きます．

疾患の理解

外傷性脳損傷とは

頭部への外力は，ぶつかった側（クー）だけでなく，その反対側（コントラクー）の組織にも損傷を与える場合があります．力の加わり方によっては，広い範囲に神経細胞の突起の断絶が起こる「びまん性軸索損傷」という病態を示すこともあります．また，血管に損傷が起これば，脳内出血の他にクモ膜下出血，硬膜下血腫，硬膜外血腫などが生じることもあります（表1）．頭蓋骨の形状などから，前頭葉や側頭葉に局所性障害をきたしやすい性質があります．てんかんや低酸素脳症，水頭症を合併すると障害がさらに重症化することがあります．四肢などの骨折や脊髄損傷などを合併する多発性外傷となっている場合も多く，それらは経過を複雑にする要因となります．

表1　外傷性脳損傷の分類[1]

局所性脳損傷	硬膜外血腫
	硬膜下血腫
	脳挫傷
	脳内出血
びまん性脳損傷	軽症脳震盪
	古典的脳震盪
	びまん性軸索損傷
	頭蓋骨骨折

症例とは異なる重症の患者さんのものですが，このように脳挫傷とクモ膜下出血などの混在があることも多くあります（図1，2）．

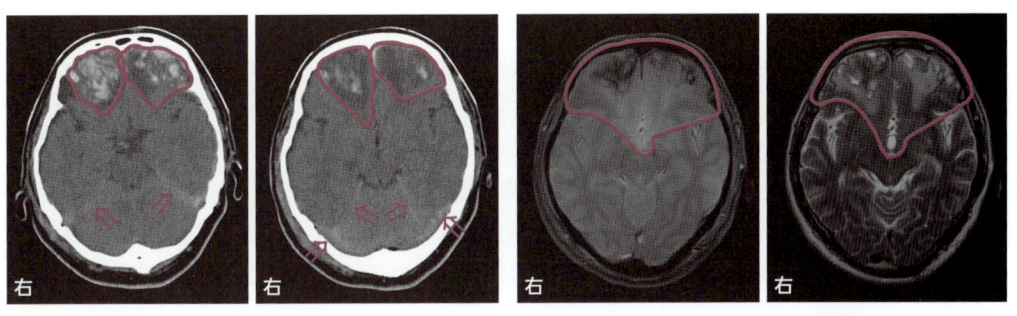

図1　頭部単純CT（囲み線＝脳挫傷部，矢印＝クモ膜下出血部）

図2　頭部MRI（囲み線＝脳挫傷部）

診断と急性期の治療の流れ

急性期では撮像に時間のかかるMRIが使えない場合も多く，その場合，当初はCTで障害像を評価することになります．治療は，受傷の程度や症状の多彩さによりますが，重症例では鎮静剤や人工呼吸器が使用されることがあります．損傷した脳は浮腫を起こして二次的な障害を引き起こす可能性があるので，頭蓋内圧をモニターする場合もあります．二次的な障害としては，脳幹ヘルニアや低酸素脳症を発症しやすいとされています．

外傷性脳損傷の重症度分類

重症度は，意識障害の程度や受傷後の記憶喪失時間などで評価することが多いです．意識状態の評価には，GCS（Glasgow Coma Scale）が用いられます．1つの分類法として，表2のようなものがあります．

表2　外傷性脳損傷の重症度分類[2]

重症度	受診時GCS（点）	受傷後の記憶喪失時間
軽度	12〜15	24時間以下
中等度	9〜11	1〜7日間
重度	3〜8	1〜4週間
最重度	−	4週間以上

治　療　▶▶　伊藤さんは幸いにも水頭症やてんかんなどの合併はなく，全身状態の悪化は認められませんでした．保存的に（手術などを行わないで）加療され，3週間ほどで意識状態の改善と全身状態の安定が得られたため，リハ病院へ転院しました．軽度の左片麻痺と認知機能障害が残存しているようでした．昼間からベッドで寝込む様子がみられたり，そうかと思うと，止められても突然勝手に歩こうとして転倒してしまったりして，転倒防止用センサーの使用を余儀なくされていました．また，考えが堂々巡りして物事に取り組めなかったり，些細なことで怒ってしまったりする様子も見受けられました．

外傷性脳損傷特有の問題

　事故に遭いやすい15〜24歳の年齢層の患者さんが多い外傷性脳損傷では[3]，急性期を乗り切ったとしても，表3のような後遺症が問題となってきます．

　想像してみてください．受傷年齢が若ければ，復職を含めた社会復帰がゴールとなる場合が多くなります．この点で，多くの専門職によるチームアプローチや社会インフラの活用がとても重要になってくるのです．

　具体的には，リハ関連職種（リハ医，理学療法士，作業療法士，言語聴覚士，臨床心理士，ソーシャルワーカー，リハナース），関連各科の医師（脳神経外科医，神経内科医，精神科医など），地域のかかりつけ医などの他にも，障害者職業カウンセラー，そして患者さんとご家族の力が必要になります．

表3　外傷性脳損傷による後遺症[2,4]

認知面以外の機能障害	運動障害—麻痺，失調，不随意運動，バランス障害，痙縮，拘縮
	感覚障害—味覚，触覚，知覚，聴覚，視覚（視野および視力），嗅覚
	言語障害—失語症，構音障害
	その他の障害—嚥下障害，膀胱直腸障害，性機能障害，睡眠障害
	神経学的合併症—てんかん，水頭症，異所性骨化
認知機能障害・記憶障害	認知機能障害—病識の低下，行動の開始の障害，遂行機能障害，問題解決能力低下，学習障害，注意障害，集中困難，迂遠思考，保続思考
	記憶障害—逆行性健忘，外傷後健忘
パーソナリティや行動の変容	社会性の低下，自尊心の低下，依存的，過度の勤勉
	感情制御の変容—脱抑制，衝迫性，過敏性，易怒性，拒絶，自己中心性
	精神障害—不安，抑うつ，PTSD，器質性精神病
	自発性の低下，無気力，無動，覚醒の低下
ライフスタイルに及ぼす影響	失業，経済的困窮，学業不振
	移動手段の喪失
	娯楽の機会の減少
	対人関係維持困難，結婚の破綻
	受傷前の役割の喪失，自立の喪失

外傷性脳損傷による影響—性格変容，行動異常，高次脳機能障害には注意が必要

　外傷性脳損傷後には，無気力になる，自発性が低下する，自己中心的で我慢ができない，場所にそぐわない発言をする，非常に神経質になるなどの性格変容や行動異常がしばしば起こります．ときに家族や親しい友人でさえ，以前と違った個性をもち"気難しい他人"へと変貌してしまった患者さんを受け容れられずに疎遠になってしまう場合があり，大きな問題となります[2]．また，病気であることに気付けない（病識の欠如），注意がはらえない，集中ができない，学習が不得手になる，記憶を思い出せない（記憶障害）などといった高次脳機能障害も，患者さんの自立や社会復帰を妨げることが多くあります．他方，不随意運動などを含む運動障害は，どちらかというと大きな問題にならないことが多いといわれています[1]．

外傷性脳損傷のリハビリテーション

　外傷性脳損傷に対しては，①脳卒中に対して行われるような運動機能や日常生活動作に対するリハ，②認知機能に対するリハ，③性格変容や行動異常に対するリハが行われます．

　認知機能に対するリハとしては，失われた機能そのものの回復訓練と，代替手段を身につけるための代償訓練があります．前者では，まず患者さんが処理できる範囲内の簡単かつ単純な課題の反復訓練を行い，それを徐々に複雑にしていくようなアプローチがとられます．後者では，たとえば記憶障害に対しては，メモリーノートやスケジュール帳の活用などが課題になります．

　性格変容や行動異常に対しては，グループでの訓練によって障害への理解をより深めてもらったり，行動療法によって"好ましい行動"の増大を目指したりします．さまざまな心理療法が行われることもあります．

　外傷性脳損傷の患者さんでは，思いのほか耐久性が低下していて，すぐに疲れてしまったり，リハ室に来てくれなくなったり，疲れが原因で行動異常が誘発されたりすることもあるので注意が必要です．

社会復帰に向けて

①準備

　まずは，起床就寝や，食事，内服などの生活リズムを整えることから始めましょう．また，小さなことの積み重ねによって，ともすると低くなりがちな自己肯定感を高めることも大切な準備です．そして，現在の自己の能力，つまり障害をもった自分のできることを徐々に受け容れながら，代償手段を用いたり，必要な範囲で支援を受けたりしつつ，社会復帰を目指していきます．通勤ができるようになること，また自分が起こしやすい問題への予測・対処ができるようになることは，対人関係をある一定以上円滑に保ち，社会生活をうまく送るうえで大変重要になります[5]．

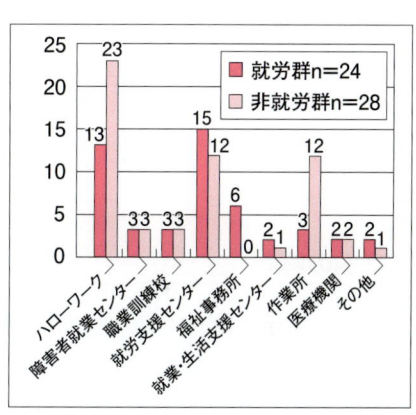

図3　「高次脳機能障害者就労準備支援プログラム」の利用者が就職活動で活用した社会インフラ[6]（転載引用）

②社会制度の利用

　図3は，東京都で実施された「高次脳機能障害者就労準備支援プログラム」の利用者が就職活動で活用した社会インフラをまとめたものです．障害者職業センターや就労支援センターなどの

軽度外傷性脳損傷（MTBI）とは

　近年注目されている病態として，「軽度外傷性脳損傷」というものがあります．これには，①今回提示した伊藤さんくらいの重症度かそれよりも軽症で，②受傷後の最低のGCSスコアが13点以上で，③意識消失の時間が受傷後30分未満であったもの，というような定義がなされています[7]．CTなどの検査では明らかな異常が検出できず，たいていの場合は急性期病院からそのまま退院となりますが，外見上は受傷前とほとんど変わらないのに，認知機能や高次脳機能が障害されて社会生活が困難になったり，しびれや，さまざまな知覚障害，手足のふるえなどの運動障害が残存したりします．びまん性脳損傷は，重度の症例（5～10％）でしかCTで異常を検出することができないといわれており，軽度外傷性脳損傷の要因の1つであると考えられています[2]．

障害者向けの機関だけでなく，ハローワークにも障害者の就労を手助けする機能があります．
　また，企業には法定雇用率以上の障害者の雇用が義務づけられています．そのため，障害者手帳を取得することは就業に有利に作用します．

その後の伊藤さんの経過 ▶▶ 幸い伊藤さんは，徐々にリハにも取り組めるようになりました．3カ月ほどで退院となりましたが，理学療法場面では，麻痺が軽度で体幹機能も保たれていたことから，歩行は簡易型のプラスチック短下肢装具とT字杖を用いての屋外歩行まで自立しました．作業療法場面では，当初認められた構成失行や着衣失行などは改善し，ADLは自立しました．記憶障害については，RBMT（リバーミード行動記憶検査）は大きく改善したものの，WMS-Rはなお低下していたため，メモリーノートの使用を定着させました．言語聴覚療法場面では，主に高次脳機能障害に対する認知リハビリテーションと軽度の運動性失語に対する介入を行い，いずれも社会生活のなかでは問題がない程度にまで改善しました．WAISはほとんど低下しておらず，パソコン操作などは非常にスムーズに行えていました．ただし，2つのことを同時に実施したり，長時間集中して作業を行ったりすることがやや困難で，WCST（ウィスコンシンカード分類課題）やCAT（標準注意検査法）などのテストは軽度の異常を示していました．BIT（行動性無視検査）は正常下限でした．全体的に沈んだ印象で，活発さはなくなり，他方で感情のコントロールができないなどの対人技能の拙劣さも見受けられました．このため，職場と相談のうえ，障害者職業センターと協力し，ジョブコーチ*を利用しながら，段階的に復職を進めていく方針となりました．

症例の解釈

　伊藤さんには複雑な障害像が呈されていました．
　バイク事故による脳損傷は主に右半球に起こっていましたが，一部対側である左半球にも及んでいたようです（図4）．運動機能障害としては左不全片麻痺が，高次脳機能障害としては遂行機能障害や注意障害，右半球が責任病巣であるといわれているタイプの失行などがみられました．その一方で，失語症のような，左半球の障害に特有のものも観察されています．さらに，前頭葉が障害されることでよく発症する意欲の低下や

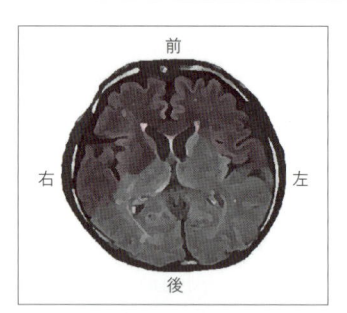

図4　本症例での障害部位（イメージ）

無気力性，易怒性，対人技能障害，そしてびまん性軸索損傷などによって発症することが多い

> **＊ジョブコーチとは**
> 　障害者職業センターの支援事業の1つです．高次脳機能障害などにより，就業に配慮が必要な障害者が安定して働くことができるように，職場の上司・同僚への対処方法の指導などをとおして，ナチュラルサポート（専門家がいなくても，職場の従業員が障害のある人に対して自然に必要な配慮ができるようになること）の確立を目指します．職場に介入する場合は，雇用主の同意のもとでこれを行います[5]．

とされる記憶障害などもみられました．これらは外傷性脳損傷でよく認められる症候で，「社会的行動障害」などと呼ばれます．麻痺などが比較的軽度であっても，このような問題が原因で自宅退院や復職が困難になる患者さんも多くいます．

(田代祥一)

参考文献
1) 木村彰男：頭部外傷．現代リハビリテーション医学（千野直一編），改訂第2版，金原出版，2004，pp356-361.
2) Fary Khan et al：Rehabilitation after traumatic brain injury. *Med J Aust* 178（6）：290-295，2003.
3) Rutland-Brown W et al：Incidence of traumatic brain injury in the United States, 2003. *J Head Trauma Rehabil* 21（6）：544-548，2006.
4) 道免和久，木村彰男：頭部外傷のリハビリテーション―最近の進歩―．作業ジャーナル 27（8）：599-603，1993.
5) 高次脳機能障害のある人の就労支援事例集．東京都，2011.
6) 望月裕子：高次脳機能障害者就労準備支援プログラム利用者の実態追跡調査から．第19回職業リハビリテーション研究発表会論文集，障害者職業総合センター，2011，pp269-272.
7) Hemphill et al：Traumatic brain injury:Epidemiology,classification,and pathology．Up To Date，2014.

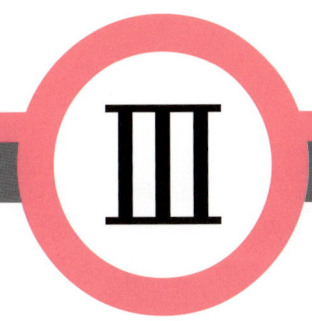

Ⅲ 応用力をつけよう！

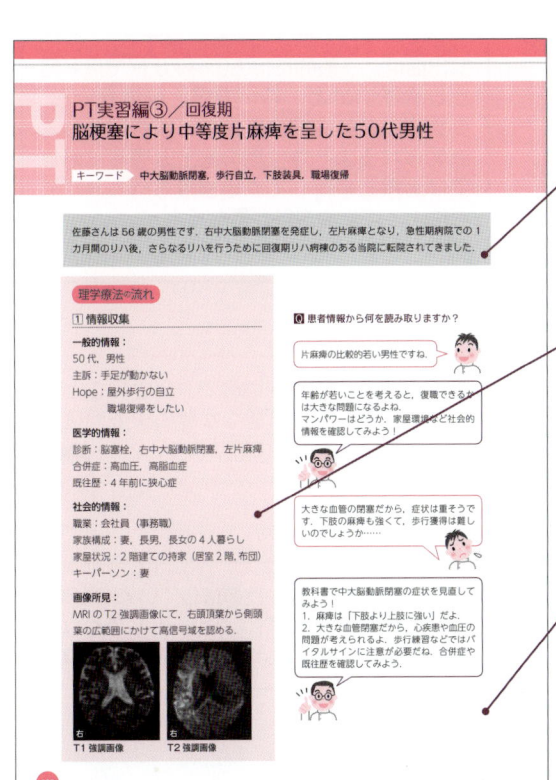

【Ⅲ章の構成】

「ケース」では……
臨床実習で担当することの多い患者さんを設定しています．

「左段」では……
リハビリテーションにおける患者さんの流れを紹介しています．まずはこちらを読んで，患者情報や評価・確認ポイントなどをつかみましょう．

「右段」では……
このケースにあたった実習生とバイザーの会話に沿って展開しています．実習生が間違いやすいことや，注目すべきポイントなどが読み取れますので，「自分だったらどう考えるか？」を想定しながら読み進めてみてください．

PT実習編①／急性期
意識障害の改善後，機能の回復が著明であった脳出血症例

キーワード 視床出血，若年，感覚障害，運動麻痺，短下肢装具

山岸さんは32歳の女性です．夕方，保育園に息子を迎えに行った際に，突然の右半身のしびれ・脱力と頭痛を認め，救急搬送されました．搬送時CTで左視床出血を認め，保存的治療を開始しました．翌日撮影したCTで血腫の増大や水頭症の増悪がみられなかったため，主治医から理学療法の依頼が出ました．

理学療法の流れ

1 情報収集

一般的情報：
30代，女性
体重 90.3kg，BMI34.0
主訴：頭が痛い
Hope：子どもが小さいので，まだ生きたい

医学的情報：
診断：左視床出血
合併症：高血圧（未治療）
既往歴：妊娠高血圧症のため36週で帝王切開
家族の病歴：祖母（脳梗塞），父（心筋梗塞）

入院時所見：
JCS：I-2（会話は成立困難）
NIHSS：12/42点
搬送時血圧：226/145mmHg
その他：右上肢は動きなし．右下肢は重力に抗した動きあり．右上下肢に感覚障害あり．

社会的情報：
職業：事務系（パートタイム）
家族構成：夫，長男（3歳）の3人暮らし
家屋状況：2階建ての持家（居室2階，ベッド）
キーパーソン：夫

Q 患者情報から何を読み取りますか？

若いですね．30代でも脳出血になるんですね．

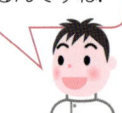

脳出血は，一般的には60〜70代で最も発症しやすいけど，若い方だと脳血管奇形，動脈瘤，若年性高血圧症などが原因として考えられるよ．急性期の脳出血患者に対しては治療と平行して原因検索も行われ，それによって治療方針が異なるよ．
社会的情報からは何を感じるかな？

お子さんがまだ小さいので，自分のことに加えて，子育ても可能な状態にまで回復させる必要があるように感じます．

そうだね．それから，仕事はしているのかや，夫の勤務体系，夫以外にサポートしてくれる家族がいるのかについても確認が必要だね．

画像所見:
左視床出血．脳室穿破あり．明らかな水頭症はなし．血腫の明らかな増大なし．

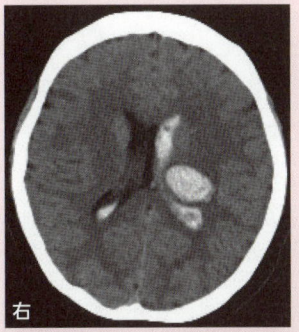

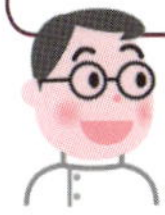

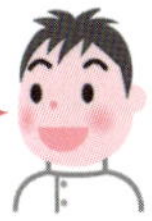

救急搬送時のCT画像

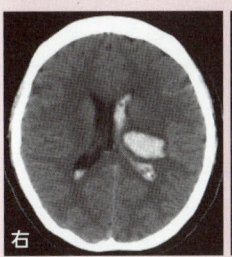

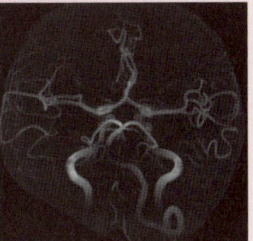

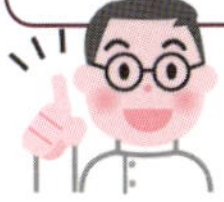

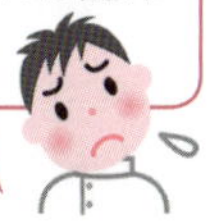

発症1日後のCT画像（左）と発症1日後のMRA画像（右）

確認ポイント →
急性期では，障害の予測に加えて脳浮腫の程度を推測し，頭蓋内圧が亢進していないか，離床が可能かを判断することも大切です．

CT画像の見方
1. 損傷の部位や大きさ
2. 正中線の偏移程度
　（midline shiftの有無）
3. 左右の脳溝の変化

投薬状況:
カルバゾクロム（止血作用）
ニカルジピン（降圧作用）

確認ポイント →
投薬状況やその投与量などから，主治医の治療方針や，主治医が問題と考えていることを予測しよう！

Q 画像から何がわかりますか？

この右側にある白っぽいのが出血ですか？

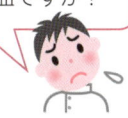

そうだね．脳出血やクモ膜下出血では，出血している場所はCTで白く（高吸収域）見えるよ．では，出血部位はどこかな？

えーっと，左の視床です．

その通り！　画像上，向かって右が左半球，左が右半球，上が前（顔の方）だね．出血は視床が中心で，最大径が3.2cmだから内包や被殻も一部損傷している可能性があるよ．

「脳室穿破あり」とありますが，これは離床に関係しますか？

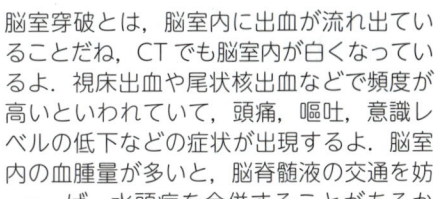

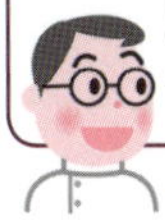

脳室穿破とは，脳室内に出血が流れ出ていることだね．CTでも脳室内が白くなっているよ．視床出血や尾状核出血などで頻度が高いといわれていて，頭痛，嘔吐，意識レベルの低下などの症状が出現するよ．脳室内の血腫量が多いと，脳脊髄液の交通を妨げ，水頭症を合併することがあるから注意しよう．

MRAでは，何を確認しているのでしょうか？

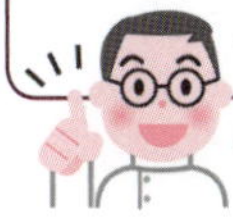

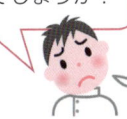

前に話したように脳出血の原因検索だよ．もやもや病や動静脈奇形の指摘はないようだから，今回の出血は高血圧による出血であると医師は考えているようだね．

III．応用力をつけよう！

2 医師のリハビリテーション処方（発症1日目）

PT処方：離床（座位，車椅子への移乗），関節可動域運動，良肢位保持，健側筋力強化，患側神経筋再教育，基本動作練習

リスク管理：収縮期血圧160mmHg以上，拡張期血圧110mmHg以上の場合は，リハを中止する．

3 理学療法評価（発症1日目）

■ 病室へ伺う前にカルテで状態を確認しましょう

- **採血データ**：CRP 0.39mg/dl，白血球数13800個/μl，総タンパク量172g/dl，血糖134mg/dl
- **体温**：36.8℃
- **CT画像**：血腫サイズは発症日と変化なし

確認ポイント →

病室へ伺う前には，以下のことを確認しましょう．
1. 採血データ
   ・CRP，白血球数（炎症の程度）
   ・総タンパク量，アルブミン（栄養状態）
   ・血糖（血糖コントロール）
2. 投薬
   ・医師の治療方針
   ・リスク管理
3. 病棟でのバイタルサイン
   ・安静時の血圧，脈拍，体温
4. CTやMRIなどの画像
   ・出血の増悪
   ・脳浮腫の変化
5. 医師や看護師の記載事項

■ では，山岸さんの病室へ伺いましょう

山岸さんはベッド上で臥床しており，その周囲には点滴などのラインや，心電図，サチュレーションなどのモニターがあるので，必ず確認しましょう．

Q 処方内容のどこに注目しますか？

リスク管理は，血圧を見ておけば大丈夫ですか？　あと，どのくらいの頻度で計測すればよいでしょうか？

もちろん血圧は大事．でも，血圧ばかり気にして，血圧計ばかり見ていてもダメ．顔色や表情，呼吸のリズムや大きさ，汗の有無，話し方，動き，質問に対する反応，眼球の動きや目の焦点など，五感をフルに使ってリスク管理をしよう．特に血圧は，姿勢を変える前後，運動する前後には必ず測定しよう．また，何かおかしいと直感で感じたら，すぐに計測できるようにしておこう！

Q 病室へ伺った時，まず何から行いますか？

「麻痺がどの程度あるか？」「感覚障害がどの程度あるか？」を評価したいです．

その前に，まずはリスク評価をしないといけないね．どんなルートが挿入されていて，どんな治療をしているのか，一つひとつ確認しよう．また，コミュニケーションがどの程度できるかは，その後の評価の信頼性にかかわるので，意識レベル，認知面，会話が成立するかなどを確認しよう．でも，間違っても初日にいきなりHDS-Rを測ったりはしないようにしようね．

わぁ，山岸さんの首に何か付いてますけど，首を動かしても大丈夫ですか？

高カロリー輸液をするための中心静脈栄養（TPN）の点滴だね．特別，運動を制限することはないけど，カテーテルが抜ける方向へ力が加わらないように注意が必要だよ．

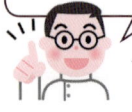

- ■ 山岸さんに話しかけて，意識レベルやバイタルサインから評価しましょう

「山岸さん，こんにちは！　リハビリです！」
開眼するが，ぼーっとしている．
「お名前は言えますか？」
「うーん……頭痛い」
と言いながら再び閉眼．自分の名前や生年月日は何度か聞いても言えない．

- ・意識レベル：JCS Ⅱ-10
- ・バイタルサイン：血圧 167/110mmHg
  ⇒医師から指示された血圧を超過しているため，離床は実施せず，その旨を主治医に報告する．

> 指示にうまく応じてくれないので，運動機能の評価ができません．

> 教科書に記載されているような評価ができなくても，「臥位の状態で下肢伸展挙上ができるから，体幹機能は悪くなさそう」といったように，動作から機能を予測することができるよ．

- ■ カルテと画像から予測される問題点とその評価法

予想される問題点	問題点に対する評価法
意識障害	JCS
麻痺側上下肢，体幹の感覚障害	表在感覚・深部感覚検査，FMA（Fugl-Meyer Assessment）
麻痺側上下肢の運動障害	MMT，MAS（Modified Ashworth Scale），FMA，上田の12段階片麻痺テスト
体幹機能低下	TCT（Trunk Control Test）
バランス能力低下	Berg Balance Scale
運動失調	踵膝試験，鼻指鼻試験

- ■ 理学療法評価の結果（発症1〜2日目）

- ・意識レベル：JCS Ⅱ-10（呼びかけで開眼するが，傾眠傾向）
- ・上田の12段階片麻痺テスト：
  右片麻痺　上肢0，手指0，下肢3
- ・感覚：表在感覚・深部感覚ともに中等度鈍麻（精査困難）
- ・座位能力：安静時血圧が165/94mmHgであり，離床不可
- ・筋力：非麻痺側の上下肢ともにMMT4レベル以上の動作あり
- ・関節可動域：著明な制限なし
- ・筋緊張：右上下肢は低下
- ・基本動作：寝返り困難

Q 評価結果からどのように解釈しますか？

> 意識レベルが低く，麻痺や感覚障害の精査ができないので，どのように解釈すればよいでしょうか？

> ここでは，医学的所見と評価結果などとの関連性を考えるよ．意識障害は脳室内出血や脳全体の浮腫の影響かもしれない．片麻痺の出現からは内包後脚を，感覚障害からは視床を損傷している可能性が高いと考えられるよ．さらに，片麻痺や感覚障害は，意識障害があるから正確な診断ができないけど，意識障害の改善によって変化する可能性があるね．

Ⅲ．応用力をつけよう！

4 問題点の抽出

①意識障害
②右上下肢随意性低下
③右上下肢の感覚障害
④高血圧
⑤離床困難
⑥院内生活要介助
⑦育児，主婦業への復帰困難

Q 問題点をあげてみましょう

なんだかぼーっとしているので，どの評価もはっきりしません．安静時の血圧がまだ高いので，座位の評価もできていないです．

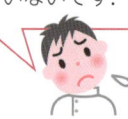

急性期では，日々の病態によって問題点は変わるし，その日のプログラムも変わるよ．「何を評価するか？」「何をプログラムとして実施するか？」などは，いろいろとシミュレーションしておくといいよ．

5 目標設定（短期・長期）

短期目標
座位保持自立
意識レベルの改善

長期目標
平行棒内歩行要介助レベル

確認ポイント →
機能予後についてはいろいろな報告があります．先行研究をもとに担当の患者さんの予後予測を行い，それに向かって現在の問題点に対してどうアプローチするかがポイントです．

Q どのような目標設定ができますか？

現段階でまだ離床ができておらず，麻痺も重度のため，短期目標は座位保持自立としました．

うん，現実的な目標設定だと思うよ．目標は予後予測ともいえるよね．山岸さんは30代と若く，左下肢（非麻痺側）の筋力はMMT4レベル以上なので，座位保持が獲得できる体幹機能があれば将来的には歩行も目指せると思うよ．でも，感覚障害があると，運動学習が妨げられる可能性があるので，あまり高い目標はたてられないよ．

6 理学療法プログラムの立案

プログラム	問題点との対応
ベッドアップ	①，②，③
座位練習	①，②，③
体幹トレーニング	①，②
神経筋再教育	②
電気刺激	②

Q 理学療法プログラムを考えてみましょう

とりあえず，血圧をしっかり測りながらベッドアップをしようと思います．血圧が高かったら…どうしたらよいですか？

降圧コントロールに難渋した場合は，数日間離床できないこともあるよ．主治医には血圧を毎回報告して，降圧剤の追加などの調整を協議しよう．
脳血管障害後の24〜48時間以内にすでに廃用症候群が生じ始めているといわれてるから，できるだけ早期に麻痺側の筋発揮運動を開始することも大事だよ．

7 リハカンファレンス

Dr：もやもや病や血管奇形について検査を実施しましたが，出血の原因は特定できませんでした．高血圧性脳出血と考えているので，血圧に十分注意しながらリハをしてください．
PT：まずは離床を促します．意識レベルが低下しているため精査できませんが，右上下肢の運動麻痺，感覚障害があると思われます．
OT：日中傾眠傾向ですので，昼夜逆転となるリスクが高いです．なるべく日中に覚醒できるよう，看護師側の声かけ頻度や，ラジオ，太陽の明かりなどの刺激を増やしていってほしいです．カレンダーや時計も見やすいところに置いてください．
Nrs：病棟では，基本的に2時間ごとに体位交換を実施しています．
MSW：現在は専業主婦で，旦那さんと子ども（3歳）の3人で生活しています．ご本人の親が近所に住んでおり，子どもの面倒は祖父母がみられるようです．

8 理学療法の実施

発症3日目
- 意識レベル：JCS Ⅰ-1
- 安静時血圧：165/92 mmHg

安静時の血圧が医師の指示範囲を超えているため，四肢の関節可動域運動（自動・他動運動）のみ実施していく．

発症4日目
- 安静時血圧：157/93mmHg
- ベッドアップ60°で血圧 184/87 mmHg

ベッドアップを開始し，血圧管理をしながら，日中は少しでも頭部挙上位で管理していく．

Q カンファレンスで何を話しますか？

これまでの理学療法評価の結果について報告する必要があると思います．

カンファレンスは，医師，看護師，MSWと顔を合わせて症例についてディスカッションできる貴重な場だね．まずは，現在のリハを阻害している因子について報告・相談します．つまり，リハとしては早期離床していきたいけれど，血圧が高い状態で離床が進まないため，投薬コントロールについて質問してみるのもよいね．
次に重要なことは，予後についてだよ．急性期では，直接自宅に帰れるか，それとも回復期リハ病院への転院が必要か，もしくは療養型の施設や病院への転院がよいのか，セラピストから意見を伝えることも大切だよ．

Q どんなリスクが考えられますか？

主治医から，血圧に注意するように言われているので，まずは血圧を頻回に測定しようと思います．

そうだね，血圧は大事だね．でも，その他にも，DVT*，不整脈，褥瘡，肺炎，低栄養，痙攣，嘔吐，高血糖，意識障害（頭蓋内圧亢進症状）などのリスクがあるよ．

*DVT（深部静脈血栓症）：静脈に血栓ができる疾患．その血栓が肺などに詰まると，最悪の場合，死にいたることがある．

発症6日目
端座位開始
- 安静時血圧：155/72 mmHg
  ⇒端座位5分保持で血圧133/61 mmHg
- 座位は要介助レベル．介助なしでは右後方へ倒れそうになる．

発症7日目
車椅子移乗開始（移乗は全介助）
血圧管理しながら座位時間の延長
- 安静時血圧 152/78 mmHg
  ⇒車椅子座位で血圧 189/99 mmHg

発症8日目
車椅子の乗車が20分以上可能となったため，リハ室にてリハを開始
足関節背屈の随意収縮が可能となってきたため，電気刺激と同期した背屈運動を開始
- 右上下肢の表在感覚・深部感覚は重度鈍麻．
- 座位は，介助なしでは保持できない．

発症10日目
荷重感覚を早期に負荷するため，長下肢装具を装着して立位練習を開始
- MMSE：28点
- 上田の12段階片麻痺テスト：
  上肢5，手指3，下肢7
- FMA：合計151点
  （運動機能56点，可動域85点，感覚10点）
- FIM：合計46点
  （運動機能15点，認知機能31点）

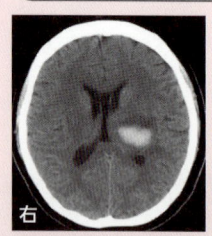

発症10日目のfollow-up CT画像

発症6日目では，今までは安静時でも高かったのに，座位で血圧が低下しました．

5日間臥床期間があったから，交感神経活動の障害によって起立性低血圧が生じているかもしれないね．患者さんの意識レベル，発汗，顔色や自覚症状などにも注意しないといけないよ．血圧低下は，出血部位以外への脳血流の低下などを引き起こす可能性があるから，血圧低下にも注意が必要だよ．訓練中の山岸さんの様子はどうかな？

ご本人の意欲が出ないのですが，どうしたらいいですか？

主治医や看護師さんと相談してみてはどうかな？

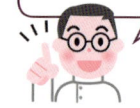

この前，子どもを一度連れてきたんだけど，嬉しそうに膝の上に座らせて，ずーっと車椅子に座っていたよ！（Nrs）

今度，リハしているところに，子どもを連れてきてみます．（主人）

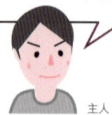

脳卒中後にうつ傾向になる方はとても多いよ．まずは，患者さんの性格や発症以前の生活リズムなどをしっかり聴取して，ご家族の方と協力することで，今回のようにリハへの意欲を引き出せるといいね．

片麻痺は，発症10日で，下肢のグレードが0から7まで回復しています．MMSEも意識レベルがⅡ桁で評価できなかった状態から28点になっていますね．この過程をどう考えますか？

やはり，意識レベルの改善が片麻痺回復の要因でしょうか？

もちろん，そういうことも考えられるね．さらに大事なことだけど，患者さんの状態が短期間で変化が生じた場合，やはり脳の変化があると考えたほうがいいよ．ちょうど発症から10日目にCTを撮っているね．側脳室の出血が縮小したことで意識障害が改善し，視床出血のサイズも小さくなり，損傷の少なかった内包後脚への圧排が減少したことから，上田の12段階片麻痺テストのグレードが回復してきた可能性があるね．

⑨ その後の経過

発症14日目より歩行練習を開始した．体重が重く，麻痺側で十分な荷重支持できなかったため，部分免荷装置を用いたトレッドミル上での歩行練習や，長下肢装具を用いての歩行車歩行を実施した．背屈機能が低下していたため，遊脚期に前脛骨筋を電気刺激で同期させながら歩行練習を実施した．発症20日目には短下肢装具のみで膝関節のコントロールが可能となり，発症25日目には上田の12段階片麻痺テストで上肢11，手指11，下肢11まで改善し，近医の回復期リハ病院へ転院となった．発症97日目に装具不要で歩行が安定し，ADLは全自立，子どもの世話もある程度可能になり，自宅退院となった．下肢に若干のしびれ感が残り，軽度の跛行も残存しているが，1カ月後に職場復帰の予定である．

⑩ ケースのまとめ

Q このケースのポイントはどこだったかな？

山岸さんを担当してみてどうだった？

まず，意識障害があるなかで，何をどう考えたらよいのかがわからなかったです．特に最初は血圧が高くて，なかなか思ったようにリハが進まなくて……．ご本人の意欲がどうしても出ずに困ったのですが，ご家族や看護師，主治医など，みんなで協力することが大事ということがよくわかりました．立てるようになってからは，日に日に良くなっているのを感じられました．

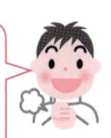

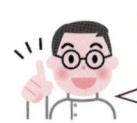

そうだね．急性期だと病態は日々変化するから，カルテからの情報収集や，看護師，主治医，リハ医とのコミュニケーションが本当に大事だよ．リスク管理をしっかりしながら離床を進めないと危険だね．そして，ご家族との協力も欠かせないね．

11 本ケースで学ぶ重要ポイント

1. 急性期での離床の流れを理解する．
2. 積極的な立位・歩行練習のための有効な運動療法の手段などを理解する．

(久保田雅史，五十嵐千秋)

PT実習編②／急性期
クモ膜下出血により意識障害を呈した70代女性

キーワード クモ膜下出血，意識障害，ベッドサイド，リスク管理

渡部さんは78歳の女性です．夜7時に家で倒れているのを家族が発見し，救急搬送されました．左中大脳動脈瘤破裂によるクモ膜下出血の診断で，緊急血腫除去およびクリッピング術を施行しました．発症2～5日目までは脳槽灌流療法を実施し，発症6日目に減圧開頭術を施行しました．

理学療法の流れ

1 情報収集

一般的情報：
70代，女性
家族の希望：できれば，家に帰らせてあげたい

医学的情報：
診断：クモ膜下出血（SAH）
合併症：なし
既往歴：なし

社会的情報：
家族構成：夫，三女，孫の4人暮らし
家屋状況：2階建ての持家（居室1階，布団）
キーパーソン：三女

画像所見：
広範囲にSAHを認める．出血は左に多く，腫れているため，midlineがわずかに右へ偏移している．

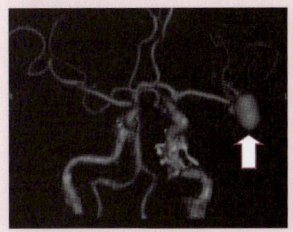

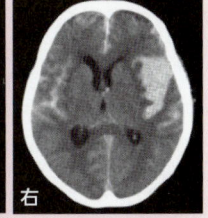

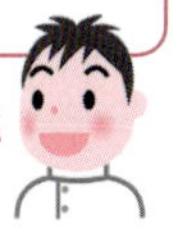

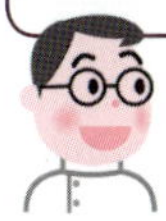

発症日の3DCT画像（左）とCT画像（右）

Q 患者情報から何を読み取りますか？

年齢は比較的高齢ですね．発症前のADLはどうだったのか，気になります．

そうだね．既往歴にも「特記すべきことがない」と書かれているけど，膝・腰の痛みや内科的疾患はなかったのか，認知面や活動量はどの程度だったのかは大切な情報だね．ご家族の方に確認してみよう．

広範囲なSAHとの所見ですが，機能予後はどう考えたらよいのですか？

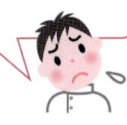

SAHの重症度分類にはHunt and Kosnik分類という評価基準があって，そのグレードが機能予後に影響している1つともいわれているよ（71頁参照）．

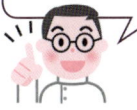

Ⅲ．応用力をつけよう！

2 医師のリハビリテーション処方

現状：開頭クリッピング術後で，集中治療室（ICU）入室中

PT処方（発症4日目）：関節可動域運動，筋力強化運動，協調性練習，起居移乗動作練習

リスク管理：現在，鎮静下で気管挿管状態のため，ベッド上安静（体位交換可能）．拘縮予防と肺理学療法の依頼がある．

3 理学療法評価

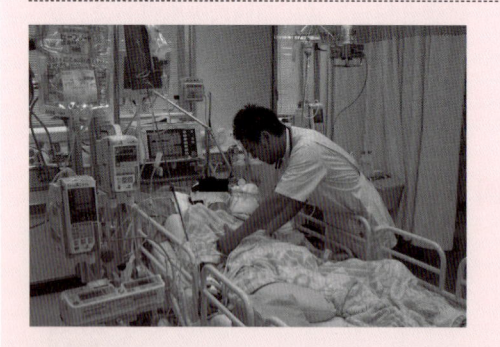

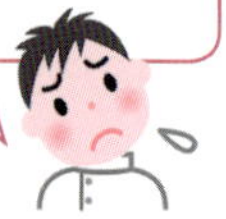

> **確認ポイント →**
> 患者さんの周りには生命にかかわる大切な管や機械がいろいろとあります．

■ 入院時所見

- **バイタルサイン**：
  体温 38.3℃，収縮期血圧 100〜140 mmHg，拡張期血圧 50〜80 mmHg，心拍数 90〜100，不整脈なし，SpO$_2$ 99%
- **呼吸管理**：
  人工呼吸器管理中
  （モード：SIMV + PS）
- **点滴**：
  脳保護剤，抗炎症剤，抗生物質，鎮静剤，細胞外液補正剤，抗血栓剤など
- **採血データ**：
  白血球数 9900個/μl，ヘモグロビン 8.9g/dl，CRP 4.99mg/dl，アルブミン 2.3g/ml，総タンパク量 4.7g/dl

---

Q 処方内容のどこに注目しますか？

まだICUで気管挿管管理中とのことですが，リハで何をしたらよいのでしょうか？

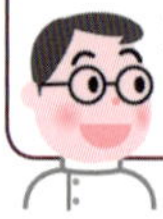

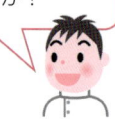

早期からのリハ介入は，「DVT[*1]，拘縮，肺炎などの合併症を予防し，機能回復にも有効」と脳卒中ガイドラインに記載されているんだ．近年は，発症早期からリスク管理をしながら介入することが重要なんだよ．

[*1] **DVT（深部静脈血栓症）**：静脈に血栓ができる疾患．その血栓が肺などに詰まると，最悪の場合，死にいたることがある．

Q どの評価から行いますか？

意識障害があって，何を評価したらよいのかわかりません．

評価できないことも，評価のうちですよ．ただ，ぼーっとしていても，大声で話しかけると反応することがあるので，勝手な印象をもたないことです．それから，看護師に，1日の意識レベルの変化などをしっかり聞いておくことも大事だよ．

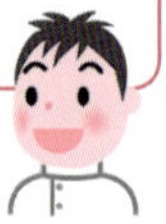

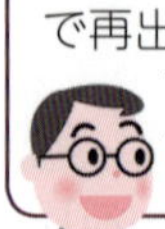

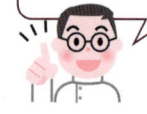

点滴がたくさんあるのですが，何に注目したらよいですか？

点滴を一つひとつ見ると，いま，主治医が何を考えていて，どのように治療しているのかが予測できるよ．たとえば，脳保護剤で脳のダメージを最小限にし，抗炎症剤などで脳の腫れや炎症を抑え，鎮痛・鎮静剤で再出血の予防をしているね．採血データでも，CRPや白血球数が増加していて，炎症傾向であることがわかるね．

確認ポイント →

脳槽・脳室ドレナージ
SAH の術後は，脳の中から体外へと管を通して髄液や血腫を排液し，血管攣縮の予防や頭蓋内圧の調整をします．ドレーン挿入中はベッドアップなど頭の位置を変えることができません．また，頭蓋内圧（ICP）の値にも注意が必要です．

■ 理学療法評価の結果

- 意識レベル：JCS Ⅲ-300（鎮静下）
- 上田の 12 段階片麻痺テスト：
  両側 上肢 0，手指 0，下肢 0
- 関節可動域：著明な制限なし
- 感覚障害：疼痛刺激による反応なし
- 筋緊張：
  右上下肢 弛緩，左上下肢 低下
- 視診・触診：
  皮膚の色調変化なし．浮腫認めず．手足も温かい．
- 呼吸状態：人工呼吸器管理
- 呼吸パターン：
  奇異呼吸や無呼吸などの異常なし
- 呼吸音：
  両側下肺野に副雑音．呼吸音減弱．胸郭の可動性低下．
- 痰量：口腔内に多量
- ADL：
  ベッド上全介助．FIM 18/126 点
- 疾病：
  SAH の重症度は Hunt and Kosnik 分類でⅤ
- 画像所見：

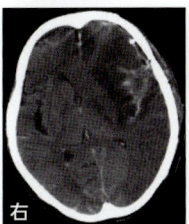

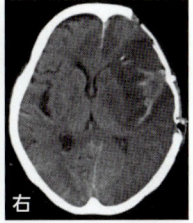

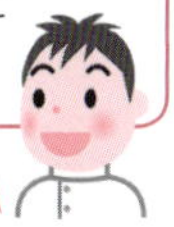

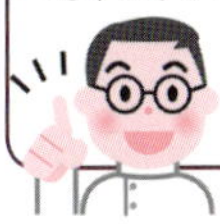

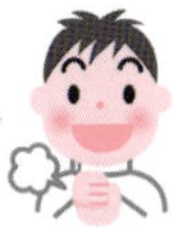

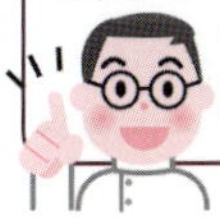

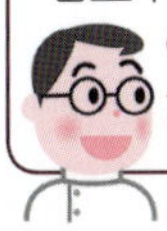

発症 7 日目の CT 画像（左）と発症 8 日目（外減圧術後）の CT 画像（右）

Q 実際には，どのような評価を行いますか？

意識レベルがⅢ桁なので，関節可動域や，反射などの反応があるかを確認したいと思います．

視診・触診も大事だよ．皮膚状態はどうか，浮腫はないか，末梢循環（手足の温かさ，チアノーゼの有無，足背動脈の拍動）は保たれているかなど，肺理学療法の依頼もあったように呼吸状態に関しても注意深い観察が必要だよ．

Q 評価結果からどのように解釈しますか？

意識障害や片麻痺が重度のため，ADL 全介助です．

その通りだね．では，もう少し突っ込んで考えてみようか．
鎮静をかけているから，意識レベルがⅢ桁で四肢の随意運動がないのかな？ SAH による脳浮腫が原因で意識障害があるのかもしれないし，クモ膜下腔から脳実質内に出血が及んでいて錐体路に損傷をきたしているかもしれないよ．それを判断するには，脳画像を確認することが大事だよ．

CT 画像ですか？白い部分が出血ですか？

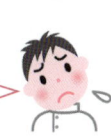

そう．発症時の渡部さんの CT 画像では，白色（高吸収域）の部分が大きく出血した部位だね．発症 7 日目の外減圧術前は，左の前頭葉と側頭葉に低吸収域が出現していて，側脳室の圧排があり，midline が側方へ偏移しているということがわかるかな？さらに，外減圧術後はそれらが改善していることがわかるね．これらから，右半球は，左からの圧排を受けているけど脳の実質にはダメージが少なく，現在の意識障害は鎮静＋脳浮腫から生じていると推測できるね．右上下肢は SAH 後の梗塞による錐体路障害の可能性があるから，長期的にも改善がみられにくいかもしれないよ．

Ⅲ．応用力をつけよう！

4 問題点の抽出

① 意識障害
② 随意性低下
③ 脳室ドレーン管理
④ 人工呼吸器装着
⑤ 呼吸機能低下
⑥ 筋緊張低下
⑦ ADL 全介助
⑧ 自宅退院困難
⑨ Hunt and Kosnik 分類 V（重度の SAH）

Q 問題点をあげてみましょう

意識障害や麻痺があることで身体を動かせず，廃用症候群が起こりやすい状況になっていることが問題だと思います．

そうだね．肺炎や DVT などの合併症のリスクもあるね．さらに，脳槽・脳室ドレーンが入っていて安静度は体位交換まで，つまり，医学的に離床ができない状況であることも問題点に入るかな．臥床が身体に及ぼす影響は，呼吸機能や心機能，代謝系や筋神経系にまでかかわってくるからね．

5 目標設定（短期・長期）

短期目標
車椅子座位訓練，関節可動域の確保

長期目標
立位訓練，ADL 介助量軽減

確認ポイント →
短期目標：発症から 1 カ月の到達目標
長期目標：発症から 3 カ月の到達目標

Q どのような目標設定になりますか？

歩行獲得は難しいでしょうか……

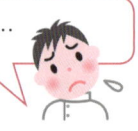

Hunt and Kosnik の重症度分類 V で，予後として ADL 全介助という報告があるからね．まずは，医学的処置と平行して，できるだけ廃用症候群を起こさせないように早期に離床を進めるようにしていきたいね．ただ，リスク管理やフィジカルアセスメントをしっかりして，再出血や血管攣縮に注意をはらわないといけないよ．

6 理学療法プログラムの立案

プログラム	問題点との対応
肺理学療法 （呼吸介助，側臥位，ギャッチアップ座位，車椅子座位）	①，②，③，④，⑤
関節可動域訓練	①，②，④，⑤
意識レベル促通	①
電気刺激療法 （筋萎縮予防）	①，②，⑤，⑥

Q 理学療法プログラムを考えてみましょう

意識レベルがとても低いのですが，何をしたらよいでしょうか……

渡部さんは，拘縮，肺炎，DVT などの合併症を起こしやすい状況だよね．プログラムは，それを最大限予防するという視点で考えてみよう！

7 リハカンファレンス

Dr：発症当日に開頭クリッピング術を施行し，その後，脳浮腫悪化により外減圧術を施行しました．いずれは頭蓋形成術を予定しています．人工呼吸器は全身状態をみながら離脱していきます．また，脳槽・脳室ドレーン抜去後は車椅子乗車可能です．ただし，脳血管攣縮（スパズム）が発症から7日〜10日ごろに生じる可能性があるので，意識レベルやバイタルサインなど，脳ヘルニア症状に注意してください．収縮期血圧が100〜160mmHgの範囲を逸脱する場合は，リハを中止してください．

Nrs：2時間ごとの体位交換，口腔ケア，吸痰を実施しています．意識レベルはⅢ桁がほとんどで，良い時でⅡ-30と変動があります．

PT：意識レベルはⅢ桁です．四肢の拘縮はありませんが，連合反応も認めません．右肺野の副雑音を聴取しています．左側臥位で呼吸介助を施行しています．

PTとしての発言のポイント →

1. PT評価のまとめ
2. PTプログラムと目標
3. 病態とリスク管理

※他部門と情報を共有する

拘縮やDVTの予防のために，四肢の関節可動域訓練を中心に行っていくのはどうでしょうか？

関節可動域運動は四肢に限らないよ．脊椎も可動域制限を起こしやすいし，嚥下のために，咽頭部や顔面の可動性・柔軟性を維持することはとても大事だよ．
脳室ドレーンが抜去されれば，一般的にはベッドアップといった離床は可能になるけど，それまでの理学療法としては他に何ができるかな？

Q カンファレンスで何を話しますか？

理学療法士として，医師や看護師に伝えるべき専門的な情報というのはどういったものなのですか？

このケースでは，
① リハ中の意識レベル，四肢の動きや，介入内容に対する患者さんの反応
② ドレーンの抜去時期，抜去後に積極的な離床が可能かどうかや，血圧などの実際の離床中止基準
③ 呼吸状態などの合併症のリスク
などがポイントになるね．

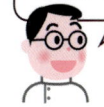

8 理学療法の実施

PTの確認ポイント➡

1. **事前にカルテや看護師から全身状態を確認する**
   来室する前に，病棟でのバイタルサインや血液データなどで炎症反応，血球成分，栄養状態を確認する．in-outで水分バランスをチェックする．血液ガスから酸素や二酸化炭素の蓄積の程度をチェックする．

2. **訪室してモニターや点滴を確認する**
   まずは，心電図モニターや，SpO_2，点滴の種類・量などを確認する．また，ベッド上の患者さんの姿勢を観察し，褥瘡リスクなどを確認する．

3. **バイタルサインと意識レベルを確認する**
   意識レベルでは，閉眼で声かけや軽い刺激でも反応しない場合は，大きな声で名前を呼んだり，痛み刺激を入れたりする．

4. **離床可能か判断し，ベッドアップ座位やリクライニング車椅子座位に進める**
   肺炎予防のためになるべく早期からの離床が必要である．

5. **離床中のリスク管理，関節可動域訓練，電気刺激などを実施する**
   常にバイタルサインを測定し，起立性低血圧がないかを確認する．離床中は，起立性低血圧や急変のリスクに注意する．特にコミュニケーションがとれない場合は，顔色，発汗，呼吸数の変化を見逃さないようにする．

Q 理学療法では何に注意しますか？

渡部さんのリスク管理に注意します．何が必要ですか？

事前のカルテの情報から炎症や栄養の状態を把握して，リハのストレスに耐えられるか考えよう．さらに，点滴のルート（管）や人工呼吸器のチューブなどがあるから，それらが抜管しないように注意が必要だね．理学療法中は，心電図モニターでの不整脈や心拍数，血圧，SpO_2，人工呼吸器の一回換気量などに常に注目しよう．そして，患者さんの表情や汗，末梢循環応答，指示や刺激に対する反応などを総合的に管理しよう．

脳室ドレーンが抜去されているので，とりあえずベッドアップから行いたいのですが……

まずは，挨拶をして，意識レベルの確認が必要だよ．点滴が多く，人工呼吸器が装着されている場合は，1人で実施するより看護師さんと協力して離床を進めたほうが安全だね．

どのように離床を進めたらよいですか？

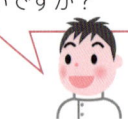

一般的には，「臥位→ベッドアップ→長座位→端座位→立位→車椅子」といった順に少しずつ負荷をかけていくことが大事かな．ただ，今回のように意識レベルが低下した患者さんの場合は，ベッドアップが可能になったら，リクライニング車椅子へ移乗させることで，病室から出るなど，早期に多くの刺激を入れることが可能になるよ．

9 その後の経過

発症10日目に気管切開を施行し，発症14日目から，4人介助の横移動の移乗で，リクライニング車椅子座位を開始した．意識レベルはJCS Ⅱ-30となり，左下肢の足底反射が認められるようになった．発症31日目に人工呼吸器離脱．しかし同日，Dダイマー[*2]182μg/mlと高値を示し，右肺動脈に肺塞栓，右下肢に深部静脈血栓が確認された．ただちに下大静脈フィルターを留置し，ヘパリンを投与した結果，血栓は消失した．この期間は，血栓がとばないように車椅子座位や右下肢の関節可動域訓練は中止し，ギャッチアップ座位までとなった．その後，脳浮腫が落ち着いたため，頭蓋形成術を実施した．

意識レベルは，呼吸器離脱後Ⅱ桁からⅠ桁に改善．四肢の筋緊張は弛緩から徐々に亢進し，左上下肢の自動運動がみられるようになった．ただし，従命は困難であり，右上下肢の随意運動はほとんどみられなかった．発症60日目には，リハ室にて立位訓練を実施し，軽介助下で立位保持できるようになり，近医の回復期リハ病院に転院となった．

[*2] Dダイマー：形成された血栓が溶解される一連の流れに関連するバイオマーカー．高値だと，DVTやDIC（播種性血管内凝固症候群）などが疑われる．

10 ケースのまとめ

Q このケースのポイントはどこだったかな？

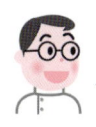

— 渡部さんを担当してみてどうだった？

— いろいろな点滴が入っていたり，人工呼吸器を装着していたりする患者さんをみることは学校では絶対に体験できないことなので，とても緊張しましたが，勉強になりました．

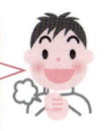

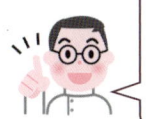

— そうだよね．急性期では，病態の治療を妨げずに，いかに機能や能力を低下させたり，合併症を起こさせたりしないかがポイントだよ．そのためにも，病態や治療についての知識が必要だし，何より医師や看護師との連携が非常に重要だよ．

— はい．SAH後のドレーン管理，スパズムへの注意など，自分の知識不足が患者さんの直接的なリスクになりかねないと強く感じました．

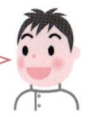

11 本ケースで学ぶ重要ポイント

1. 重度のSAH患者に対する急性期のリハの流れを理解する．
2. 全身状態を確認しながらできるだけ早期に離床を図り，臥床に伴うさまざまな身体機能の低下を防ぐことの重要性を学ぶ．

（久保田雅史，五十嵐千秋）

PT実習編③／回復期
脳梗塞により中等度片麻痺を呈した50代男性

キーワード 中大脳動脈閉塞, 歩行自立, 下肢装具, 職場復帰

佐藤さんは56歳の男性です. 右中大脳動脈閉塞を発症し, 左片麻痺となり, 急性期病院での1カ月間のリハ後, さらなるリハを行うために回復期リハ病棟のある当院に転院されてきました.

理学療法の流れ

1 情報収集

一般的情報:
50代, 男性
主訴:手足が動かない
Hope:屋外歩行の自立
　　　職場復帰をしたい

医学的情報:
診断:脳塞栓, 右中大脳動脈閉塞, 左片麻痺
合併症:高血圧, 高脂血症
既往歴:4年前に狭心症

社会的情報:
職業:会社員(事務職)
家族構成:妻, 長男, 長女の4人暮らし
家屋状況:2階建ての持家(居室2階, 布団)
キーパーソン:妻

画像所見:
MRIのT2強調画像にて, 右頭頂葉から側頭葉の広範囲にかけて高信号域を認める.

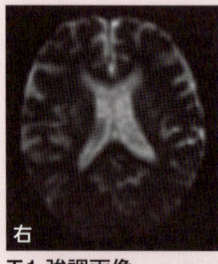

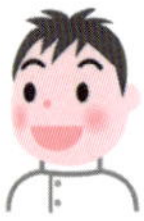

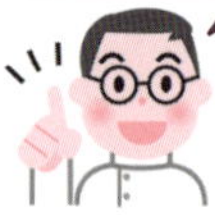

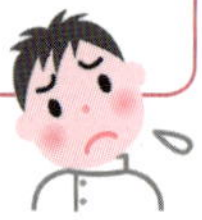

T1強調画像 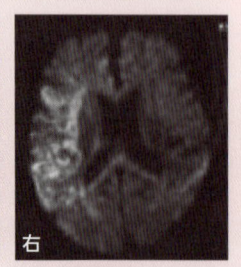　　T2強調画像

Q 患者情報から何を読み取りますか?

片麻痺の比較的若い男性ですね.

年齢が若いことを考えると, 復職できるかは大きな問題になるよね.
マンパワーはどうか, 家屋環境など社会的情報を確認してみよう!

大きな血管の閉塞だから, 症状は重そうです. 下肢の麻痺も強くて, 歩行獲得は難しいのでしょうか……

教科書で中大脳動脈閉塞の症状を見直してみよう!
1. 麻痺は「下肢より上肢に強い」だよ.
2. 大きな血管閉塞だから, 心疾患や血圧の問題が考えられるよ. 歩行練習などではバイタルサインに注意が必要だね. 合併症や既往歴を確認してみよう.

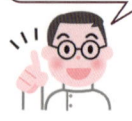

2 医師のリハビリテーション処方

PT処方：関節可動域訓練，神経筋再教育，基本動作訓練，歩行訓練，装具検討

リスク管理：拡張期血圧120mmHg以上，収縮期血圧200mmHg以上の場合は，訓練を中止する．

入院期間：3カ月（予定）

> **確認ポイント →**
> 主治医が考える目標は？
> 入院期間はどのくらいか？

Q 処方内容のどこに注目しますか？

> 屋外歩行修正自立が目標ですね．歩行の予後はよいのですね．

> 下肢の機能予後は比較的良好，上肢の機能予後は不良であるといわれているよ．

3 理学療法評価

■ 佐藤さんがリハ室に来室されました

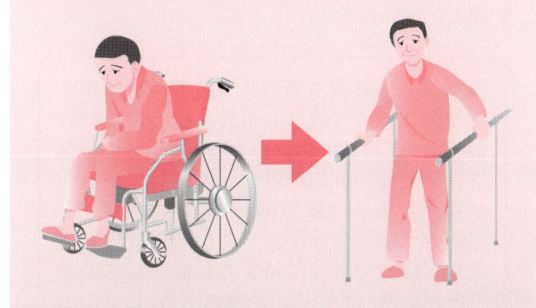

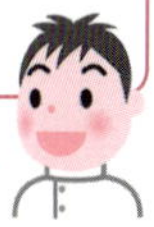

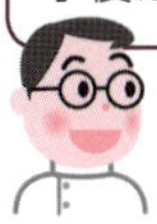

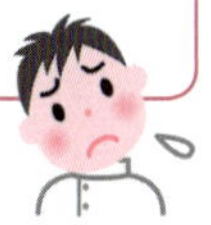

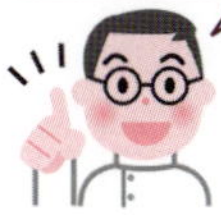

> **確認ポイント →**
> 目的とした動作ができるか，できないかを確認しましょう．

Q どの評価から行いますか？

> まずは，バイタルサインかな．その後，Brunnstrom stageでROMかな．

> バイタルサインのチェックは大事だね！バイタルが安定していたら，まずは動作能力を確認しよう．

■ 評価（動作能力）の結果

- 寝返り，座位：自立
- 起き上がり，立ち上がり，移乗：修正自立
- 立位姿勢：上肢支持にて修正自立．重心は右へ偏位．左膝軽度屈曲位．
- 歩行（平行棒内）：
  中等度介助レベル．左立脚期に左膝折れを認め，介助を要する．左遊脚期には左足関節が尖足となり，振り出し困難である．数分の立位で，疲労のために体幹が徐々に前傾姿勢となる．

Q 次に，どの評価を行いますか？

> やっぱりベッド上で，Brunnstrom stageとROMが必要ですよね．

> それも大事だけれど，たくさんの評価が必要になってしまうよね．まずは，動作観察から予想される問題点を考えて，その問題点に対する評価をしてみよう！

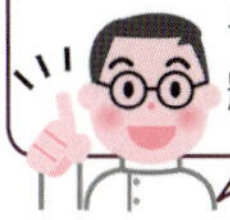

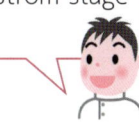

III．応用力をつけよう！

■ 予想される問題点と評価

予想される問題点	問題点に対する評価法
麻痺側下肢の随意性・支持性低下	Brunnstrom stage，筋緊張評価，姿勢・歩行分析など
非麻痺側下肢・体幹の筋力や機能低下	筋力評価（MMT など），体幹機能検査など
バランス能力低下	バランス評価（Berg Balance Scale など）

■ 理学療法評価の結果

- 左下肢 Brunnstrom stage：Ⅲ
- 左下肢筋緊張（立位）：
  大殿筋・大腿四頭筋・前脛骨筋 低下
  下腿三頭筋 亢進
- 筋力：右下肢 MMT5，体幹 4
- 立位バランス評価：
  左方向への外乱刺激を加えると，体幹の立ち直りがなく，左へ姿勢を崩しやすい．

④ 問題点の抽出

① 麻痺側随意性低下
② 筋緊張異常
③ 姿勢反応低下
④ バランス能力低下
⑤ 持久力低下
⑥ 歩行困難
⑦ 日常生活自立困難
⑧ 職場復帰困難

Q 評価結果からどのように解釈しますか？

佐藤さんは，麻痺は中等度で，立位時には底屈筋の緊張が上がるんですね．それから麻痺側へのバランスが低下していて，歩行には介助が必要です．

そうだね．結果の解釈では，それぞれの結果との関係性を考えてみよう．

歩行は，麻痺側である左下肢では身体が支持できず，振り出しも困難ということがわかるね．これは他の評価から，左下肢の随意性低下と姿勢反応の減少が関係していそうだね．左下肢の振り出しができないのも，随意性や筋緊張が関係している可能性があるね．疲れやすく，持久力も低下していることが影響している可能性もあるね．

Q 問題点をあげてみましょう

歩行ができない．
あっ，これは問題だ！

確かに，歩行ができないのは問題かもしれないけれど，なぜ歩行ができないことが問題なのかを考えよう！
たとえば，
「屋外歩行が自立すれば職場復帰できる．職場までの歩行距離 1km を歩くためのバランスや持久力が必要．→ バランス能力や持久力がないのは問題だ！」
という感じでね．

5 目標設定（短期・長期）

短期目標
リハ室4点杖歩行監視レベル

長期目標
屋外T字杖歩行自立

> **確認ポイント →**
> 短期目標：入院中の最初の到達目標
> 長期目標：退院後の生活目標

6 訓練プログラムの立案

プログラム	問題点との対応
神経筋再教育	①，②，③，④
立ち上がり訓練	①，②，④，⑤，⑥
バランス訓練	①，②，③，④
歩行訓練	⑤，⑥，⑦，⑧

7 リハカンファレンス

Dr：入院期間は3カ月を予定しており，屋外歩行の自立，退院後の職場復帰を目指したいところですね．初期評価から考えてどうですか？
PT：現在，歩行は膝折れと振り出し困難で中等度介助を要していますが，自立を目指します．装具作成も検討したいです．
OT：麻痺側上肢は補助手レベルまでで，職場で使用するのは難しいと考えます．
Nrs：病棟では，リハへの意欲と職場復帰をしたいということをよく話しています．
ST：軽度の注意障害がありますが，復職には問題のないレベルです．
MSW：以前の仕事内容は事務職でした．通勤時間は，電車で30分程度のようです．

> **PTとしての発言のポイント →**
> 1. PT評価のまとめ
> 2. PT訓練の目標
> 3. 経過のなかで問題になりそうなこと（たとえば，装具や家屋のこと）
> 4. 他部門への質問と情報共有

Q どのような目標設定ができますか？

「やっぱり歩行自立ですよね！」

「歩行自立は，重要な目標だね．短期では，最初の到達目標として4点杖歩行監視レベルを，長期では，退院後の生活目標として屋外T字杖歩行自立を考えているよ．」

Q 訓練プログラムを考えてみましょう

「運動麻痺は問題なので，随意性を回復する訓練を中心に行っていくのはどうでしょうか．」

「退院時の目標は歩行獲得だよね．歩行ができない原因は随意性だけじゃなくて複合的な問題だね．機能訓練とともに，動作訓練も重要だよ．」

Q カンファレンスで何を話しますか？

「情報の共有とチームとしての目標を決めるんですよね．だけど，PTとして，何を話せばいいんだろう……」

「この症例で大事なのは，以下の点かな．
1. 歩行がなぜ困難なのかをわかりやすく説明する．
2. 歩行能力がどこまで可能と考えているのかを明らかにする．
3. 装具や家屋環境など，必要になりそうな点について，意見を共有する．
特に装具作成は，医師の処方や経済的問題があるから，他職種との意見交換は重要だね．」

カンファレンスのまとめ
- チームとして，最終的に屋外歩行の自立から復職を目指す．
- 職場復帰には，通勤するための歩行能力が問題となる．
- 職業上必要な動作を確認し，想定した訓練，環境調整，代償手段の検討が今後必要である．

> カンファレンスから，全体の統一した目標がみえてきたね．そのなかでPTに必要な役割は，立位の安定や歩行の獲得，装具の検討，職場復帰のための応用動作の獲得，家屋環境の調整だね．

> 他職種の意見も聞いて，患者さんの退院後の生活がなんとなくイメージできました！

8 訓練の実施

PT訓練のポイント →

1. **リスク管理**
   合併症や状態に合わせて運動負荷を設定する．
2. **練習時間の管理**
   限られた時間で，プログラムの優先順位を考える．
3. **目標を明確にした内容の実施**
   最終目標を見据えた訓練の実施．能力に合わせた難易度設定．

■ 屋外歩行・公共交通機関の利用

確認ポイント

屋外歩行や公共交通機関の利用に必要な要素を抽出し，「能力」と「環境」の側面から足りない部分を評価する．

1. **能力**
   歩行の速度・安定性・耐久性，段差や階段の昇降，周囲への注意配分，金銭管理など
2. **環境**
   通勤手段（徒歩・バス・電車・タクシー），所要時間，段差，坂道，横断歩道の距離，砂利道などの不整地，手すりの有無，エレベータやエスカレータの有無，混雑状況，介助者の有無，介助サービス利用など

Q 訓練では何に注意しますか？

> ついに，訓練開始．緊張するな…．何から始めたらいいんだろう．

> 職場復帰を達成するには，屋外歩行をするだけのバランス能力と歩行距離の獲得が必要だね．
> それに持久力の向上が大切だよね．
> ただ持久力向上を視野に入れた訓練が必要だけど，既往歴に狭心症があるから，運動負荷のリスク管理が必要だよ．
> では，始めてみよう．

Q 屋外歩行や公共交通機関の利用には，どのような評価が必要ですか？

> だいぶ歩行の安定性と耐久性が向上してきたね．そろそろ，退院後を見据えた屋外歩行や公共交通機関の利用について評価して，訓練を追加していく必要があるよ．

> 屋外では，不整地上でのバランス評価と，階段と，……．たくさんありそうです．佐藤さんは職場復帰を希望されているので，職場までの移動を考えないといけないですね．

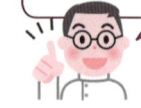

その通りだね！　まずは，実際に職場までの移動環境などを聴取してみよう．それに必要な要素を考えて，何が獲得できれば通勤を実現できるのかを評価して，訓練を計画・実施していこう！

9 その後の経過

開始後2週間で，歩行が4点杖と仮の短下肢装具を使用して見守りで可能となったが，運動量が増えていくにつれて左足の尖足によるバランス低下が問題となったため，佐藤さんの状態に合わせた装具を作成した．装具作成後，病棟での歩行訓練を実施し，早期から院内歩行自立させ，歩行距離の延長を図った．その後，屋外歩行がT字杖と短下肢装具を使用して見守りで可能となったため，通勤の自立を目指し，バスや電車の利用練習も行った．家屋評価を行い，階段に手すりをつけるなどの環境調整をした後，自宅退院し，徐々に職場復帰をすることができた．

10 ケースのまとめ

Q このケースのポイントはどこだったかな？

佐藤さんを担当してみてどうだった？

屋外歩行や職場復帰に向けたリハについては学校であまりやらなかったので，とても勉強になりました．

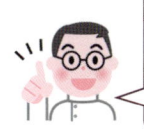

そうだよね．まずは，学校で習ったような機能的な評価をしっかりできることが大切だけど，実際の臨床では，より具体的に目標を考えて評価や問題点に優先順位をつけることが大切なんだ．患者さんに接する時間は限られているからね．

はい．評価の時点から，患者さん一人ひとりの生活背景や目標に合わせた理学療法の組み立てが大事なんですね．

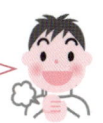

11 本ケースで学ぶ重要ポイント

1. 回復期での中等度片麻痺患者の歩行能力獲得の流れを理解する．
2. 職場復帰や公共交通機関の利用など，活動度が高い生活を見据えたリハを理解する．

（山口智史，髙橋容子）

PT実習編④／回復期
運動失調を呈し立位に介助を要する脳出血症例

キーワード　小脳出血，運動失調，バランス機能，体幹動揺，運動学習

長谷川さんは63歳の男性です．突然の頭痛，めまい，嘔吐により救急車で急性期病院に搬送され，小脳出血と診断されました．急性期病院では保存的治療が実施され，2週間後に回復期病院である当院にリハ目的で転院してきました．前院では，主に起き上がりや座位訓練が実施され，立位保持や歩行訓練はほとんど実施されていませんでした．

理学療法の流れ

1 情報収集

一般的情報：
60代，男性
主訴：立つとふらつく
Hope：安全に歩けるようになりたい
Needs：立位レベルのADL修正自立

医学的情報：
診断：右側小脳出血
合併症：高血圧
　　　　糖尿病（5年前より内服加療中）

社会的情報：
職業：無職
趣味：釣り
家族構成：妻との2人暮らし
家屋状況：2階建ての持家（居室2階，トイレ手すりなし，お風呂手すりあり）
キーパーソン：妻（65歳）
　　　　　　　近所に住む長男家族

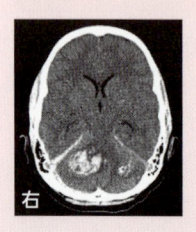

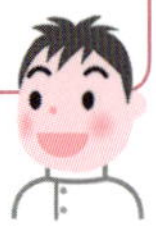

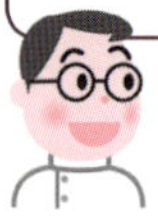

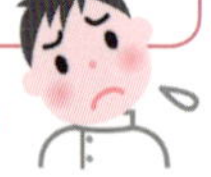

画像所見：
CT画像にて，右小脳半球および虫部に高吸収域を認める．

Q 患者情報から何を読み取りますか？

小脳失調によって，安定した立位姿勢をとることが難しいようです．

そのようですね．今後，立位レベルでの生活が可能になるかどうかは重要になりますね．奥さんとの2人暮らしなので，介助量が多いと大変です．マンパワーや社会資源など，社会的環境も考えてみましょう．また，家屋の評価も重要です．

小脳出血だと，失調の他に運動麻痺も生じるのでしょうか……

教科書で小脳出血の症状を見直してみましょう．「小脳出血では，基本的に運動麻痺は生じない」とありますね．ただし，脳幹が圧迫されることによって錐体路障害が生じる場合があります．CT画像で，どの部位が障害されているのか，確認してみましょう！

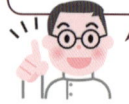

小脳の部位別役割 →

1. 古小脳（片葉小節葉）
   身体平衡と眼球運動
2. 旧小脳（虫部・小脳半球中間部）
   体幹（虫部）と四肢遠位（小脳半球中間部）の運動制御
3. 新小脳（小脳半球側面部）
   運動プランニングと感覚統合

② 医師のリハビリテーション処方

PT処方：協調運動訓練，バランス訓練，基本動作訓練，歩行訓練
リスク管理：めまい・嘔吐がある場合は訓練を中止する．転倒に注意する．
入院期間：3カ月での自宅退院を目標とする．

確認ポイント →

- 主治医が考える目標は？
- 入院期間はどのくらいか？
- 糖尿病の影響は？
  （合併症，低血糖，投薬状況の確認）
  ⇒低血糖の症状には，あくびや冷や汗の他に「めまい」があります．小脳出血によるものか，低血糖によるものか，注意が必要です．

注意ポイント →

- めまいの訴えを確認する
  ⇒小脳出血では浮動性めまいが多いです．
- 脳画像から症状を推察する
  ⇒嘔吐中枢は脳幹にあります．出血部位が脳幹部を圧迫しているかどうか，確認が必要です．

CT画像を確認しました．右小脳半球と虫部が障害されていると考えました．

その通り！　つまり，「体幹失調があるかもしれない」と考えられますね．体幹失調の患者さんの場合，座位や立位で大きくバランスを崩す可能性があるので，転倒に注意が必要です．

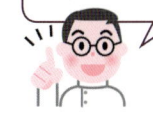

Q 処方内容のどこに注目しますか？

主に失調症状に対しての処方が出されています．立位訓練はまだ実施されていなさそうです．

たしかに，立位では制御する関節が多いので，まだ動作レベルとしては難しい可能性があります．リハ開始時には転倒に気を付けましょう．

他には，リスク管理で，めまいと嘔吐があげられていて心配です……

小脳出血の場合，発症後しばらくはめまいや嘔吐が残存していることがあります．なぜ，めまいや嘔気が生じるのか，理解したうえで注意して対応しましょう！

3 理学療法評価

■長谷川さんが車椅子座位にて，リハ室に来室されました．

確認ポイント →
座位・立位バランスがどの程度なのかを確認しましょう．

■動作観察評価の結果

- 車椅子座位：
  座位保持可能．背もたれに寄りかかっており，仙骨座りのため車椅子から滑り落ちそう．
- 車椅子駆動：
  駆動可能．ハンドリムを把持しようとすると，右手は大きく外れてしまう．
- 端座位：
  座位保持可能．円背姿勢．外乱刺激では，全方向にバランス不良．
- 長座位：
  座位保持可能．円背姿勢．外乱刺激では，後方にバランス不良．
- 立ち上がり・座り：
  中等度介助にて可能．臀部離床時に後方に重心が偏位し，バランスを崩してしまう．着座時には，後方に勢いがついてしまう．
- 立位：
  上肢支持により保持可能．支持なしでは保持困難．ワイドベースとなり右肩が外転する．

確認ポイント →
まずは，動作時の失調症状や協調運動障害を確認しましょう．その後，検査で四肢・体幹の失調の程度やバランス機能を確かめましょう．

Q どの評価から行いますか？

小脳疾患なので，失調検査を行って，失調の程度を知りたいです．

リスク管理のためにも，まずはバイタルチェックをしましょう．また，事前情報からバランスが悪いことが読み取れるので，安全に介入するためにも，座位の安定性に関する評価も行いましょう．

Q 次に，どの評価を行いますか？

次こそは，上肢・下肢・体幹の失調検査でしょうか？

全身の失調検査を行うと，長谷川さんは疲れてしまいますよ．動作の観察をしっかりすることで，動作のなかから失調症状や協調運動障害がみえてくることがあります．部位ごとの失調検査は，その後で行いましょう．

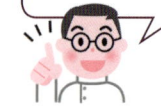

Q 動作の観察から何が読み取れますか？

座位は，外乱がなければ安定しているようです．立ち上がりでは，重心が後方に移動してしまい，介助が必要です．立位は，バランスが悪く，転倒のリスクが高そうです．それから，四肢と体幹の失調がありそうです．車椅子操作の動作から，測定障害や協調運動障害の可能性も考えられます．

いいと思います．では，動作から予想される問題点と，それらに対する評価を考えてみましょう！

■ 動作から予測される問題点と評価

予測される問題点	問題点に対する評価法
四肢・体幹の失調	運動失調検査
協調運動障害	協調運動障害検査 基本動作分析，姿勢分析など（All-four, kneeling など） ロンベルグ検査，感覚検査（深部感覚性の失調との判別）
バランス能力低下（平衡機能障害）	バランス評価（Berg Balance Scale, Functional Reach Test, Mann test，閉眼立位，片脚立位など）
筋トーヌス低下	筋緊張検査，姿勢分析など
廃用症候群（筋力・ROM 低下）	MMT，ROM-t
基本動作・ADL 動作能力低下	基本動作分析，ADL 評価

> **応用ポイント →**
>
> 総合的に運動失調症を評価するには，ICARS（International Cooperative Ataxia Rating Scale）や SARA（scale for the assessment and rating of ataxia）といった国際的な評価法があります．これらを利用することによって，総合点として臨床経過を追うことができます．

■ 理学療法評価の結果

- **立位バランス検査：**
  ロンベルグ徴候陰性．マン肢位保持困難．ステッピング困難．下肢を振り出すと体幹が大きく動揺する．
- **平行棒内歩行：**
  歩幅は安定せず，ワイドベース．体幹動揺が大きい．右上肢は平行棒の把持が困難．
- **ROM-t：**正常
- **MMT：**
  体幹，右上下肢は失調の影響あり．代償出現し，テスト動作不可．
- **筋トーヌス：**
  四肢・体幹 低緊張
- **鼻指鼻試験：**
  右上肢 企図振戦・測定過大
- **踵膝試験：**
  右下肢 測定過大．踵が何度も外れる．
- **膝打ち試験：**
  協調運動障害．右上肢で打つ場所が不定．
- **foot pat test：**
  右下肢 協調運動障害

Q 評価結果からどのように解釈しますか？

筋力の影響を考えて MMT を測定しましたが，計測がうまく行えず，体幹筋力低下と体幹失調の判別が難しいです……

一般的に，小脳出血では，筋トーヌス低下は生じたとしても筋力低下は生じません．ただし，廃用症候群により，二次的に筋力低下が生じる可能性はあります．長谷川さんは，発症からの期間を考慮すると，体幹失調の可能性が高いですね．

4 問題点の抽出

① 四肢失調
② 体幹失調
③ 協調運動障害
④ 立位バランス能力低下
⑤ めまい・眼振
⑥ 立位レベルの ADL 能力低下
　（トイレ動作，入浴動作，更衣動作）
⑦ 基本動作能力低下
⑧ 歩行能力低下
⑨ 趣味活動の制約
⑩ 社会活動の制約（近所付き合い）
⑪ 立位・転倒に対する恐怖心

5 目標設定（短期・長期）

短期目標（2 週間）
上肢支持での立位保持の修正自立
トランスファー監視レベル

長期目標（3 カ月）
屋内伝い歩き監視レベル
歩行器を使用しての屋外歩行軽介助レベル

6 訓練プログラムの立案

プログラム	問題点との対応
バランス練習［座位・立位］（四肢や体幹の位置によって，重心がどのように動いていくのかをフィードバックする）	②，④，⑥，⑦，⑧，⑨，⑪
体幹支持性向上練習（四つ這いなど，難易度を調節しながら実施する）	②，⑤，⑥，⑦，⑧，⑪
協調性訓練［体幹・下肢］（動作を分割し，フィードバックを入れながら実施する）	①，②，③，④，⑥，⑦，⑧，⑪
基本動作練習（環境設定を統一して行う）	①，②，③，④，⑤，⑥，⑦，⑧，⑪

Q 問題点の抽出では，何が重要と考えましたか？

動作の獲得を阻害するので，失調や協調運動の低下による立位バランスの低下が重要だと考えました．

その通り！　疾患による症状と能力の関連，さらに ADL を再獲得するための問題点を把握することが重要です．
次は，具体的な目標を決めていきましょう！

Q どのような目標設定ができますか？

体幹失調の影響もあり，屋外歩行の自立は難しいように思います……

体幹安定性の獲得が重要な"鍵"になりそうですね．虫部が障害されていますが，これは皮質の部分で代償できる可能性があります．私も目標として，屋内伝い歩き監視レベルを考えています．

Q 訓練プログラムを考えてみましょう

運動失調に対する治療として，重錘負荷，PNF，Frenkel 体操，振動刺激，弾性包帯による緊迫法などが教科書には示されていますが，どれがよいのかよくわかりません．

「失調だからこれをやらなくてはいけない！」ということはありません．アプローチしたいのは，小脳の運動調節にかかわるフィードバック機構とフィードフォワード機構を，難易度を調節しながら強化することです．どうやったら長谷川さんが，安定する姿勢から不安定な状態へ姿勢が変わるなかで学習していけるのか，考えてみましょう！

7 リハカンファレンス

Dr：長谷川さんは，奥さんの介助を必要としますが，自宅復帰の予定です．立位レベルのADL能力が必要になりますが，介助量はどの程度軽減できそうですか？

PT：座位は入院時より安定してきていますが，体幹と四肢の失調があり，立ち上がりや立位が後方に不安定で，中等度介助を要します．体幹の安定性を向上させ，トランスファー軽介助を目指します．体幹支持性が向上してくれば，立位レベルの動作はかなり介助量が軽減されると考えています．

OT：右上肢の企図振戦があり，右上肢の目的動作は困難です．また，体幹失調のため，上肢を動かすと座位バランスが保てません．座位は可能ですが，食事や更衣動作の安定性のために体幹安定性が必要です．シーティングを行うことでかなり改善しそうです．

Nrs：疲労しやすく，めまいもあるためか，病棟ではベッド上で臥床していることが多くなっています．トランスファーやトイレ動作は重介助です．食事には時間がかかっています．

ST：軽度の構音障害はありますが，発話速度を下げて，リズムをとることができれば明瞭度が増します．嚥下に関しては，一回摂取量を減らして，飲み込むタイミングを練習しています．

MSW：自宅退院の強い希望がありますが，マンパワーは現実的には奥さんのみになります．介護保険を申請し，介護度によってデイサービスや通所リハの利用も検討できると思います．

PTとしての発言のポイント →

1. PT評価のまとめ
2. PT訓練の目標
3. 立位安定性に向けての見通し
※病棟・他部署での活動性について聞く

Q カンファレンスで何を話しますか？

- 他職種の先生方に，長谷川さんの状態をどう説明したらよいのでしょうか……

- カンファレンスでは，PT評価をふまえて，今後の方針と，立位や歩行がどの程度まで獲得できると考えているのかを伝える必要があります．

- 長谷川さんと会話をした時に，少し言語障害があるように思いました．その対応について聞いてみたいです．

- 小脳出血では，ペーシングの障害やプロソディー障害といって，発話のリズムが崩れたり，声の高さ・大きさが不安定になったりする，失調性構音障害が生じることがあります．また，飲み込みのタイミングのズレによって嚥下障害が出現することもあります．STにその対応を聞いてみましょう！

カンファレンスのまとめ

- 自宅復帰が目標であるため，立位レベルでの安定した ADL の獲得を目指す．
- 座位が不安定で，病棟での介助量も多くなっているため，まずは食事や移乗などの ADL の介助量軽減が目標となる．
- PT としては，立位レベルでの動作の安定化を図り，介助量軽減を目指す．
- 退院後は奥さんとの 2 人暮らしになるため，環境設定や介護サービスの利用を検討していく．

8 訓練の実施

確認ポイント →

1. **リスク管理**
   体幹と四肢の失調を合併していて，転倒のリスクが高いため，どの方向に倒れたとしてもすぐに介助ができるように注意する．
2. **運動課題の難易度の設定**
   協調運動障害や失調症状が著明にならない範囲の実施しやすい課題から設定し，徐々に難易度を上げていく．
3. **運動のフィードバック**
   小脳は運動制御にかかわるため，運動学習を進めることがポイントとなる．運動反復だけでなく，適切なフィードバックを提供することが大切である．

訓練の難易度設定のポイント →

	安定（難易度低）		不安定（難易度高）
基底面	広い	→	狭い
視覚情報	開眼	→	閉眼
重心位置	低い	→	高い
運動速度	遅い	→	早い

Q 訓練では何に注意しますか？

失調があるので，転倒に注意したいと思います．

転倒のリスク管理は重要ですね．そのためにも，運動課題の難易度設定には配慮が必要です．

なるほど．最初は，支持基底面が広い座位や四つ這いなどから実施してみます．

Q 歩行能力の獲得に補装具は必要ですか？

下肢の支持性があり，膝折れなどもないので，下肢装具は必要ないと思います．T字杖はあってもいいと思いますが，どうでしょうか……

そうですね．ただ，T字杖は支持基底面が狭いので，ピックアップ型歩行器のほうが安定して立位・歩行訓練ができると思いますよ．

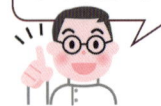

なるほど．長谷川さんは，上肢の運動麻痺もないので，両手でピックアップ型歩行器が使えますね．立位での安定性が向上しそうです．

9 その後の経過

リハ開始後,「座位→四つ這い→膝立ち」というように段階付けてバランス訓練を実施することで,徐々に重心移動の学習が進み,体幹の安定性が向上していった.それに伴い,座位での四肢失調は軽減し,立位も安定してきたため,4点杖を使用した歩行練習を開始したが,上下肢の失調が増大した.そのため,再度,平行棒内でのステッピングや振り出しの練習を,動作を分割して実施した.その後,ピックアップ型歩行器を使用することで歩行が安定してきたため,病棟での歩行練習を開始し,最終的に監視レベルでの歩行器による歩行を獲得した.自宅退院に向けて家屋評価を行い,手すりの設置をはじめとした住宅改修や環境設定の後,歩行は屋内伝い歩きレベル,ADLは監視レベルから修正自立レベルでの自宅退院となった.

10 ケースのまとめ

Q このケースのポイントはどこだったかな?

長谷川さんを担当してどうでしたか?

失調のある患者さんに対する評価や介助が初めてだったので,難しかったです.特に,立位時にどの方向に倒れそうになるのかを予測するのが大変でした.失調検査は学校でも習っていましたが,結果の解釈など,とても勉強になりました.

11 本ケースで学ぶ重要ポイント

1. 小脳出血による体幹・四肢失調の病態と,評価のポイントを理解する.
2. 失調により立位バランスが低下した症例において,訓練課題の難易度を工夫することとフィードバックを効果的に実施することの重要性を知る.

(鈴木里砂)

PT実習編⑤／維持期
発症後10年が経過した脳梗塞症例

キーワード 活動性，生活習慣，廃用症候群，寝たきり，通所リハビリテーション（デイケア）

田邊さんは80歳の男性です．10年前に脳梗塞で右片麻痺となり，現在は自宅近くのデイケアに週2回通っています．4点杖を使用して，見守り歩行が可能でしたが，2，3カ月前に風邪をひいてから歩行能力が落ちています．介護士からも「以前は自分で送迎車に乗り込んでいたが，介助が必要になった」との報告を受けています．

理学療法の流れ

1 情報収集

一般的情報：
80代，男性
主訴：右手がうまく動かない
Hope：もっとスムーズに歩けるようになりたい

医学的情報：
診断：脳梗塞

社会的情報：
職業：無職（元市議会議員）
家族構成：妻（同居），娘家族（県外在住）
家屋状況：持家（平屋）
キーパーソン：妻（78歳．変形性膝関節症で右膝を手術している）

確認ポイント→
生活期での問題を把握するためには，本人，ご家族，ケアマネジャー，看護師，ホームヘルパーなど，自宅での生活をよく知る方からの情報収集が重要になる．

Q 患者情報から何を読み取りますか？

片麻痺での生活が長い，ご高齢の男性ですね．田邊さんは，麻痺手が動かず，歩行能力も落ちてきているようなので，とりあえず麻痺手へのリハと歩行距離の延長がリハの目標になるでしょうか……

"とりあえず"は正直だけど，思考過程としてはよくないですね．あげてくれた問題点は表面的なものなので，もっと根本的な視点から問題を捉えていきましょう．

Q この時期の脳卒中の患者さんにとって特に重要なことは何ですか？

脳卒中による運動障害を改善させることではないでしょうか？

それだけでは不十分，むしろ不正解です．たとえば，田邊さんの主訴は「右手がうまく動かない」だけど，本当にこれを田邊さんの主要な問題としてよいのだろうか？　それに，歩行能力の低下が，なぜいまになって顕在化したのかな？　発症後10年が経過した田邊さんには何が重要だろう？

えーっと，きちんと生活できること…ですか？

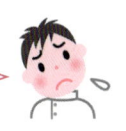

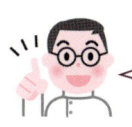

そうですね．「生活」という言葉は何気ない日常を示すものではありますが，脳卒中の患者さんにとっては特に重要な課題です．患者さんが退院して自宅に戻ってからの時期を「生活期」と呼ぶこともあります．つまりこの時期のリハでは，「生活習慣」の視点が重要になります．

② 医師のリハビリテーション処方

PT処方：歩行練習
目標：歩行能力の維持

確認ポイント →

- 生活期では，医療保険から介護保険に移行して，初めて担当医が処方箋を書くことがあるため，入院患者のように，カルテ情報やリハ処方が詳細に記載されていないことが多い．
- リハ目標の決定のために，サービス開始前・開始後に定期的にサービス担当者会議が開催され，話し合いをもとにリハの内容を含めたケアプランが作成される．

Q 処方内容のどこに注目しますか？

目標は「歩行能力の維持」で，リスク管理に関しては指示がないので，「一般的なリスク管理を行ったうえで，歩行練習をしてよい」という解釈をしました．どうでしょうか……

そうですね．いいと思いますよ．生活期では，リハの詳細な方向性は，すべてが処方箋で決まるわけではなく，ご本人，ご家族，医師，ケアマネジャー，セラピスト，看護師などと定期的に会議を開催して決定していきます．その会議を「サービス担当者会議」といいます．

生活期のリハでは，病院でのリハとは異なる意識が必要なのですね．サービス担当者会議というのは初めて聞きました．

サービス担当者会議では，担当セラピストして積極的に意見を述べて，また質問もして，リハの方針を集約していきましょうね．

また1つ重要なことですが，田邊さんのように発症して10年が経過したような利用者さんの場合，全く医学的情報が入ってこないことがあります．そんな時はどうしますか？

今ある資料で，できる限り情報を集めます．でも…，以前の病院実習の時と比べて，とても少ない気がします．田邊さんの麻痺が左右どちらなのかについても，書類には書かれていませんでした……

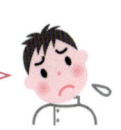

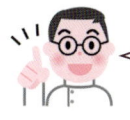

生活期で医学的情報を得るためには，PT自身がきちんと責任をもって，収集する努力を怠らないことが重要です．収集のためには，次頁の「生活期での医学的情報収集のチェックポイント」を参考にしてください．

Ⅲ．応用力をつけよう！

生活期での医学的情報収集のチェックポイント ➡

1. 主治医意見書，退院時サマリ，看護サマリを確認する
断片的に情報が分散していることもありますが，少しずつまとめていくことが必要です．

2. 前入院先に問い合わせて，郵送で送ってもらう（画像データなど）
利用者さん自身に問い合わせてもらったり，施設を通して依頼したりすれば，貸し出してくれることがあります．

3. 飲んでいる薬剤を確認する
薬剤の情報には，医師の治療方針がつまっています．また，血圧や心疾患などの薬剤から，疾患の重症度も理解できます．最近は「お薬手帳」などもあります．許可を得てコピーし，保存しておくとよいでしょう．

③ 理学療法評価

確認ポイント ➡

生活期のリハでは，
1. 活動性（日常的な運動量）の確保
2. 生活習慣の管理

が重要な視点になる．

Q 生活期のリハでは，どのような視点で評価を始めますか？

発症から10年が経過していると，身体機能や動作能力が固定されていますよ．そう考えると，いまの生活をどう過ごしているでしょうか．「活動性（日常的な運動量）の確保」と「生活習慣の管理」の2つの視点が重要ですよ．

活動性と生活習慣の視点で，主要な評価をするということですか？　えーっと，そういう評価表は習ったことがないです……

活動性は，運動量に置き換えることができますよ．つまり，田邊さんが，日常生活のなかでどのくらい運動量を確保できているのかを評価すればいいですね．生活習慣は，やはり情報収集が重要になります．その他にも，各自治体が取り組んでいる生活状況の評価や，一般的なQOL評価表も参考になります．

一般的な評価項目は，急性期や回復期と全く同じです．ここでは，生活期特有の評価項目として，必要な活動性と生活状況の評価について，考えていきましょう．

活動量の評価は，「運動量」を測ればよいのですか？　でも，1日の運動量って，どうやって測ったらよいのでしょうか？　田邊さんの家まで行って1日付き添うのも無理だし，日によって違うかもしれないし……

活動量の評価は，生活状況の把握と同時に進めます．まずは，田邊さんの生活スタイルを把握しましょう．活動量を客観的に計測する方法としては，腕時計型の心拍計を使うのがお勧めです．1日の脈拍を継時的に計測・記録できるものが市販されています．

生活スタイルを把握する手順 →

1. 起床時間と就寝時間を聴取する
2. 食事（朝・昼・晩）の時間を聴取する
3. 入浴の時間を聴取する
4. 上記の1～3を軸に，運動量にかかわるイベントを聴取する

■ 評価結果（活動量，生活習慣にかかわる事項のみ．運動機能評価は除く）：

運動強度（% HRR）：＞40％：0分/総起床時間，＞30％：10分/総起床時間
生活状況調査：起床時間が遅く，1日2食の時もある．間食が多く，特に夜遅くに食べることがある．運動は夕食前の散歩のみ．ほとんどの時間を，座ってテレビを見て過ごしている．毎月の体重測定結果から，3カ月前と比べて体重が8kg増えている．

心拍数のグラフ（10:00 起床 ～ 24:00 就寝）
10:00 起床／12:00 ブランチ／座っておやつを食べるテレビ／昼寝／散歩／18:00 夕飯／座っておやつを食べるテレビ／昼寝／22:00 入浴／座っておやつを食べるテレビ／24:00 就寝
30%HRR

III．応用力をつけよう！

Q 評価の結果からどのように解釈しますか？

> 自宅では，ほとんど座ってテレビを見ていますね．散歩で少し心拍数が変化していますが，他の時間では全く変化していません．運動量が少ないですね．また，間食の機会が多く，実際に体重も増えているようです．

> そうですね．活動量と生活状況を大雑把に把握するだけでも，問題点がみえてきますね．

> また，運動量の客観的な評価としては，先に述べたように日中心拍数を評価する方法があり[1]，体力維持のためには，たとえば，1日20分の運動を最低でも週3回以上，40% HRR以上の強度＊で実施することが推奨されています[2]．つまり，日中心拍数から，1日のうちの％ HRRを計算でき，運動量の目安になります．

> ところで，生活期では，人的資源も時間的資源も限られるため，細かい評価をすべて行うことが難しい場合があります．そこで，目標を精鋭化させて，あらかじめ問題点を絞り込んでおく方法も役に立ちます．その際は，急性期や回復期のように身体機能や動作能力に特化した目標を設定するのではなく，田邊さんやご家族の希望と生活スタイルを加味した生活上の具体的な目標を設定することが重要です．

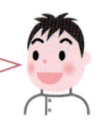

＊**運動強度（％ HRR）**＝（計測時の心拍数－安静時心拍数）÷（最大心拍数－安静時心拍数）×100

> わかりました！　ご自宅にお送りする時に上がらせていただいて，できるだけリラックスした状態で，田邊さんから"本当にしたいこと"を聞いてきます！

4 問題点の抽出

■ 抽出された目標

①本人：
また家族や友達と〇〇温泉の旅館で露天風呂に浸かりたい

②家族：
毎日安心して平穏に健康に生活したい

■ 目標を前提として抽出された問題点

問題点	関連目標
〇〇温泉の脱衣所には車椅子が入れない	①
更衣動作に介助者が必要	①
岩場を裸足で5m歩く必要がある	①
介助に慣れた男性が家族のなかにいない	①
運動量不足，食事量の増加，食事内容の偏りにより，旅行に必要な体力が低下していること	①，②

Q どのような目標設定になりますか？

> 田邊さんとご家族とじっくりお話をして，「露天風呂に入浴すること」「安心して平穏で健康に生活すること」を目標にしました．身体機能の大きな回復は難しいと考えて，実生活上の幸福感を得られるような目標を意識してみたいのですが，どうでしょうか……

> 素晴らしい！　特に目標を，単に「温泉」ではなくて，「露天風呂に入浴する」ことにまで絞り込んだのはいいですね．具体的な目標からは具体的な対応が出てきます．また指摘の通り，田邊さんは，年齢や発症後の時間を考えると身体機能の大きな回復は難しいかもしれませんが，いわゆる「生活の質（QOL）」を向上させることは可能です．そういう意味でも，今回設定した目標は論理的でよいと思います．

5 対応内容，訓練内容の立案

①露天風呂に行くための環境的対応
②家族指導，家族訓練と助言
③デイケア内のサーキット式自主トレーニング（歩行はスピードを意識する，有酸素運動を積極的に取り入れる）
　⇒目的：運動量の確保，体力の向上
④太極拳様トレーニング
　⇒目的：バランストレーニング

6 サービス担当者会議（CM＝ケアマネージャー）

CM：日常生活上の問題点としては，運動量が低下していることと，食事摂取量や頻度に問題があるかもしれないということですね．
PT：はい．日中心拍数から明らかな活動性の低下がうかがえます．また，最近体重が増加しており，それは起床時間が遅いことや，間食が増えていることが原因であると予想されます．運動量低下の悪循環を改善するために，早急な対応が望まれます．
CM：わかりました．食事の問題については，栄養士による訪問指導を組み入れます．運動量を増やすためのケアプランの変更の提案はありますか？
PT：栄養指導に関しては，奥さんがご高齢で理解が難しいかもしれませんので，当方の介護士が一緒に同席し，指導内容を引き継ぎます．ケアプランについては，通所日数を週2回から週3回に増やすことを提案します．
CM：温泉旅行については，1名こちらで介助者を手配すれば実現性が高まりますか？
PT：はい．現状ではそう思います．トレーニングについては，幸い学生が一緒に介入できますので，自主トレーニングの補助に入ってもらい，温泉旅行を前提とした環境支援の検討，また体力トレーニングの先導もしてもらおうと考えています．
CM：「最近，物忘れが少し進んだ」と奥さんから報告があります．
PT：担当介護士と連携して，食事だけでなく，1日の過ごし方についても介入するように計画します．認知症評価も実施して，結果をお知らせします．異常が明らかな場合は，医師の診察を促します．

サービス担当者会議でのPTのポイント

・ケアマネージャーに，明確かつ端的に目標，現状，問題点を伝え，必要な対応を促す．
・サービス内容の変更を提案してもよい（今回の場合は通所回数を増やす）．
・会議で新たに浮上した問題についてフォローし，後日，ケアマネージャーと主治医に報告する．

7 訓練の実施

PT 訓練のポイント →
- 血圧測定，脈拍計測を行い，異常発汗がないかどうかも常に観察する．
- リスクを伴わない限り，患者さんの自主的な運動に任せる．タイム計測やターゲットを利用した運動を取り入れ，患者さんにとっても，PT にとっても，難易度が理解しやすい運動内容にする．

Q 訓練では何に注意しますか？

疲労やモチベーションの維持が心配です．運動量は，どのくらいに設定したらよいのでしょうか……

疲労に関しては，問診やバイタルサインを確認することが重要ですね．またモチベーションを維持するためには，田邊さんが訓練そのものを楽しめるように工夫することや，訓練結果をフィードバックすること，難易度を調整することが重要です．それと，モチベーションはどんな人も低下することがあります．"モチベーションを無理強いしない"ことも大切です．

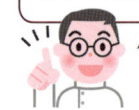

8 その後の経過

1カ月後の心拍計測では以前の数値よりも改善がみられ，食事についても，栄養士の指導をもとに，奥さんに食事の時間・量・内容について記録をとってもらい，相互把握することで管理できるようになった．認知症検査の結果，若干の点数低下が認められたが，カットオフ値以上であったため，主治医に報告し，現在は経過観察中．歩行能力は間もなく見守り歩行を獲得できそうである．現在，奥さんと娘夫婦と一緒に温泉旅行に行くための計画をたてて，環境対応を行っている．

9 ケースのまとめ

Q このケースのポイントはどこだったかな？

いままで，機能障害や能力障害を綿密に評価して，身体機能の改善を図るためのプログラムを立案する，という勉強をしてきたので，今回行ったような生活評価は，正直戸惑いました．

機能や能力を評価して，その対策をたてることができるというのはPTとして絶対に必要です．そこは勘違いしないでください．まずは，そういうPTであることが大切です．そのうえで，患者さんの「生活」に介入することがポイントです．

10 本ケースで学ぶ重要ポイント

1. 生活期の患者さんでは生活評価が重要だが，特にPTの視点からは，活動性の低下がないか，生活習慣が乱れていないかをきちんと把握できることが重要である．
2. 生活期の患者さんでは，身体機能向上や動作能力向上は目標として不十分である．QOLを見据えて，生活に喜びを得られるような，娯楽を絡めた目標を設定することが望ましい．特に，「結婚式に行く」「孫と散歩する」などのライフイベントに着目するとよい．

（倉山太一）

参考文献
1) 木村美子：心臓と肺を鍛えることが肝心！Rフィットネスに対するアプローチ．脳卒中に対する標準的理学療法介入—何を考え，どう進めるか？（潮見泰藏編），文光堂，2007，pp289-301．
2) Gordon NF et al：Physical Activity and Exercise Recommendations for Stroke Survivors-An American Heart Association Scientific Statement From the Council on Clinical Cardiology, Subcommittee on Exercise, Cardiac Rehabilitation, and Prevention；the Council on Cardiovascular Nursing；the Council on Nutrition, Physical Activity, and Metabolism；and the Stroke Council. Stroke 35：1230-1240, 2004.

OT実習編①／急性期
能動的なADLを目標として介入した脳出血の80代女性

キーワード 発動性の低下，高次脳機能障害，包括的介入，廃用症候群の予防

原さんは83歳の1人暮らしの女性です．欠かさず通っている体操教室を無断で休み，他人の家の庭にいるところを警察に保護され，家族に付き添われて受診されました．急激な認知症症状の精査目的で施行された頭部CTで，右前頭葉に出血を認めたため，脳卒中センターに入院となりました．

作業療法の流れ

1 情報収集

一般的情報：
80代，女性
利き手：右

医学的情報：
診断：右前頭葉皮質下出血
合併症：高血圧

入院時所見：
各種情報：
意識レベル JCS I-1，血圧 172/84mmHg，体温 37.9℃，SpO₂ 98%，NIHSS 0点
医師からの指示情報：
収縮期血圧を140mmHg以下でコントロールすることを目指して降圧剤（ニカルジピン）の持続静脈内投与を開始．3日程度は集中治療室（ICU）で管理する．

社会的情報：
家族構成：1人暮らし
（2人の娘が近所に住んでいるが，それぞれ家庭があり同居は難しい）
家屋状況：持家（平屋）
キーパーソン：長女
病前の生活：定期的に体操教室に通い，友人と食事をするのが好きだった．

Q 患者情報から何を読み取りますか？

右の前頭葉皮質下出血とあります．何に注意したらよいですか？

覚醒状態は良く，内科的治療を行っていることがわかるね．脳出血の急性期では，血圧管理が重要になるから，血圧をどの程度で管理する必要があるのかを知っておく必要があるよ．

原さんのケースは右前頭葉の出血だから，保続，注意障害，左半側空間無視の存在や意欲の欠如など，精神活動に問題がないかにも注意していこう！

画像所見：
CT画像にて，右前頭葉皮質下に高吸収域を，その周囲に浮腫性変化と考えられる低吸収域を認める．

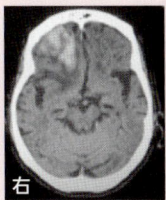

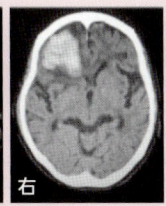

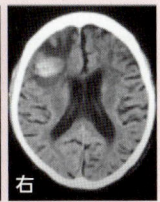

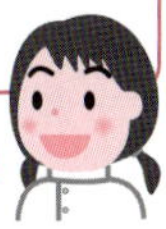

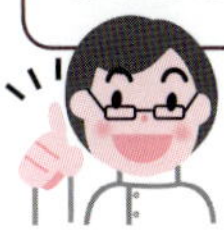

2 医師のリハビリテーション処方

OT処方： ADL訓練，高次脳機能評価・訓練

指示内容： 粗大な麻痺はないが，前頭葉機能を中心とした高次脳機能障害が疑われる．もともと独居であるためADLを自立させることができるかどうかの評価と訓練を行い，高齢でもあることから離床時間を増やすための介入も実施する．

リスク管理： 定期的に撮影する頭部CTで血腫の増大がないことを確認したうえで，血圧の変動に注意しながら離床を進める．

> **確認ポイント →**
> ICUで行う評価は，負荷が少なく，短時間となるように配慮しよう．簡易検査としては，認知機能ではMMSEやN式精神機能検査などが，前頭葉機能ではFABなどがあげられます．

Q 処方内容のどこに注目しますか？

「前頭葉機能を中心とした高次脳機能障害」とあるので，前頭葉機能に特化した評価を実施します．WCSTやBADSなどを行ってみたいです．

まずは全体を捉えよう．「粗大な麻痺はない」とあるから，血圧管理などの急性期治療が済めば，身体は元に近い状態まで動かせるようになることが予想されるよ．ただし，急激な認知症症状で入院された経過から，認知機能の変化を評価しながら，高次脳機能障害の存在にも注意をはらっていくことがポイントとなりそうだね．元の独居へ戻ることも視野に入れて評価を考えていこう！

3 作業療法評価

■ 作業療法評価の結果

- バイタルサイン：
  臥位 血圧 123/70mmHg, 心拍数 80 台
  端座位 血圧 91/65mmHg, 心拍数 90 台
  3 分後 血圧 106/59mmHg, 心拍数 100 前後
  評価終了後 血圧 128/66mmHg, 心拍数 80 台,
  　　SpO₂ 終始 98 ～ 100％
- 主訴：どこも悪くありません
- 意識レベル：
  JCS I -2（名前, 生年月日は正解, 日付は不正解）. 意思疎通は可能で, 礼節は保たれているが, 話し出すと止まらない.
- 運動：
  Brunnstrom stage
  上肢Ⅵ, 手指Ⅵ, 下肢Ⅵ
- 感覚：
  表在感覚・深部感覚ともに正常
- 動作：
  起き上がり, 端座位は自立し, バランスも安定している.
- 認知機能：
  MMSE 22/30 点, FAB 4/18 点

確認ポイント →

- 急性期では, 変動しやすいバイタルサインを確認しながら, ルート類の管にも注意して, 評価を進める.
- 麻痺が軽度なら, 左右の比較や生活で使用している様子を知ることも大切な評価となる.
- 評価結果から ADL を推測したり, 看護師から昼夜の様子を含む情報を収集したりして, 問題がどの程度生活に影響しているのか, 見落としている問題がないかを確認する.

Q どの評価から行いますか？

まずはバイタルサインの測定を行います. 症状の進行の有無も気になるので, MMT で運動面の評価を行います. 簡易検査は MMSE と前頭葉機能の評価である FAB を実施します.

バイタルサインは, 評価の前後と体位変換ごとに測定しよう. 心電図と SpO₂ モニターが装着されているから, モニターも気にしながら行おう. 血圧の厳重な管理が必要な間は, MMT を無理に測定することは避け,「分離運動がスムーズにできるか」という視点から, 麻痺の有無を評価しよう.

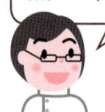

MMSE は 22 点で, 注意と再生などに減点がありました. 23 点以下なので認知面の低下はありますが, 評価には協力的で, 質問の理解・応答も良く, ADL への影響は少ないと思います.

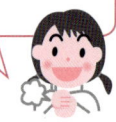

待って. OT の評価は一時的なもの. 急性期では症状が変動しやすいから, 病棟での生活がどうなのかを知ることも大切な評価だよ. 看護師さんに確認してみよう！

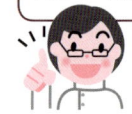

■ 病棟生活の経過（ADL 評価）

介入3日目に全身状態が安定し，ICUから一般病床へ移動した．点滴治療は終了し，病棟内は付き添い歩行が可能になったが，時間の感覚などの見当識は介入時より低下した．現時点での病棟生活は，以下の通りである．

- **食事**：
  蓋をあけるなどの準備をすれば，自分で食べることができる．右側にあるお粥を食べ続け，左手を使おうとしない．全粥食を20分ほどかけて食べる．
- **整容**：
  歯磨き・洗面は，道具を置いていても自身で行うことはなく，促しが必要．
- **排泄**：
  失禁はない．訴えないため，看護師主導のもとトイレに行き，排泄している．
- **その他のADL**：
  動作は可能だが自らは行わず，清拭や更衣では介助が必要．
- **病棟での様子**：
  食事以外のほとんどの時間は，自室のベッドで横になっている．看護師に促されてデイルームでテレビ鑑賞などをして過ごすが，内容を追っている様子はなく，ただじっと座っている．コミュニケーションは問題なく，その場の対応も良いが，ナースコールを押すことはなく，ときどき突然動き出すこともあるため，安全性を配慮してセンサー管理となっている．特に夜間は「ごはんを作らなきゃ」などと言い，落ち着きがなくなるため，ナースステーションで過ごすこともある．セラピストが訪問してリハを促すと，「いいね，体操好きなの」と発言するが，すぐには起き上がらない．

Q 評価結果からどのように解釈しますか？

> 認知症が進行しているようです．病棟でのADLは，食事以外は促しが必要です．

> 病棟での生活において，落ち着きのない行動があったり，排泄を誘導で行っていたりするから，これらの原因を考える必要がありそうだね．認知機能の問題，注意や記憶などの問題が考えられるけど，必要な時にナースコールが押せず，生活全般に介助を要している点から，現時点では「すぐに元の生活に戻ることは難しい」と判断するよ．

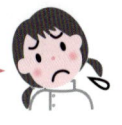

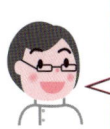

確認ポイント →

- 病棟で落ち着きのない行動があり，特に夜間でみられることから，昼・夜の生活リズムが混乱している可能性が高い．
- 認知症症状は，脳出血の急性期ということで，意識障害の影響も十分に考えられるため，今後変化する可能性がある症状として，注意深く観察していく必要がある．
- 突然発症で入院したため，生活環境が大きく変わっているが，認知機能が低下していると環境への適応は難しくなる．特に高齢で病気への自覚が希薄なため，適応性はさらに低くなり，認知症症状が進行する可能性も高くなる．
- 上記より，早期離床を図り，環境を整えることが重要な"鍵"になると考えられる．

4 問題点の抽出

①意識障害
②見当識障害
③注意・記憶障害
④左半側空間無視
⑤発動性の低下
⑥食事以外のADL要介助
⑦自宅復帰困難（独居のため）
⑧体操教室に通うなどの趣味的活動の制限
⑨血圧のコントロール

5 目標設定（短期・長期）

短期目標（1〜2週間）
見当識障害の改善．そのために，日中の臥床時間を短縮し，生活のリズムを整える．

長期目標（4〜5週間）
ADLを自発的に行えるようにすること．

6 訓練プログラムの立案

①体力の維持・改善を目的とした体操
②ADL訓練
③注意や記憶の訓練
④興味をもって取り組める課題

確認ポイント →
安静臥床による二次的合併症を防ぐことも急性期リハの1つです．早期離床とともに，満足感や達成感を得るということも認知機能の改善につながるため，それらも考慮して，情報収集や観察から訓練プログラムの内容を考えよう！

Q 問題点をあげてみましょう

見当識が低下していて，行動に落ち着きのない場面があること，そして促さないと自身でADLを行わないことが問題と考えます．

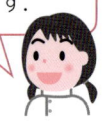

そうだね．発症直後で血圧コントロールの治療が必要だけど，治療が終了してもいまのADL能力では独居の自宅復帰は難しいね．それから，社会とのかかわりや趣味活動について考えることも大切だよ．

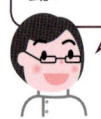

Q どのような目標設定をしますか？

ADLの自立と自宅復帰を達成し，趣味である体操教室に通えるようにすることです．

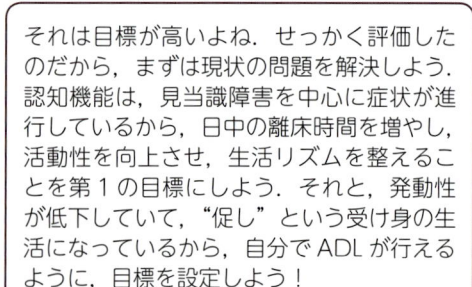

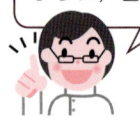

それは目標が高いよね．せっかく評価したのだから，まずは現状の問題を解決しよう．認知機能は，見当識障害を中心に症状が進行しているから，日中の離床時間を増やし，活動性を向上させ，生活リズムを整えることを第1の目標にしよう．それと，発動性が低下していて，"促し"という受け身の生活になっているから，自分でADLが行えるように，目標を設定しよう！

Q 訓練プログラムを考えてみましょう

毎日，日付の確認を行い，見当識の向上を目指します．

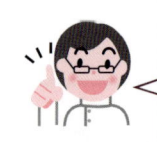

急性期では，意識レベルの変動をみるために，医師や看護師などの対象者にかかわるスタッフが毎回のように見当識などの確認をしているよ．それよりも，OTとして，興味をもって取り組める課題を探して提供することのほうが結果的にリハの動機付けにつながり，認知面も向上することがあるよ．また，入院生活では臥床が多くなりがちなため，それに伴う筋力低下などの廃用症候群を予防することも急性期リハの意義の1つだよ．バイタルサインに注意しながら，定期的に身体を動かすプログラムを考えてみよう！

7 全体カンファレンス

Dr: 頭部MRIにて，血管奇形や腫瘍はなく，大脳皮質下に多数の微小脳出血があると確認されたことから，脳出血の病型はアミロイドアンギオパチー*1によるものと考えます．現在，降圧剤を内服していて，血圧のコントロールは良好です．Dダイマー*2が高値のため，今後は下肢静脈エコーを行い，問題がなければ治療を終了します．麻痺がなく病棟でも問題がなければ，自宅に帰れますか？

OT: 意識障害の影響もあって認知機能が低下していて，注意・記憶障害の疑いがあります．促しや介助がないと生活は難しい状態で，もともと1人暮らしだったことを考えるとすぐの退院には不安が残ります．また，左半側空間無視があるので，病棟では左側のぶつかりに注意してください．

Nrs: 不注意で物にぶつかることがあるため，付き添い歩行で生活しています．その他は迷惑をかけることもなく，看護上の問題はありません．看護方針としては，引き続き安全な入院生活が送れるよう転倒に気を付けて介入します．

PT: 下肢の麻痺はなく，歩行やバランスも特に問題はありません．体力の維持・改善と階段などの応用的な動作の獲得を目指します．

チームとしてのまとめ（Dr）: 高齢ではありますが，認知面の問題は，血腫が吸収されれば改善する可能性があります．このため，回復期リハ病院を経由しての自宅退院を目指すこととし，MSWに介入を依頼するとともに，介護保険の申請も進めていきます．

*1 **アミロイドアンギオパチー:** 脳表の動脈にアミロイド蛋白が沈着し，血管壁の脆弱化が起こる病態．高齢者の皮質下出血の原因として多い．
*2 **Dダイマー:** 形成された血栓が溶解される一連の流れに関連するバイオマーカー．高値だと，DVT（深部静脈血栓症）やDIC（播種性血管内凝固症候群）などが疑われる．

8 訓練の実施

① 棒体操（身体を動かすのが好きなため）
② ペグ操作（左手の不使用があるので左手の活動を促し，左半側空間無視の軽減を図る）
③ 洗面所に移動しての整容動作と，動作後の拭き掃除などの簡単なADL訓練
④ 塗り絵などの机上動作課題
　（関心がありそうな課題を探す）

Q 訓練では何に注意しますか？

訓練は問題なく行えますが，この訓練プログラムが生活のリズムにつながるかどうかは，どう判断したらよいですか？

訓練プログラムが病棟での生活に般化しているか，定期的にADL評価や病棟カンファレンスで確認することが必要だね．問題があれば，介入方法を再検討していこう．

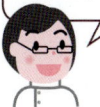

■ 訓練プログラムの変更

興味がありそうな課題は計算課題や型抜きアートなどで，作品を完成させた時や問題に正答した時の周りからの賞賛によって，笑顔がみられる．内容を覚えていることも多い．

> 上記より，
> ① ADLへの介入や棒体操は継続する．
> ② あらかじめ決めておいた課題（棒体操, 型抜きアート, 洗面所の拭き掃除, タオルたたみ）は，自身で準備をして行えるように介入する．
> ③ リハ以外の時間の過ごし方として，1人で集中してできるドリル式の計算課題を提供する（答え合わせは，平日はセラピストが，休日は看護師が担当）．

> それから，急性期では，診断と治療の内容を頭に入れて，リハの経過中に起こりうる合併症を常に想定しておこう．二次的合併症は後で見つかることもあるから，リハ中のリスク管理はその都度見直しが必要だよ！

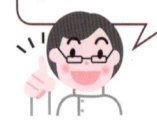

9 その後の経過

下肢静脈エコーでDVT[*3]が見つかったが，出血のリスクから抗凝固療法は適応とならなかった．そのまま経過観察することとなり，安静度にも変更はなかった．OT実施には，血圧測定の他にSpO_2の測定を追加した．病棟ADLとしては，落ち着きのなさが減り，左側のぶつかりも消失した．しかし，相変わらず日中は寝て過ごすことが多く，ナースコールも押せず，看護師の促しとセンサー管理のもとで生活を送っていた．そのため，病棟カンファレンスにおいて，病棟内歩行自立のタイミングや自身で行動できるようにすることを目的として，するべきことのリストを1日のスケジュール表にして作成し，介入方法を統一するなどの話し合いを数回行った．また，リハ以外は寝ていることが多かったため，自分でできる課題を提供した．促しの継続により，日中ベッドに横になっていることはなくなり，自分で表を見て生活することができるようになった．宿題の課題も「だんだん難しくなるのよねー」と言いながらも自発的に行っていた．時間をもて余すと，デイルームに移動して，テレビを見ながら食事の時間まで過ごすなど，自分で考え行動することもできるようになり，センサーははずれ，入浴や更衣も自立した．ただし，急な予定変更などが生じた場合の対応や服薬管理は難しく，看護師の配慮を必要とした．MMSEは26/30点になったが，FABは9/18点であった．入院後5週間で回復期リハ病院に転院となった．

[*3] DVT（深部静脈血栓症）：静脈に血栓ができる疾患．その血栓が肺などに詰まると，最悪の場合，死にいたることがある．

10 ケースのまとめ

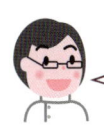

脳卒中発症後に発動性が低くなる原因としては，認知機能の障害によるものの他に抑うつ症状を伴っていることもあるから，対応を誤らないように注意しよう．今回のケースでは，前頭葉の病変と環境の要因によって発動性が低下していたね．
脳卒中の急性期における認知症症状は，さまざまな要因が重なって生じるよ．病態の理解と生活機能全般を含めた包括的な評価に基づいて，多職種が連携した介入によって症状が改善し得るかどうかを見極めつつ対応することが必要だね．

評価の途中で認知症の症状が進行して，対応に困りました……

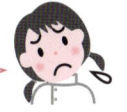

「能動的に生活を行うことの大切さ」がわかったね．早期離床を促したり，リハ介入をしていたりしても，活動性が低いと認知面の低下をさらに進行させてしまうことがあるよ．特に高齢者や発動性が低下した症例ではその危険が高くなるね．そのため，他部門と情報を共有して問題解決を図ることも，急性期リハの重要な役目だね．

Q このケースのポイントはどこだったかな？

OTの評価だけでは，対象者の問題はわかりにくかったです．病棟ADLの評価や情報収集をして，初めて問題点がわかりました．

麻痺がなくその場の対応も良い場合，問題は見落とされてしまいがちだよ．対象者の生活全体を評価することが，問題点の整理や介入のヒントにつながるね．

11 本ケースで学ぶ重要ポイント

1. 入院という急激な環境の変化は認知症症状を増悪させる原因となるため，治療とともに早期の離床を進め，生活のリズムをつくっていくことが重要である．
2. 多面的な情報から問題点と全体像を整理し，定期的に評価と介入方法の見直しを行う．
3. 発動性の低下への対応は，生活全体を把握しつつ，他部門とも協力して進めることが大切である．

（池田光代）

OT実習編②／急性期
ADLの介助量軽減を目指した脳出血の50代主婦

キーワード 脳出血，左片麻痺，リスク管理，立位バランス，ADL（移乗，トイレ動作）

松下さんは58歳の主婦です．3週間前，自宅で朝起きると左の手足が動かず，声を出すことができませんでした．異変に気づいた夫が救急車を呼び，近くの病院に搬送され，右被殻出血と診断されました．

作業療法の流れ

1 情報収集

一般的情報：
50代，女性
主訴：1人でトイレに行けない
Hope：1人で身の回りのことができるようになりたい

医学的情報：
診断：右被殻出血，左上下肢麻痺
合併症：高血圧
既往歴：なし

社会的情報：
職業：専業主婦
家族構成：夫，長男，次男の4人暮らし
家屋状況：2階建ての持家（階段あり，布団）
キーパーソン：夫
病前の生活：地域の活動に積極的に参加

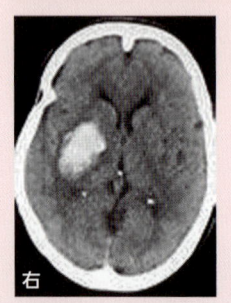

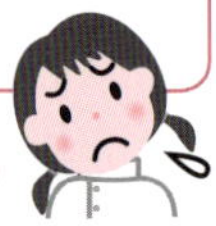

画像所見：
CT画像にて，出血が基底核部の内包に及んでいることを認める．

Q 患者情報から何を読み取りますか？

- 右被殻出血とあります．何に注意したらよいでしょうか？

- 急性期の脳出血では，血圧などの合併症により，血腫の増大や再出血を認める場合があるから，医師の指示を確認し，リハ中も全身状態の変化に注意する必要があるよ．

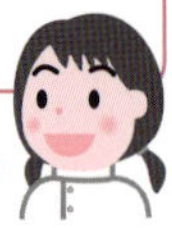

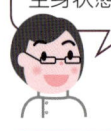

- CT画像から出血が大きいのがわかります．麻痺が重そうです．

- 被殻出血は，血腫が大きく，内包や視床にまで及ぶものだと出血部位の反対側に麻痺や感覚障害が起こる場合があるよ．

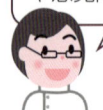

2 医師のリハビリテーション処方

OT処方：関節可動域訓練，神経筋再教育，ADL評価・訓練

リスク管理：訓練中はバイタルサインに注意する．

入院期間：3週間程度

> **注意ポイント →**
> 血腫の増大は発症から数時間以内，水頭症は数時間から数日以内に発症することが多いといわれている．

> **確認ポイント →**
> 処方から主治医が考える目標は？

Q 処方内容のどこに注目しますか？

> ADLの評価・訓練とあるので，ADLで困っていることを松下さんから直接聞きたいです．

> 松下さんから日常生活で困っていることを聞くのは大事だね．損傷の大きさや，全身状態，麻痺の程度にもよるけれど，急性期でもADLの評価・訓練をして自宅退院を目指す場合があるよ．

3 作業療法初回評価

■ 松下さんがリハ室に来室されました．

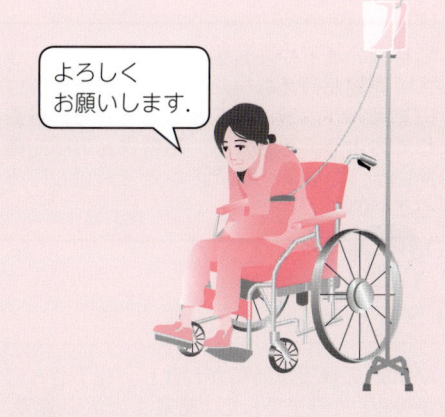

「よろしくお願いします．」

Q 患者さんの第一印象から何を観察しますか？

> 松下さんの左手足に動きがみられませんでした．会話は可能でしたが，少しぼんやりしているようにみえました．

> 麻痺の様子が観察できたね．点滴がついているのも確認できたかな．表情や顔色は少し緊張しているようだったね．患者さんの観察は毎回行おう！

> **確認ポイント →**
> 患者さんを観察して，意識レベル，コミュニケーション能力，身体状況，点滴や尿カテーテルなどのラインの有無などの情報を得ましょう！

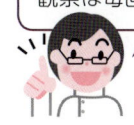

OT 実習編②／急性期

Ⅲ．応用力をつけよう！　139

■ 作業療法評価の結果

- バイタルサイン：
  血圧 126/103mmHg，脈拍 68
- 意識レベル：JCS Ⅰ-1
- 左上下肢 Brunnstrom stage：
  上肢Ⅲ，手指Ⅱ，下肢Ⅲ
- 左上下肢筋緊張（動作時）：
  左大胸筋・左上腕二頭筋・左橈側手根屈筋・左ハムストリングス・下腿三頭筋 亢進
- 他動 ROM：
  左肩屈曲 120°，左肩外転 120°
- 感覚：
  上肢表在感覚・深部感覚 軽度低下
- 認知機能：
  MMSE 25/30 点（23 点以下で認知機能低下の疑い）

確認ポイント →
離床後すぐの評価では，バイタルサインが安定していても疲労がみられたら評価を中断しましょう．

Q どの評価から行いますか？

> まずはバイタルサインの測定を行って，それから左の手足に麻痺があるので Brunnstrom stage でしょうか…．手足がだらんとしていたので，筋緊張も気になります．

> そうだね．まずはバイタルサインの測定を行って，それから身体機能の評価を行うといいよ．長時間の評価では，患者さんに負担がかかるから，疲労には十分に注意する必要があるよ．

> 実際に動かしてもらうと，左腕の挙上と手指の屈曲がわずかにできました．ですが，左腕の挙上では肘が屈曲し，手指の伸展はできませんでした．

> 随意性の低下や筋緊張の亢進によって，うまく運動が行えないんだね．被殻出血では感覚障害が出現することもあるから，検査してみよう．それから，患者さんの認知機能はどうかな？ MMSE などで評価してみるといいよ．

> MMSE の評価は時間がかかり，松下さんは最後疲れた様子でした．結果は 25/30 点で，認知機能は保たれていると思いました．

> 評価の準備は万全にしようね．今日は 30 分ほど車椅子に乗って疲れてしまったんだね．

> 認知機能の評価で問題がなくても，実際の場面で安全に動作が行えているかどうかを確認することも大切だよ．

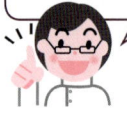

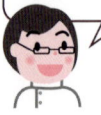

■ トイレに関する動作の評価

- **トイレまでの移動：**
  介助者が点滴を押しながら車椅子駆動介助．
- **車椅子⇔トイレの移乗：**
  立ち上がり時の臀部の引き上げと方向転換で介助．介助者は，動作に合わせて点滴台の位置を変更．
- **立位でのズボンの上げ下げ：**
  立位保持は，手すりを把持して短時間見守りレベル．ズボンの上げ下げの介助中，身体は徐々に左に傾きバランスを崩す．左肘関節屈曲，手指屈曲の筋緊張亢進．
- **トイレに座って，おしりをふく動作：**
  見守りレベル．

確認ポイント →
急性期では点滴をしながらリハをする患者さんが多いので，移乗・移動時にラインを引っかけないように注意しましょう！

4 問題点の抽出

① 左片麻痺，左上下肢随意性低下
② 筋緊張の亢進
③ 易疲労性
④ 軽度感覚障害
⑤ ROM制限
⑥ 立位バランス低下
⑦ ADL能力低下
　（ベッド・トイレ移乗，トイレ動作）
⑧ 上肢機能低下
⑨ 家庭復帰困難

Q 次に，どの評価を行いますか？

> 松下さんにADLについて聞くと，「1人でトイレができない」と言っていました．トイレ動作に関する評価が必要だと思います．

> それじゃあ，松下さんのトイレ動作から評価してみよう！　あっ，車椅子を押す時は点滴台を忘れないでね．

Q 評価結果からどのように解釈しますか？

> トイレ動作では，移乗能力や立位バランスの低下が問題です．また，点滴を押しながらの介助が大変でした….

> では，移乗能力や立位バランスの低下はどうして起こるのかな？　1つは，随意性の低下，筋緊張の亢進，感覚障害によって麻痺側の下肢で支持できないことが考えられるね．それから，意識障害や易疲労によって，立位の耐久性が低下したとも考えられるよ．

Q 問題点をあげてみましょう

> 問題点は運動麻痺，立位バランスの低下，ADLの低下で，ADLの自立は困難だと思います．

> そうだね．指摘してくれた身体機能に加えて，いまの体力ではADL動作に介助が必要だね．この状態で自宅に帰ると，家族の介護負担が大きくなってしまうね．自宅に帰る時には，本人の能力に加えて，家族の介護力や家屋の状況の把握も重要なポイントになるよ．

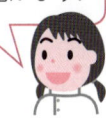

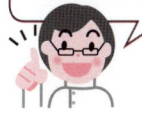

5 目標設定（短期・長期）

短期目標（1～2週間）
左上下肢の随意性の改善
筋緊張のコントロール
立位バランスの向上
易疲労の改善

長期目標（3週間）
ADL（移乗，トイレ動作）の介助量軽減

> **確認ポイント →**
> 予後予測をしたり，訓練可能な期間を把握したりして，実現可能な目標をあげましょう！

Q どのような目標設定ができますか？

> 家庭復帰のために，ADLの自立を目指します。

> それは少し難しいかな…．麻痺の程度や現状のADLを考えると，ADLの介助量軽減が実現可能な目標になりそうだね．次のリハカンファレンスで，この後の転機先を確認しよう！

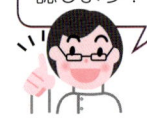

6 訓練プログラムの立案

① 上肢機能訓練
② 立位バランス訓練
③ ADL訓練（移乗，トイレ動作）

Q 訓練プログラムを考えてみましょう

> まずは，立位訓練やトイレ動作訓練からでしょうか？

> ちょっと待って．発症から間もない急性期の患者さんの場合，負担の大きいADL訓練や立位訓練から始めると，疲労や全身の状態を悪化させてしまう可能性があるよ．ここは，慎重に進めよう！

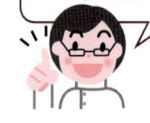

7 リハカンファレンス

PT： 左下肢の麻痺は中等度で，筋緊張の亢進も認めます．立位は，支持性が低く介助．歩行は，平行棒内歩行で中等度介助．疲労に注意しながら，歩行の介助量軽減を目指します．

OT： 左上肢，手指の麻痺は中等度で，リーチや物品の把持は困難です．ADLの移乗やトイレ動作では介助が必要です．上肢機能と立位動作の改善，移乗とトイレ動作の介助量軽減を目指します．また，転機先の検討が必要です．

Nrs： 日中は車椅子で過ごしています．車椅子からベッドへ移乗する時やトイレに行く時は，ナースコールで看護師を呼びます．食事以外のADLは介助が必要です．転倒に注意して，安全な入院生活を促します．

チームとしてのまとめ（Dr）： 運動麻痺は中等度で，疲労もあり，ADLの介助量が多いです．将来的な目標は自宅復帰ですが，その前にリハ病院にてADLの修正自立を目指します．ここでは転倒や疲労に注意して，ADLの介助量軽減を目指します．

8 訓練の実施

①上肢機能訓練
　目的：随意性の改善，筋緊張のコントロール，耐久性の改善，上肢機能の改善
・ROM 訓練
・両手動作
・プレーシング
・自動介助運動

②立位バランス訓練
　目的：下肢の支持性の向上，バランスの改善，耐久性の改善，ADLの介助量軽減
・立ち上がり訓練
・立位での上肢動作（身体部位へのリーチや体重移動を伴わない動作）

↓

4日後，改善が認められたので再評価を実施

↓

①上肢機能訓練
　目的：上肢機能の改善
・ROM 訓練
・左手での物品操作
・左手での ADL 動作（ペットボトルの蓋をあける際に把持する，紙を押さえる，タオルをたたむなど）

②立位バランス訓練
　目的：リーチ範囲の拡大
・左右・上下方向のリーチ動作
・立位での方向転換

③ ADL 訓練
　目的：移乗，トイレ動作の介助量軽減
・移乗動作
　（ベッド⇔車椅子，車椅子⇔トイレ）
・トイレでのズボンの上げ下げ

Q 訓練では何に注意しますか？

リハカンファレンスでもあがっていたように，疲労や立位での転倒には注意するよ．まずは，負担の少ない上肢機能訓練や立ち上がり訓練から始めて，患者さんの疲労感を確認しよう！

わかりました．表情やバイタルサインに注意して，無理のないように訓練を進めます．

ある程度の改善がみられたら，再評価・プログラムの再立案を行おう！
プログラムの再立案では，
・プログラムは易しい（単純）→難しい（複雑）
・身体への負担が少ない→多い
・座位訓練→立位訓練
・ADL 訓練は工程ごと→一連の動作
のように，難易度や本人の希望などを考慮しながら，段階付けを行うよ．

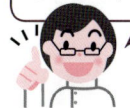

Q 実際に訓練を行ってみてどうでしたか？

物品を操作する時に，左上肢の筋緊張が高くなって物品をうまくつかめません．どうしたらよいでしょうか？

松下さんは徐々に筋緊張が亢進している時期だね．まず，セラピストが，ROM 訓練で上肢と手指の伸張を促して，筋緊張のコントロールを行うよ．セラピストが麻痺手を介助しながら物品の把持やリーチ動作を行うけれど，プログラムの難易度が高い，たとえば高い場所へのリーチなどでは筋緊張が亢進しやすいよ．

III．応用力をつけよう！

Q 患者さんの今後をどう考えますか？

> 松下さんは，立位バランスが改善して，移乗やトイレの介助量も減りました．ADLの自立は可能でしょうか？

> そうだね．麻痺の回復によるけれど，今後，回復期で積極的にリハを行うことから考えて，身の回りのADLは修正自立，移動は杖歩行室内自立レベルまでの回復は期待できるね．

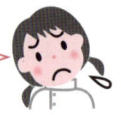

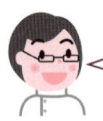

9 その後の経過

松下さんは，約3週間の訓練でBrunnstrom stage 上肢Ⅳ，手指Ⅲ，下肢Ⅳに改善した．左上肢・手指の麻痺は残存したが補助手レベルとなり，立位バランスの安定性・耐久性は向上し，ADLのベッド・トイレ移乗，トイレ動作は見守りレベルに，歩行は短下肢装具を装着して室内杖歩行が軽介助レベルに改善した．リハ病院への転院後，さらに3カ月リハを実施し，ADLは歩行を含めて修正自立となった．玄関や浴室に手すりを設置する住宅改修を行い，自宅退院後，家庭復帰となった．

10 ケースのまとめ

Q このケースのポイントはどこだったかな？

> 疲労や点滴のラインの確認は初めてで，動作介助の時は緊張しました．急性期ならではのリスク管理の重要性を知りました．

> そうだね．どの時期の訓練でもいえることだけど，特に急性期でのリスク管理は緊張感があるね．実習に行かないとわからないことだから，実習では担当OTの動きにも注意して，よく確認するといいよ．

> 松下さんのADL動作を評価する時，動作を観察するのが難しかったです．

> 今回は松下さんの主訴から，ADLのトイレ動作に注目して評価を行ったね．どうしてその動作が難しいのか，どの工程で介助が必要なのかを確認することが大切だよ．最初は難しいから，まずは患者さんや健常者のいろいろな動作を観察する練習から始めるといいよ．

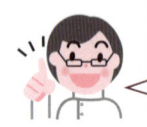

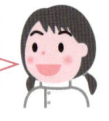

11 本ケースで学ぶ重要ポイント

1. 脳出血（被殻出血）の急性期におけるリスク管理を知る．
2. ADLの動作（トイレ動作）から患者さんの問題点を見つける方法を学ぶ．
3. 患者さんの状態やリハのゴールに合わせてプログラムの実施⇔再評価をし，難易度の変更（段階付け）を行う，という作業療法の流れを理解する．

（西本敦子，金浜好子）

参考文献
1) Chamorro A, Vila N et al：Blood pressure and functional recovery in acute ischemic stroke. *Stroke* **29**：1850-1853, 1998.
2) 脳卒中ガイドライン委員会：脳卒中ガイドライン 2009，2009，p284.
3) 田中耕太郎，高嶋修太郎：必携 脳卒中ハンドブック，改訂第2版，診断と治療社，2011，p91.
4) 原　寛美：脳卒中急性期における訓練内容と開始時期―全身管理の要点．*MB MED REHA* **1**：9-14, 2001.

OT実習編③／回復期
麻痺が軽度で，実用手を目指した脳出血の50代主婦

キーワード　脳出血，実用手，家事動作，主婦

本田さんは50代の主婦です．ある日突然，右手足が動かなくなったため，近隣の急性期病院に救急搬送され，脳出血と診断されました．急性期病院での1カ月間のリハ後，回復期リハ病院である当院に転院されてきました．

作業療法の流れ

1 情報収集

一般的情報：
50代，女性
主訴：右手足が動かない
Hope：1人で家事ができるようになりたい

医学的情報：
診断：脳出血，右片麻痺
合併症：なし
既往歴：なし

社会的情報：
職業：専業主婦
家族構成：夫と子どもの3人暮らし
家屋状況：2階建ての持家
キーパーソン：夫

画像所見：
MRIのFLAIR画像にて，左中心前回の上肢の運動を司る領域に病変を認める．

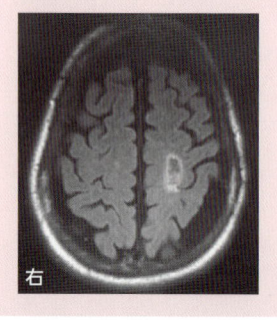

Q 患者情報から何を読み取りますか？

本田さんは専業主婦なので，家事動作全般が必要になると思います．

そうだね．作業療法は生活を支援することが重要だから，まずは病前にどんな生活をしていて，どんなことを大切にしていたのか，また今後どうなっていきたいかについて，丁寧に話を聞いてみるといいよ．

家屋状況ももう少し詳しく聞いてみようと思います．

そうだね．実際の間取り図をもとに生活動線を確認することは大事だね．意外と見落とすのが居室で，椅子に座るのか床に座るのか，寝室でベッドを使うのか布団を使うのか，などがあるから聞いてみてね．

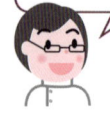

2 医師のリハビリテーション処方

症状：意識清明，コミュニケーション良好，軽度運動感覚麻痺，認知機能良好，座位可能，立位可能，歩行軽介助

OT処方：神経筋再教育，ADL訓練，IADL訓練

リスク管理：転倒に注意する

入院期間：2カ月程度

> **確認ポイント →**
> 生活を支援するためには，本人の価値観も含めて，病前の生活や生活環境を詳細に確認しておくことが重要です．

Q 処方内容のどこに注目しますか？

> 歩行が軽介助であるうえに「IADL訓練」とあるので，家事動作を中心にかかわっていきたいと思います．

> 家事動作といっても人によってやり方が異なるから，何をどのようにやっていたかを詳しく聞いてみることが大事だよ．

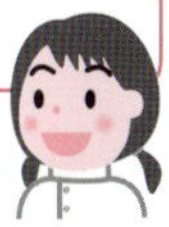

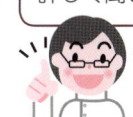

3 作業療法初回評価

■ 評価する実動作として料理動作を選択

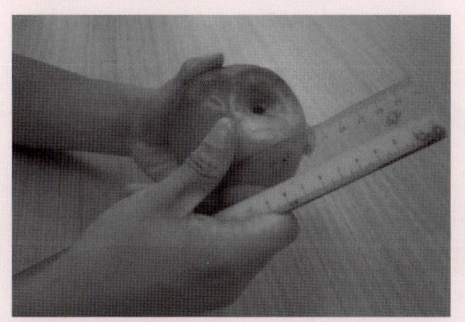

ものさしとおもちゃのリンゴを用いた，包丁で切る動作の確認

> **確認ポイント →**
> 複雑な動作を観察する際は，転倒・切傷・火傷など，安全面への配慮を忘れないようにしましょう！

> **注意すべき料理中の事故例 →**
> ・包丁で手を切り出血
> ・釘付きまな板の釘で手を刺して出血
> ・熱湯をこぼして熱傷
> ・油が飛び散って火傷
> ・フライパンを落として足を挫傷
> ・食器を取ろうと屈んで転倒

Q どの評価から行いますか？

> 生活支援のためには，検査を中心に実施することよりも実動作を観察することのほうが大事だよ．

> 病前の生活について聞いたところ，料理は妻として母としての役割であり，楽しみでもあるとのことだったので，まずは料理動作の観察をしてみようと思います．

> 安全に配慮することが重要だよ．そのためには，事前に刃物以外のもので包丁動作を確認することや，どのくらい低い位置まで屈めるかなどを確認しておくことが役立つよ．

> 料理動作の観察をした結果，全体的にできることが多かったのですが，右手を使いにくそうにする場面もありました．

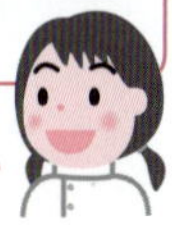

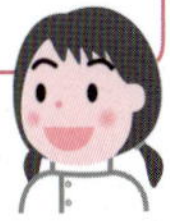

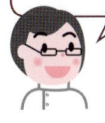

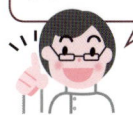

Ⅲ．応用力をつけよう！　147

■ 料理動作の評価

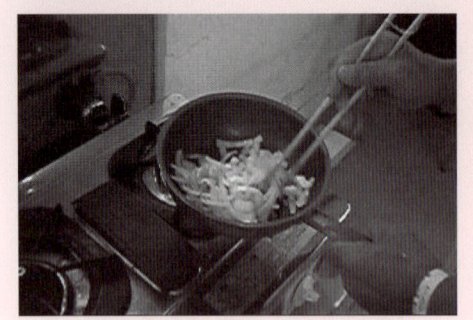

実際に料理動作を実施してもらった様子

> 家事動作を観察する時は，工程ごとに特徴をまとめるとわかりやすいよ．料理なら，準備→皮をむく→包丁で切る→炒める→盛り付ける→片付ける，などのようにね．

> 工程ごとの特徴として，準備から包丁で切るところまではできていたのですが，炒める際に菜箸の使用が困難でした．盛り付けと片付けは問題ありませんでした．

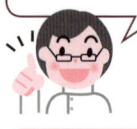

確認ポイント →

観察は，工程ごとに，具体的にどのような状態であったかに着目するとよいでしょう．その際，努力性，効率性，安全性などに着目すると患者さんの状態を捉えやすくなります．また，自宅の環境に近づけて観察するほうがその人固有の問題を抽出しやすいということも知っておきましょう！

> 準備や包丁で切る工程に関しても，できたから問題ないのではなく，どのように遂行していたかの特徴も観察できるといいね．たとえば，「準備の工程で，冷蔵庫から野菜を取る際に屈む動作が努力的であった」とか，「切る工程で，包丁で切る際に安全性に欠けていた」とかだよ．大変さや非効率さを伴っているのであれば，その特徴も介入の対象になるからね．

■ 箸動作の評価

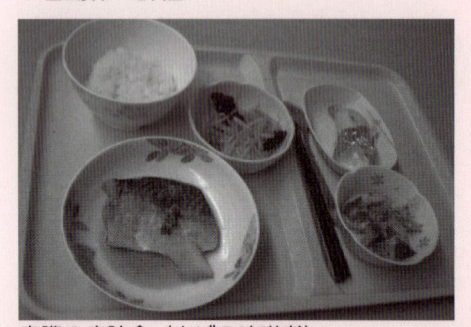

実際の病院食（さばの味噌煮）

Q 次に，何を評価しますか？

> 本人が料理の次に気にしていた食事について，OT室で箸動作を観察した結果，スポンジをつまめたので大丈夫だと思います．

> 箸動作を観察するなら，病棟に行って，実際に昼食の様子を見てみたら？

> 昼食を観察した結果，魚の身がほぐせないという理由で箸はほとんど使っていませんでした．

■ 作業療法評価の結果

【面接】
「料理と箸動作が大事で，できれば掃除と洗濯もしたい」

【心身機能】
・上下肢 Brunnstrom stage：上肢Ⅴ，手指Ⅴ，下肢Ⅴ
・STEF：右75点／左100点
・感覚：表在感覚・深部感覚 軽度鈍麻
・認知機能：MMSE 30/30点

【基本動作】
・座位自立，立位自立，歩行軽介助

【ADL】
・食事自立（箸未使用），排泄自立，入浴見守り

【IADL】
・料理困難，掃除困難，洗濯困難

Q 評価結果からどのように解釈しますか？

右上下肢麻痺は軽度ですが，箸動作や家事動作の困難さに影響していると考えました．

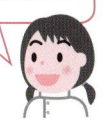

その関係性が大事だね．ほかにも不安が強かったり，自分の能力を過小評価していたりしている場合は考慮が必要だから，心理面の問題も含めて捉えるといいかもね．

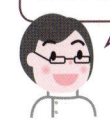

4 問題点の抽出

■ 抽象的な問題点

① 右上下肢麻痺
② 箸動作困難
③ 料理動作困難
④ 掃除動作困難
⑤ 洗濯動作困難

↓

■ 具体的な問題点

①' 右上下肢麻痺
②' 箸で魚をほぐすことが困難
③' 料理は菜箸が使用困難で，屈む動作と包丁操作が非効率
④' 掃除は掃除機を持った移動で動揺し要介助
⑤' 洗濯は洗濯物を持った移動で動揺し要介助

Q 問題点をあげてみましょう

問題点を列挙してみました．

せっかく実動作を観察したのだから，問題点は具体的に記載するといいよ．

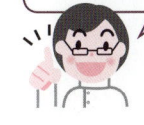

OT 実習編③／回復期

Ⅲ．応用力をつけよう！　149

5 目標設定

抽象的な目標設定
ADL自立，IADL自立，実用手

具体的な目標設定
ADLはすべて自立で，主婦業は料理・掃除・洗濯が効率よく安全にできること．また，右手は包丁や菜箸をうまく使える程度の機能を獲得すること．

6 訓練プログラムの立案

①上肢機能訓練
　（巧緻性向上のためのペグ，おはじき）
②立位動作訓練
　（屈む動作を向上するための下方への輪入れ）
③ADL訓練
　（箸動作を向上するための操作練習）
④IADL訓練
　（包丁や菜箸動作を向上するための操作練習）

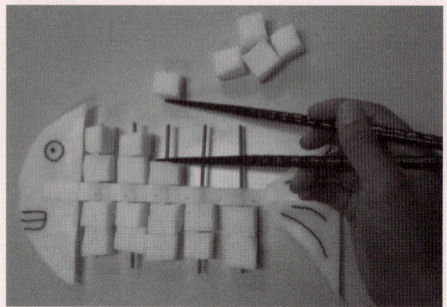

箸で魚の身をほぐす練習（針金に刺したスポンジをはずす練習）

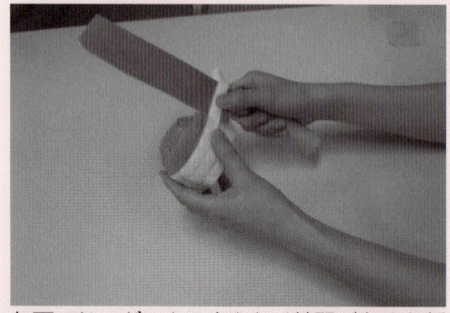

包丁でじゃがいもの皮をむく練習（丸めた新聞の周囲に巻いたベルクロをはがす練習）

Q どのような目標設定ができますか？

ADL，IADLのすべての自立と実用手を目指せると考えました．

そうだね．目指せると思うよ．ただ目標設定の記載は，曖昧な表現より，どのような状態で主婦業に従事でき，手がどのように使えるかが明確なほうがわかりやすいよ．

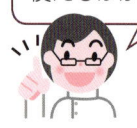

Q 訓練プログラムを考えてみましょう

どんな目的をもって，それぞれの訓練プログラムを設定したかが大事だね．

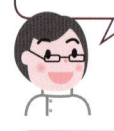

箸動作や包丁で切る動作の訓練で，どのように工夫したらよいか悩みます．

実動作に近い方法で練習するうえで，OTとしての工夫が問われる場面だね．たとえば，針金に刺したスポンジをはずす練習や，ベルクロをはがす練習を試してみてもいいかもね．

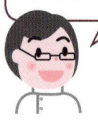

7 リハカンファレンス

PT：下肢機能は軽度麻痺で，歩行は独歩軽介助です．立位姿勢は非麻痺側荷重となります．目標は屋外歩行自立とし，階段昇降や布団の使用も可能になると考えています．

OT：上肢機能は軽度麻痺で，認知機能は良好です．ADL はほぼ自立ですが，箸が使えず，包丁動作も拙劣です．家事自立と実用手を目指せると考えています．

Nrs：病棟生活は更衣・排泄が自立しており，危険行動もありません．歩行は介助ですが，早朝と深夜はふらつきが強くなります．服薬は今後，自己管理の予定です．

チームとしてのまとめ（Dr）：上下肢麻痺の改善が十分に見込めるので，ADL，IADL をすべて自立させることを目標とします．入院期間は 2 カ月程度として，1 カ月後にもう一度カンファレンスを開き，進捗状況を確認しましょう．

> **確認ポイント →**
> OT として発言する際は，上肢機能や高次脳機能に限局せず，実生活を送っていくうえでの特徴を述べるようにするとよいでしょう．

8 訓練の実施

■ 自分でやってみた動作

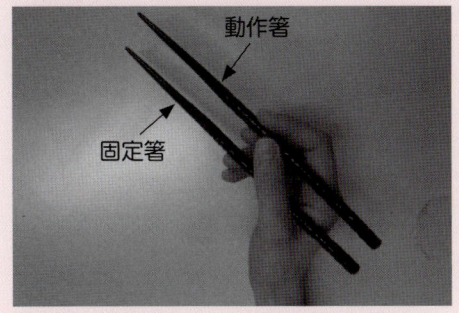

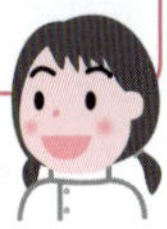

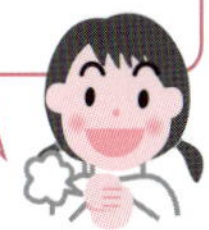

動作箸
固定箸

固定箸，動作箸ともに固定ができている

> **確認ポイント →**
> 訓練内容には，目的とした動作を阻害している要素を明らかにし，それを改善する工夫が求められます．

Q 訓練では何に注意しますか？

箸先がだんだんずれてきて，手の動きもぎこちなくなっているように思います．

実用手を目指して動作訓練をする場合，何が困難になっているのかを把握することが大切だよ．そのためには自分でやってみて，患者さんと比較するといいよ．

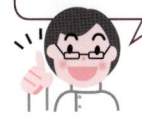

なるほど．自分でやってみたら，箸を動かすと固定箸が環指からはずれ，掌屈が強くなっていることがわかりました．

■訓練中に観察した動作

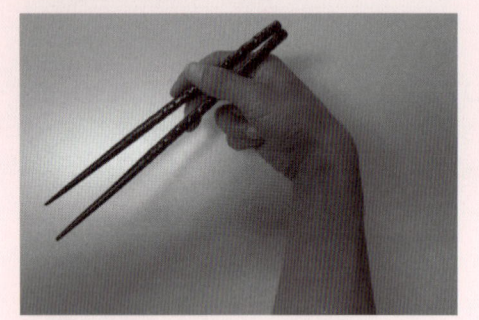

固定箸が環指からはずれ，掌屈が強くなっている

> そうだね．それがわかったら，困難な要素に着目して訓練を再検討するといいよ．

> はい．環指と小指を固定する練習や，背屈を促す練習を検討してみようと思います．

> 他にも，背もたれに背中を押しつけた姿勢や，左手に過剰な力が入ってしまうことも箸が使いにくくなる原因になるから注意したいね．

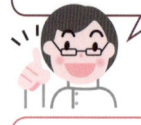

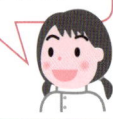

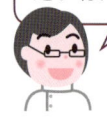

9 その後の経過

当院に転院後，約2カ月のリハを実施した結果，身体機能は，Brunnstrom stage が上肢Ⅵ，手指Ⅵ，下肢Ⅵとなり，STEF が右98点/左100点となった．ADL はすべて自立し，独歩での屋外歩行や階段昇降も可能となり，箸動作も効率よく魚の身をほぐせるまでになった．IADL はすべて自立し，料理は菜箸や包丁の使用が安全かつ効率的となり，冷蔵庫から野菜を取り出す際の屈む動作も安定した．退院後，料理・掃除・洗濯を含め，すべての家事動作を効率よくこなし，主婦業に従事しているとのことである．

> 始めは，本田さんが，今後どのように生活していけるのか想像がつきませんでしたが，すべての家事に従事できるようになってよかったです．

> 本田さんの生活に意味のある変化を及ぼすことができたのであれば，自分がかかわったことで何に貢献できたのかを振り返ってみるといいよ．

> 訓練では，目的とした動作を阻害する要素を明確にして，適切な動作に導くように心がけたことが有効であったと考えます．

> そうだね．動作の改善には有効だったと思うよ．他にも，実際に家事動作を試したことで具体的な問題点や目標が抽出できて，お互いに共通認識をもって取り組めたこともよかったね．共通認識がもてないと，上肢や立位の訓練が何に役立つのかが曖昧なまま訓練を進めることになってしまうからね．

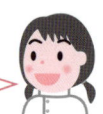

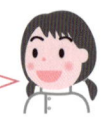

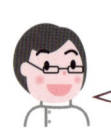

10 ケースのまとめ

Q このケースのポイントはどこだったかな？

> 専業主婦の患者さんだったので家事動作が大事だとは思っていましたが，どのタイミングで評価したらよいか悩んでいました．でも実際に観察してみると，意外とできることや意外とできないことがはっきりして，何に取り組めばよいのかがわかりやすくなったと思います．

> 家事動作を評価するタイミングは ADL ができてからと考えがちだけど，その人にとって大切な作業なのであれば最初に評価してもいいんだよ．そのためにはまず，病前の生活状況や患者さんにとっての大切な作業について，詳細に話を聞いておくことが大事だよ．

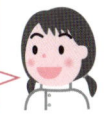

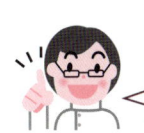

11 本ケースで学ぶ重要ポイント

1. 介入初期の接し方では，病前の生活状況を詳細に聴取することが重要である．
2. 問題点や目標の設定では，実動作を観察して具体的に抽出することが重要である．
3. 訓練では，目的動作の阻害要素を明確にすることが重要である．

（石川哲也）

OT実習編④／回復期
重度感覚障害により麻痺手を不使用であった脳出血症例

キーワード　視床出血，感覚障害，麻痺手の不使用

谷口さんは70代の男性です．脳出血を発症し，重度の感覚障害を伴った右片麻痺が生じました．回復期病院に転院してリハを実施し，病棟内では車椅子で排泄自立となりましたが，ADL上で右上肢の使用がほとんど認められていません．

作業療法の流れ

1 情報収集

一般的情報：
70代，男性
Hope：できるだけ手や足を元に戻したい

医学的情報：
診断：左視床出血，右片麻痺，構音障害
合併症：高血圧

社会的情報：
家族構成：妻との2人暮らし
家屋状況：2階建ての持家
　　　　　（寝室2階，階段，ベッド）
キーパーソン：妻，次男
病前の趣味：旅行，ドライブ

画像所見：
CT画像（発症後1カ月）にて，左視床部の血腫周辺に浮腫による低吸収域を認める．

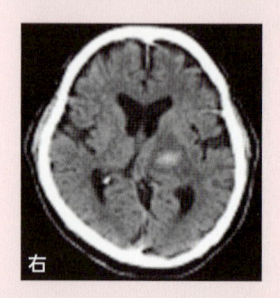

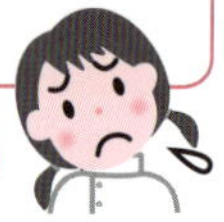

Q 患者情報から何を読み取りますか？

> 左視床出血とあります．何に注意したらよいでしょうか……

> 視床は，異なる機能をもった神経核の集合体で，視床の機能としては，精神機能（記憶・情動など），運動（統合・調節），感覚（嗅覚以外），意識レベルの維持などがあげられるよ．臨床症状としては，感覚障害，視床痛，運動失調，不随意運動がみられやすいよ．

> 運動失調や不随意運動というと，いわゆる片麻痺の運動麻痺とは違った運動障害でしょうか？

> そうだね．筋緊張の状態や努力性の動作をした時の肢位は似ているかもしれないけれど，分離した動きが早期からみられるようになることが多いよ．

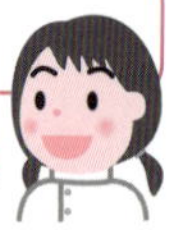

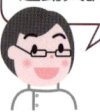

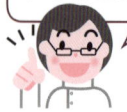

2 医師のリハビリテーション処方

症状：中等度運動麻痺，重度感覚障害，注意障害，座位可能，立位可能，歩行軽介助

OT処方：ADL訓練，上肢粗大運動・巧緻性訓練，筋力増強

入院期間：2カ月程度

> **確認ポイント →**
> 脳卒中の片麻痺の患者さんは状態がさまざまです．カルテの情報や処方内容をしっかり確認して，作業療法の評価に備えましょう．

3 作業療法評価

■ 作業療法評価の結果

- **利き手**：右
- **ADLでの右上肢の使用**：
  寝返り・起き上がりで右上下肢が後ろに残ってしまう．上着の着脱の際に服を押さえる程度の使用のみで，他は全く使用できていない．「触った感じがないから何もできない」．
- **書字**：右手では困難．左手では，大きな字となり拙劣．
- **箸**：右手では把持困難．左手でも使用困難．
- **MAL***：AOU 0.2，QOM 0.2

*MAL（Motor Activity Log）：ADLにおける麻痺側上肢の使用状況の評価（別冊付録63〜64頁参照）．14のADL動作について，麻痺側の使用頻度（AOU）と動作の質（QOM）を6段階で自己評価する．

Q 処方内容のどこに注目しますか？

中等度の運動麻痺で，上肢の粗大運動・巧緻性訓練とあるので，上肢機能訓練をしっかりやる必要がありそうです．

運動麻痺は中等度だけど，重度の感覚障害があるね．感覚障害があると手は使いにくくなるよね．日常生活で手を使ううえでどのように影響しているのか，しっかり把握していく必要があるね．

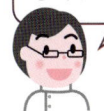

Q どの評価から行いますか？

まずは，日常生活のなかで麻痺側上肢をどのように使用しているのか，動作を観察することから始めるといいよ．

病棟で，食事，整容，更衣などのADL動作を観察してみたいと思います．

日常生活のなかで手の使用を促すためには，機能的な評価，手の使用状況，それと患者さん自身の自己評価（どう捉えているか）を関連付けて考えていくことが大事だね．MALは日常生活における麻痺側上肢の使用状況の自己評価だから，これを評価しておくと数値で経過が追いやすくなるよ．

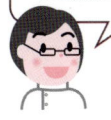

Q 評価では何に注目しますか？

右上肢は随意運動が可能なようですが，右手の使用状況について伺ったところ「触った感じがないから何もできない」とおっしゃっていました．

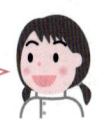

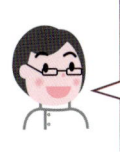

「何もできない」と考えて麻痺手を使用しないでいると，麻痺手が学習性不使用に陥ってしまう可能性があるよ．詳細な機能評価に基づいて，より具体的に日常生活での麻痺側上肢の使用を促していく必要があるね．ADLで適切に上肢を使用することによって，機能障害の改善も図れるよ．それから，注意障害が右上肢の参加（使用）やADLに影響をもたらしているかどうかの検討も必要だね．

■ ADL で右上肢が不使用になっている原因を探る詳細な機能評価

- 麻痺の評価：
  Brunnstrom stage
  上肢Ⅳ，手指Ⅳ，下肢Ⅳ
  Fugl-Meyer Assessment（上肢）
  右上肢 合計 29 点（A 23 点，B 1 点，C 5 点，D 0 点）
- 筋緊張：手関節屈筋 亢進
- 肩関節亜脱臼：1 横指
- ROM：
  肩関節屈曲 135°，外転 115°，外旋 45°
- 感覚：
  静的触覚 Semmes-Weinstein monofilament 測定不能
  母指さがしテスト 3 度
  異常知覚 右肩・前腕・手指に運動時痛（VAS3）
- 浮腫（周径）：
  MP 関節部 右 21cm，左 20cm
  示指基節部 右 8.1cm，左 7.0cm
  右に浮腫あり
- 皮膚温上昇：なし
- 手背皮膚の色調変化：なし
- 握力：右 6.6kg，左 33.1kg
- 横つまみ：右 1.5kg，左 8.5kg
- STEF：右実施困難，左 82 点
- Box and Block Test：
  右実施困難，左 55 個
- FIM：
  合計 90/128 点
  （運動 61/93 点，認知 29/35 点）
- MMSE：
  24/30 点（計算・記銘力低下）
- コース立方体組み合わせテスト：
  IQ57，粗点 19 点
- TMT：A 210 秒，B 実施困難

確認ポイント →
ADL の各動作をどのように行っているのか，病棟の環境と姿勢も確認しましょう．

Q 他にはどのような評価に注目しますか？

麻痺側上肢の浮腫と，肩や手指の運動時の痛みが気になります．

脳卒中後は，肩・手の痛みを伴う運動制限や，手の腫脹，皮膚温の上昇，MP・PIP 関節の背側の発赤などを呈する肩手症候群を合併することがあります．谷口さんには，運動時痛はありますが ROM 制限はなく，皮膚温の上昇や色調変化もありません．主治医の診断を確認しましょう．また，痛みや浮腫に対しては適切な対応が必要ですね．

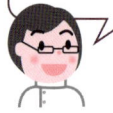

Q 評価結果からどのように解釈しますか？

麻痺手の随意性低下，感覚障害，物品の把持困難となっています．

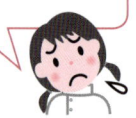

麻痺側は，分離運動は可能でも，重度の感覚障害があるために物品の把持が困難となっています．ADL や各種検査中の観察では，肩の固定性の低下と失調からリーチが不安定となり，また手関節の動きが不十分なために手の向きの調整も難しくなっていましたね．実用的な書字や箸の使用の獲得は，右手では難しいかもしれませんね．

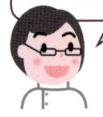

4 問題点の抽出

■ 抽象的な問題点

①右片麻痺
②重度感覚障害・異常知覚
③右手の浮腫
④右上肢機能低下
⑤書字・箸使用困難
⑥注意障害

↓

■ 具体的な問題点

①右上下肢麻痺，重度感覚障害
②起居動作時に右上下肢を取り残してしまう
③重度感覚障害，異常知覚，浮腫のためにADLでの右上肢の使用が困難
④左上肢でも書字や箸使用が困難

5 目標設定（短期・長期）

短期目標
麻痺側上下肢の管理獲得
ADLでの右上肢の使用の促進

長期目標
右上肢の補助手機能獲得
利き手交換
家庭復帰

> **確認ポイント →**
> 患者さんの主訴に評価結果と予後予測を加味して，実現可能な目標をあげましょう．

Q 問題点をあげてみましょう

右片麻痺と重度の感覚障害を一番の問題にあげました．

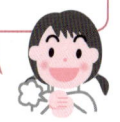

そうだね．でも谷口さんは，「触った感じがしないから何もできない」と考えて，日常生活においてほとんど右上肢を使っていなかったのでしたよね？ もう少し，右片麻痺や重度の感覚障害などの機能的な問題と，谷口さんの日常生活の問題とを関連付けて具体的に考えるとどうなるかな？

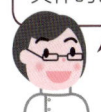

そうでした．谷口さんは，①分離運動は認められるものの動きが十分でない，②感覚障害によってフィードバックがないために運動の調節が難しい，③浮腫があることで右手指の運動が阻害されているということによって，日常生活で右上肢を使えないのだと思います．寝返りの時も，右上下肢がどのようになっているのかわからないから取り残してしまうのだと思います．

Q どのような目標設定ができますか？

谷口さんが，自分の麻痺手の状態にあった右手の使用方法を獲得できれば，補助手機能を目指せると考えました．

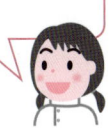

そうだね，目指せると思うよ．
谷口さんにも，できるだけ手足を良くしたいという動機付けがあるけど，完全な機能回復は難しそうですね．しっかり訓練することを通して，谷口さん自身に回復の限界について考えてもらえるといいですね．そうすれば，利き手交換の必要性についても，理解してもらえるのではないかな．

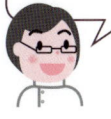

6 訓練プログラムの立案

①上肢機能訓練（随意性・協調性の向上）
- 右上肢関節可動域訓練
- 右上肢随意性促通訓練
  （プレーシング，自動介助運動）
- 右上肢の粗大運動（目標へのリーチ，身体へのリーチ，お手玉の把持・離し）
- 浮腫の軽減（圧迫グローブの装着，運動，挙上，逆行性マッサージ）

②起居動作訓練（動作手順の習得）
- 寝返り時の右手足の確認

■ 追加の作業療法プログラム

③上肢機能訓練（ADLでの上肢の使用の促進）
- つまみ動作
- 両手動作（右手で物品を固定）
- 筋力増強（ローテーターカフのエクササイズ，握力強化）
- ADL訓練（具体的な右手の使用方法）
  例：歯ブラシを押さえる，手洗い，服をたたむ，ズボンの上げ下げ，雑誌を押さえる・保持する，テレビのリモコンを保持するなど

④利き手交換訓練
- 箸使用，書字，はさみなど

Q 訓練プログラムを考えてみましょう

麻痺側の管理は，痛みの発生を予防するためにも重要です．ADLのなかでの管理方法を具体的にしましょう．

麻痺側上肢の浮腫の軽減を図り，そのうえで握りなどの右上肢機能訓練を行うとよいでしょう．

麻痺側管理がしっかりできるようになることを目指したいと思います．

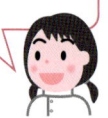

右上肢の粗大運動や肩の安定性が向上したら，つまみ動作や両手動作，具体的なADLでの使用などのプログラムを追加しましょう！

谷口さんには，感覚障害の他に注意障害もあります．右上肢に注意を向けて右上肢のみを使用する動作は可能でも，何か他に注意を向けると右上肢の動きが不十分となり，物を落とすことがあります．確実かつ安全にできる動作は何かを見極めて，指導していくことが重要です．

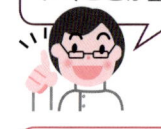

ADLもしっかり動作分析していく必要がありますね．

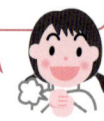

7 リハカンファレンス

PT：右下肢の麻痺は比較的軽度ですが，感覚障害は重度です．麻痺側下肢や身体に対して注意が低下しており，立位や移乗動作では，右下肢の膝折れや体幹が右後方に引けるような不安定さがあります．歩行は，靴べら式短下肢装具を装着して，軽介助にて100m歩行可能となりました．屋内歩行自立，屋外歩行監視レベルを目指します．

OT：注意障害があり，記憶や計算力の低下，ADL上でも麻痺側上下肢の管理不足が認められます．右上肢は，分離運動は可能ですが，重度の感覚障害があり物品操作は拙劣です．浮腫の軽減を図り，可能な動作から右上肢のADLでの使用を促していきたいと思います．しかし，利き手交換が必要になると考えます．

ST：構音障害があり，やや聞き取りにくい状態です．ゆっくり，注意して発音することで発話明瞭度は上がるのですが，注意持続が困難です．また，日常会話となると，注意できていないようです．構音訓練とともに注意障害にも介入していきたいと思います．

Nrs：日中は車椅子で過ごしていらっしゃいます．右上下肢の浮腫があるので，夜間のポジショニングを適切にできるようにしたいと思います．転倒に注意して，安全な入院生活を目指したいと思います．

チームとしてのまとめ（Dr）：2カ月程度での家庭復帰を目指しましょう．早期に家屋情報を得て，家屋の状況に合わせたADL方法や家屋改修の必要性の検討と，ご家族への介助指導を平行して実施していきましょう．

8 訓練の実施

Q 訓練では何に注意しますか？

> 手に浮腫があり，それも違和感や運動時痛の原因のようです．

> 浮腫は，痛みや拘縮の原因になるね．麻痺手挙上，運動，軽い圧迫（下図の圧迫用手袋を使用），逆行性マッサージを，谷口さん自身がしっかりとできるように指導する必要があるね．

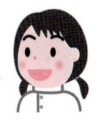

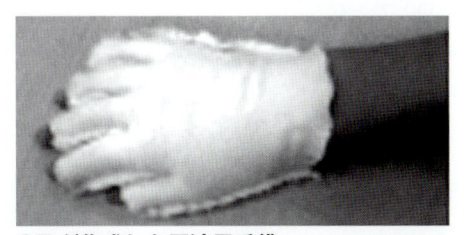

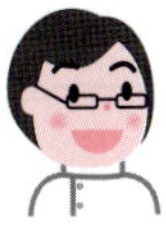

OTが作成した圧迫用手袋

> 手をペグにリーチする時に，失調様の動きがあります．それから，ペグをピンチすることができるようになったのですが，はじいてしまうことが多いです．

> 視床性運動失調と肩甲帯周囲の不安定さが原因だね．低い位置からリーチするなど，段階付けをするといいよ．また，物をつまむ時には，母指と示指・中指の対立がつくれるように意識してもらうことが必要だけど，感覚障害がある谷口さんには難しいこともあるから，動作によっては横つまみを検討する必要があると思うよ．

> 両手動作をすると，どうしても右手を一定の肢位や形に保持できないようです．

> 感覚障害や注意障害が影響しているね．机上で押さえたり，大腿の上で押さえたりするような動作や，タオルたたみのような左右で同じ動きをする動作も，保持時間が短い動作から段階付けていくといいね．ADLは，仮に手の保持ができずに物を落としてしまっても怪我をすることのない動作に限定すべきだね．

> 病棟では，手洗い，歯磨き粉をつける，更衣，服をたたむ，テレビのリモコンを押さえる，を実施してもらうことにしました．

> 目標達成に近づいてきたね．指導したら，問題なく実施できているかや，実際のADLでの使用状況，谷口さん自身がどう感じているかをしっかり確認しよう．

> どの動作も時間がかかって疲れるようですが，頑張って右手を使用してくださっています．

> 右手の使用を継続して動作が習熟してくれば，時間は短縮されるし，疲労も低下してくると思うよ．しっかり使用できていることを，フィードバックして励ますことも重要だよ．

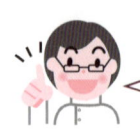

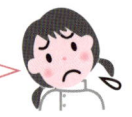

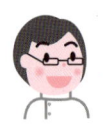

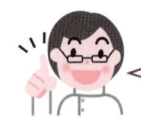

確認ポイント →
上肢の動作は多様です．ADLでの観察から困難な原因を探り，改善方法を検討しましょう．

9 その後の経過

谷口さんは，約2カ月の訓練でBrunnstrom stage 上肢Ⅴ，手指Ⅴ，下肢Ⅴに改善したが，重度の感覚障害は残存した．右上肢は，補助手としてADLに参加できる機能を獲得した．ADLは，屋内4点杖と短下肢装具を使用した歩行にて，排泄自立となった．麻痺側管理方法（ADLで右上肢を使用するうえでの注意点も含む）や自宅での訓練方法，入浴動作などの介助方法について谷口さんとご家族に説明し，家屋改修を実施した後，家庭復帰を果たした．

10 ケースのまとめ

Q このケースのポイントはどこだったかな？

> ADLのどんな動作で右上肢の使用を進めていったらよいのか，見当がつかず難しかったです．

> 各種の検査，右上肢機能訓練での患者さんの上肢の動きや，患者さんにどう感じているのかを聞くことはヒントになると思うよ．比較的簡単なものから開始して段階的に増やしていくこともポイントだね．

> ADLのなかで使用していただいたら，谷口さんも少し自信をもたれたようでした．

> それはよかったね．片麻痺の方は，非麻痺側のみでADLができてしまうということを学習してしまうと，容易に麻痺側上肢の学習性不使用に陥ってしまう可能性があるよね．谷口さんの場合，右上肢を使うと感覚障害によって異常感覚も生じていたようだけど，段階的に右上肢の使用を促したことで，失敗もなく自信をもてたのではないかな．喜んで麻痺側を使ってくださると，ますます改善の可能性が開けてくると思うよ．

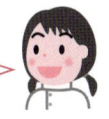

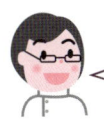

11 本ケースで学ぶ重要ポイント

1. 片麻痺の上肢の学習性不使用を防ぐためには，ADLでの使用を促すことが重要である．
2. ADLと訓練時の観察において困難となっている上肢の動作を明らかにし，各種検査結果と患者さんの自己評価を統合して，その改善方法を検討する．
3. ADLでの上肢の使用を促すためには，確実かつ安全にできる動作から開始し，ADLでの使用ができているか，どのように使用しているかも必ず確認する．

（坂田祥子）

OT実習編⑤／維持期
心身機能・能力の向上と環境調整により，自宅退所を目指した脳出血の70代女性

キーワード ADL能力，自宅生活，環境調整，福祉用具，家族指導

大森さんは70代後半の女性です．発症前は農業に従事していました．長男夫婦と同居していたため，家事などの役割はなく，日々夫と畑仕事をしていました．5カ月前に右上下肢の脱力で発症してから，急性期病院，回復期リハ病院を経て，介護老人保健施設である当施設に入所となりました．

作業療法の流れ

1 情報収集

一般的情報：
70代，女性
Hope：家のなかの段差で転ばないようになって，自宅に帰りたい

医学的情報：
診断：左皮質下出血（5カ月前），右片麻痺
既往歴：高血圧，左膝関節症

社会的情報：
職業：夫とともに農業に従事
　　　（家事などは長男の妻が担当）
家族構成：夫，長男夫婦の4人暮らし
　　　　　（孫2人は結婚し別居）
家屋状況：一戸建ての持家
　　　　　（屋内に段差が多い）
キーパーソン：夫

Q 患者情報から何を読み取りますか？

ご本人の希望が「家のなかの段差で転ばないようになる」ということは，下肢の麻痺や筋力低下が重度で，訓練の必要性が高いということでしょうか……

確かに，そのようなことも考えられますね．でも，発症から5カ月が経過しているので，麻痺などの回復だけでなく，「家のなかの段差」のような環境因子にも注目して，ICFの全体に目を配ることが大切ですよ．

確かに，自宅への退所を考えると持家には段差が多いようですが，家屋はどのように評価したらよいでしょうか？

直接自宅を訪問すると確実に評価することができますね．でも，いきなり訪問しても，どこを評価すべきかがわかりにくいこともあります．ご家族に段差の写真を撮ってきてもらったり，段差の高さを測ってきてもらったりすると，実際に訪問する時に有効です．

2 リハビリテーション方針

自宅退所に向けて自宅訪問をして，福祉用具などの環境整備を行う．

入所時のリハビリテーション方針 →
- 身体・認知機能を評価して，可能な限りその向上を図る．
- 自宅退所に向けて，介助量を想定し，家族に介助方法を指導する．
- 本人の能力と家族の介助力に応じて，家族に家屋整備を指導する．

---

3 作業療法初回評価

■ 大森さんがリハ室に来室されました．

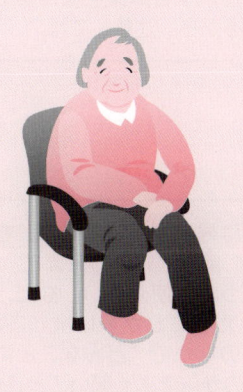

■ 作業療法評価の結果

【初回時の印象】
物腰が柔らかく，言葉遣いが丁寧で，表情も穏やか．

Q リハ方針のどこに注目しますか？

福祉用具などの環境調整とありますが……

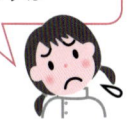

自宅退所という目標があるので，ご本人の心身機能・能力の向上を図る一方で，周囲の環境を整備して，ご本人の心身機能・能力を効果的に活用できるようにするということも重要になります．たとえば，トイレや浴室に手すりを付けることや，上り框を少なくすることなどが考えられますよ．

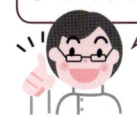

Q どの評価から行いますか？

ADLの評価と，ROM-tやMMTなどの評価が重要だと思います．まずは年齢を考えて，認知機能の評価であるMMSEを実施しようと思います．

確かに，ADLなどの評価は実施する必要があるね．でも，介護老人保健施設の役割として「自宅への退所」を目標としているから，ADLの評価だけではなく，問診のように病前の役割やご本人とご家族がこれからの生活をどのようにイメージしているのかを聞いておくことも重要だよ．質問時には，日本作業療法士協会の「生活行為向上マネジメント」のツールが参考になると思うよ．

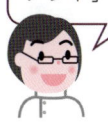

初めてお会いした時は，優しそうな人だと思いました．

Ⅲ．応用力をつけよう！

■ 作業療法評価の結果（つづき）

【バイタルサイン】
血圧 115/65mmHg，脈拍 65 前後で安定．

【麻痺・感覚】
・右片麻痺
・上下肢 Brunnstrom stage：
　上肢Ⅴ，手指Ⅴ，下肢Ⅳ
・感覚：
　鈍麻を認めない．
　表在感覚・深部感覚ともに障害を認めない．

初めて会った時の印象は大切だね．でも，もう少しいろいろな観察点をもっておくといいよ．たとえば，「車椅子で来たのかな？それとも歩いてかな？」「歩き方は危なくなかったかな？」「周りに注意が向いていたかな？」「上肢や手の使い方はどうかな？」などだよ．また，1日のなかでも朝と夕方では動作の特徴が違うこともあるから，毎回注意して観察してみよう！

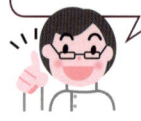

Q 評価結果からどのように解釈しますか？

血圧も脈拍も正常です．

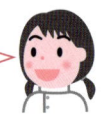

数字だけ見るとそうかもしれないね．でも，年齢などにも影響されるし，既往の病気があって降圧剤などの薬を服用していると解釈が変わるから，注意してね．

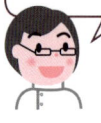

右片麻痺は軽度のようだけど，右手は利き手かな？　麻痺が軽度の時ほど，「上肢，特に手指がうまく使えない」など，巧緻性の問題を訴えることが多いよ．ご本人には，日常生活のなかで"どんなことに不便を感じているのか"をよく聞いておこう！

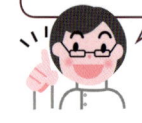

【ROM・疼痛】
変形性関節症（OA）のため，左膝100°屈曲位で疼痛あり．

【筋緊張】
上腕二頭筋・大腿四頭筋 軽度亢進

【認知機能，高次脳機能など】
・HDS-R 24/30点
　（発語の流暢性でやや低下）
・車椅子操作時に右にぶつかるなど，右側への認知機能の低下がみられる（または注意障害の疑い）．

ご本人からは「膝が痛いからうまく歩けない」という訴えが多いです．

「痛み」は，どんな時でもご本人には大きな悩みだね．膝の状態やその具体的な対応は，カンファレンスの時にみんなで検討しよう．OTとしては，これだけ膝が痛いことやROM制限があることが，日常生活のどんな時に影響しているのかをまとめておこう．

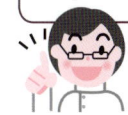

車椅子操作時に右にぶつかっているので，右半側空間無視があると思います．

これだけで「半側空間無視」と決めつけてしまうのはどうかな．HDS-Rの点数を見ると，認知機能が低下している可能性も否定できないよね．「車椅子操作で右にぶつかる」ことの原因としては，右半側空間無視の他にどのようなことが考えられるかな？

車椅子操作に慣れていないのかもしれません．

そうだね．それじゃあ，車椅子の操作場面だけでなく，日常生活の場面でも道具の操作について観察してみよう．認知機能の低下以外に，注意障害や失行などでも，道具の操作が拙劣になることがあるからね．

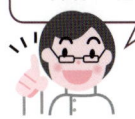

Ⅲ．応用力をつけよう！

■ 作業療法評価の結果（つづき）

【基本動作】
・ベッド上での寝返り・起き上がりは自立．
・ベッド端や椅子上での座位保持は良好．
・座位からの立ち上がりは，立ち直り反応やステップテストが陰性のため右側への転倒の危険が大きく，見守りレベルまたは要軽度介助．
・床からの立ち上がりは，膝痛のため不可．

【ADL】
・食事：スプーンで自力摂食可
・更衣：ベッド上またはベッド端座位で可（衣服は準備が必要）
・整容：流しまでの誘導は要介助．動作は可．
・排泄：トイレでの立ち上がり動作は見守りレベル．コントロールは良好．
・入浴：浴室内の移動やシャワー椅子からの立ち上がりは要介助．洗体はシャワー椅子座位で可．
・歩行：施設内廊下での歩行は手すりを使用して見守りレベル．階段は利用していない．
・FIM：合計 106 点
（運動 71 点，認知 35 点）

Q 基本動作や ADL の評価の結果からどのように解釈しますか？

基本動作も身の回りのセルフケアもできることが多いのですが，やはり膝の痛みが影響しているようです．

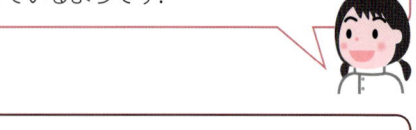

作業療法評価のなかで，具体的に膝の痛みが影響しているものは何だろう？

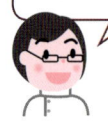

床からの立ち上がり，あるいはトイレでの立ち上がり動作です．痛みと，膝の伸展筋・大腿四頭筋の筋力低下が原因なので，筋力強化訓練を取り入れたほうがいいと思います．

徒手抵抗の筋力強化訓練などは，カンファレンスで役割分担をしよう．もっと OT として考えられることはないかな？　たとえば，動作の工夫，動作の方法・手順を変えるといった代償的能力の活用や，環境調整のようにね．環境調整には，立ち上がりやすいように手すりを付けるなどの補助的手段の活用などが考えられるよ．

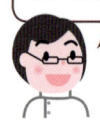

【参加】
発症前は，夫と畑仕事をするのが毎日の日課であった．

【環境因子】
自宅玄関に行くためには，道路から3段の段差を上り，飛び石を渡る必要がある．屋内には，玄関の上り框に450mmの，浴室に120mmの，屋内廊下と和室の敷居に35mmの段差がある．自室は1階の和室．寝具は布団．介護保険は要介護4．

【個人因子】
20歳で結婚後，夫とともに農家を営んできた．一男一女に恵まれて，現在は長男夫婦と同居している．家事は，ここ10年くらいは長男の妻に任せていて，手伝う程度である．

確認ポイント →
環境の評価では，段差などの計測だけではなく，そこでご本人がどのように生活するのか（動くのか）という視点での評価も加えよう！

4 問題点の抽出

①右片麻痺（上肢・手指の巧緻性の低下）
②筋緊張の亢進
③左膝の疼痛・ROM制限
④注意障害の疑い
⑤立ち上がり動作時の安定性の低下
⑥移動能力の低下
　（歩行移動は見守りレベル）
⑦ADL能力の低下（⑤⑥による）
⑧自宅環境に段差が多い

Q 発症前の生活や今後の生活をどのように捉えますか？

ご自宅には屋内外に段差が多く，自室も和室なので，立ち上がり動作などで膝の痛みの影響が大きいと思います．主婦的な役割はご長男の奥さんがしているので，まずはセルフケアを自立させて，自宅退所ができるようにしたいと思います．

確かに，段差が多いね．よくこれだけのことを聞き取れましたね．でも，もう一歩進めるのなら，段差の"数字的な大きさ"だけでなく，ご家族に周囲の写真を撮ってきてもらうと実際の動作をイメージしやすくなると思うよ．あと，主婦的な役割はご長男の奥さんが担っているようだけど，病前にしていた畑仕事など，本人が「したいと思っていること」「してみたいと思っていること」も大切に聞き取ってみたらどうだろう．

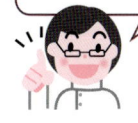

Q 問題点をあげてみましょう

膝の痛みによって立ち上がり動作や段差が不安で，自宅退所ができません．

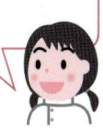

膝の痛みへの対応や立ち上がり動作の訓練などは，カンファレンスで役割分担をしよう．むしろ，OTとしては，住み慣れたご自宅で安全に生活できるような工夫と，ご自宅での生活をよりいきいきと送るための目標の具体化が重要だよ．

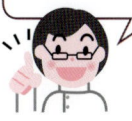

5 目標設定（短期・長期）

短期目標（1〜2週間）
立ち上がり動作時の安定性の向上
手指の巧緻性の向上

長期目標（2〜3カ月）
環境を調整しての自宅退所
- ベッドの導入
- トイレや浴室への手すりの設置
- 上り框や和室の敷居などの段差の解消

> **確認ポイント →**
> 住み慣れた場所で，いきいきと，その人らしい生活を送ってもらえるような具体的な目標になっているか，考えてみよう！

6 訓練プログラムの立案

① 立ち上がり動作・バランス訓練
② 手指の巧緻性・分離動作訓練
③ 自宅環境調整，福祉用具などの選定

> **確認ポイント →**
> OTの訓練プログラムが何を目標に立案されているのか，一つひとつ確かめてみよう．
> たとえば，
> 1. 環境調整
>   膝痛を増悪させないようにベッドを導入したり，立ち上がり動作を工夫したりする．
> 2. 手指の巧緻性訓練
>   ADLでの食事動作とともに，病前にしていた畑仕事での剪定や芽摘みなどを目標にする．
> などを考えてみよう！

Q どのような目標設定ができますか？

膝の筋力強化と，自宅環境を想定した床からの立ち上がり動作の自立を目指します．また，手指の巧緻性が低下しているので，巧緻性の獲得も並行して行います．

膝の筋力強化や立ち上がり動作の獲得は，確かに重要ですね．でも，そのことをOTとして，どのように生活に活かすのか，という具体的な目標がありませんね．このような具体的な目標を動機付けにしながら，当施設での作業療法を進めることを考えましょう．

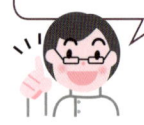

Q 訓練プログラムを考えてみましょう

まずは，床からの立ち上がり動作訓練と，箸を用いた豆つまみのような手指の巧緻性訓練をします．

ちょっと待って！　立ち上がり動作ができないから立ち上がり訓練をするというのでは目的・目標がないね．自宅退院に向けて，何で立ち上がり動作が必要なんだろう？

自室が和室で，寝具も布団だからです．

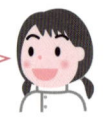

確かにね．でも，布団をベッドに変えるなどの環境調整や立ち上がりの時に台に手を置くなど，環境と動作手順の両方を少し変えることなど自宅での生活を想定しながら考えることが重要だよ．巧緻性動作も，箸でご飯を食べることだけを想定していてはダメだよ．ご主人との日課だった畑仕事には，剪定などの巧緻性を必要とする作業がたくさんあるからね．

7 ケア会議（ケアプランの確認）

Dr：当施設には3カ月間入所の予定で，自宅退所を目標にします．各職種から，方針を出し合ってください．

Nrs：居室では，身の回りのことは基本的にご自分でされています．ただ，膝に痛みを抱えていて，トイレまでの移動などに時間がかかったりするので，介助してしまうこともあります．ご本人も，膝が痛いために，自宅に帰ってからのトイレや入浴に不安をもっているようです．ご家族は，ご主人をはじめみなさんよく来所していて，協力的です．

PT：膝の痛みはOAによるもので，温熱療法と運動療法で対応していきます．基本動作や歩行については，施設内の平地から始めて，段階付けて外出での応用歩行に進めていく予定です．ただし，OAに加えて加齢による変化もあるので，自宅退所に際しては環境を整備しておく必要があると思います．

OT：PTから報告があったように，基本動作やセルフケアの障害の原因は膝の痛みにあります．OTでは，自宅環境を想定した台の高さを調整しながらの床からの立ち上がり動作，手すりの位置・高さ・形状を調整した便器からの立ち上がり動作などを実施していきます．また，ご主人との畑仕事が日課であったなどの病前の生活リズムを活かしながら，退所後の生活の動機付けをすることが必要だと思っています．環境調整については，段差などの聴取はしていますが，自室へのベッドの導入などもふまえて，ご家族に写真を撮ってきてもらうなどして検討を進めていく予定です．できれば退所前に自宅訪問もしたいと考えています．

ケアマネージャー：自宅退所時に必要な福祉用具の貸与などの手続きは，入所中に相談しながら進めましょう．退所後も，自宅での生活を中心にしながら，デイケアやデイサービスなどの通所系サービスの利用によって，外に出る機会を確保する必要があるように思います．退所前に，当施設のスタッフと退所後に利用するサービスのスタッフとで同行訪問をしながら，環境調整や引き継ぎができるような機会を設定するようにしましょう．

チームとしてのまとめ（Dr）：では，単に身辺自立を目指すだけでなく，退所してからの自宅での生活を，目標をもって送ることができるように支援していきましょう．また，退所に向けて，自宅環境整備や退所後のサービス利用について，適宜各職種で情報交換をしてください．次回の会議は2カ月後で，できれば退所に向けた自宅訪問前の全体調整会議としたいと思います．

8 訓練の実施

①膝痛を増悪させない立ち上がり動作の練習

②ADLでの食事動作とともに、畑作業を目標にした手指の巧緻性動作の練習（ちぎり絵などを提案してみる）

③自宅環境整備の提案
- ご家族にご自宅の中の写真や自宅から畑までの道のりの写真を撮ってきてもらうように依頼する．
- 動作に応じたベッドの導入や屋内動線の整理について提案する．

確認ポイント →

「何がしたいですか？」といきなり聞いても，ご本人は困ってしまいます．いままでの生活を聞きながら，また「そのようなことをされていたんですね」といったコーチングのスキルを参考にしながら，"ご本人のしたいこと"を聞いてみましょう！

Q 訓練はどのように進めますか？

ケア会議の結果から，3カ月の期間で自宅に退所できるように優先順位をつけていきましょう．

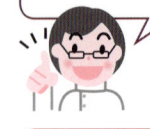

「自宅での生活を，目標をもって送ることができるようにする」というのが難しいです．

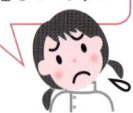

そうですね．実際のOT場面でも，病前の自宅での生活を思い出してもらい，「どのように過ごしてきたのか」「どのようなことに重みをつけて生活をしてきたのか」について傾聴するところから始めましょう．実際の動作をしてもらいながらご自宅での話をすると，ご本人のほうからいろいろな思いを話してくれることが多いので，よく聞いておくようにしましょう．
あと，2カ月後に再度の全体調整会議が予定されたから，自宅の環境調整をイメージできるように，ご家族の方には写真などを撮ってきてもらうよう，協力をお願いしましょう．

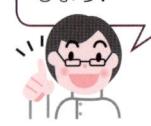

9 その後の経過

膝の痛みが軽快したため，移動時の転倒の不安を軽減することができた．あわせて，ご家族に自宅の写真を撮ってきてもらったことで，ご本人と自宅内での移動の動線を確認しながら，手すりなどの取り付けについて検討することができた．ただし，寝具については，介護保険によるベッドやマットの貸与に拒否的で，これまで使っていた布団で寝ることに強い希望があった．そのため，簡易の折り畳みベッドをご主人とともに2台購入し，そこに布団を敷いて対応することとなった．日課だった畑仕事に向けては，OT場面では剪定作業を想定したはさみを使う訓練や，誘引の際に茎を固定するひも結びなどを想定した巧緻性訓練を取り入れた．またPT場面（歩行訓練）では，ご主人に奥さんの歩く速度に合わせて歩いてもらい，徐々に行動範囲を広げていき，最終的には畑までの距離を一緒に行動することができるようになった．これらによって，ご本人も畑仕事に行くイメージをもてるようになった．

10 ケースのまとめ

Q このケースのポイントはどこだったかな？

> 施設で働く作業療法士として，どうしたら自宅での生活につなげていくことができるかを学ぶことができました．

> そうだね．この施設での生活はあくまで仮の生活だから，いままで暮らしていたご自宅での生活がどのようなものだったのかを OT がイメージすることが重要だね．でも，一人ひとり異なる生活をすべて理解するのは難しいから，ご家族などにご自宅の写真を撮ってきてもらうなどして，ご本人に，単に ADL といった動作的なことだけではなく，自宅での生活や自分にとって意味のある生活を思い出してもらい，それを OT が傾聴しながらイメージしていくという共同作業が大切になるよ．

> ご自宅での生活を想像するのが，本当に難しいです……

> 今回は，自宅訪問の機会がなくて残念だったね．ご自宅での生活を想像するためには，病院や施設の中だけ，あるいは病室，居室，OT 室の中だけにいるのではなく，機会を作って積極的に訪問などに出かけていくことが重要だよ．病院や施設の中だけの OT ではなく，"在宅生活への架け橋"となるような支援ができる OT になってくださいね！

> はい．頑張ります！

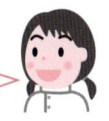

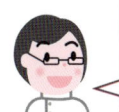

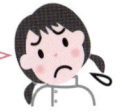

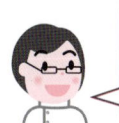

11 本ケースで学ぶ重要ポイント

1. 自宅退所に向けては，単に ADL の自立ということではなく，「自宅環境との適応」という視点が重要になることを理解する．
2. ご本人が自宅での生活をイメージするためには，担当 OT もご本人やご家族から情報を得て，ご自宅での生活をイメージすることが必要であるということを理解する（共同作業の重要性）．
3. 在宅生活支援のためには，作業療法士が，積極的に病院・施設から幅を広げていくことが必要になることを学ぶ．

(小林　毅)

ST実習編①／急性期
脳出血により失語症と易疲労性を呈した60代男性

キーワード　脳出血，失語症，スクリーニング検査

高橋さんは68歳の男性です．1週間前に右下肢の動かしにくさが出現したため，救急車で搬送されました．搬送された時は，意識はありましたが，右の上下肢麻痺，構音障害，失語症を認め，MRI・CTにより左視床出血と診断されました．

言語聴覚療法の流れ

1 情報収集

一般的情報：
60代，男性
主訴：ことばがうまく話せない
利き手：右（現在の使用手は左）

医学的情報：
診断：左視床出血
既往歴：高血圧

社会的情報：
職業：無職（元会社員）
家族構成：妻との2人暮らし（娘が1人いるが，結婚して隣の市に住んでいる）
家屋状況：2階建ての持家
キーパーソン：妻
病前の生活：退職してからは，趣味のカラオケやゴルフに興じるなど，活動的であった．

画像所見：
視床と視床下部に高吸収域を認める．視床を首座とする血腫あり．

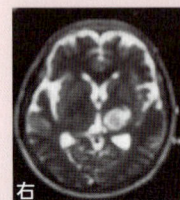

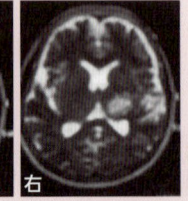

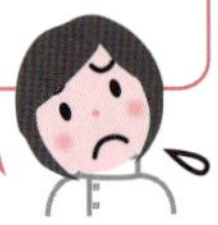

MRIのT2強調画像

Q 患者情報から何を読み取りますか？

主訴が「うまく話せない」となっていますが，構音障害でしょうか？

構音障害も考えられますが，失語症はどうでしょうか？　ことばがうまく話せないというのは，どのようにうまく話せないのでしょう．麻痺の問題？　それともことばの問題もあるのでしょうか？
ご家族からも情報収集をしましょう．ご家族から「違ったことばが出てくる」といったお話がありました．失語症が疑われますね．診断や画像所見も確認してみましょう．

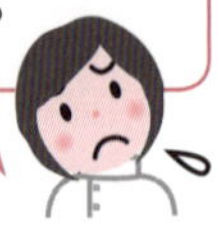

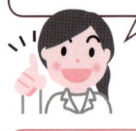

左側の脳出血とありますね．視床の出血があるから…視床失語を考えますか？

出血場所は，左の視床と視床下部ですね．視床は，脳出血のなかでも2番目に起こりやすい部位です．視床失語も考えられますが，他の症状として，意識障害や感覚障害などもあるかもしれませんね．

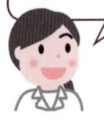

2 医師のリハビリテーション処方

ST処方：高次脳機能と言語機能の評価・訓練
訓練場所：ベッドサイド（ベッドアップ90°可）
リスク管理：収縮期血圧200mmHg以上の場合は，リハを中止する．

確認ポイント →

急性期の脳出血後は，脳圧の管理が必要です．患者さんの安静度は必ず確認しましょう！

3 言語聴覚療法評価

■ ベッドにいる高橋さんの部屋を訪ねました

目を閉じていましたが，声をかけると目を開けてくれました．血圧を測り，ベッドを上げる時，抱えるようにして左手で右手をおなかの上に置きました．

確認ポイント → 他にも見るところは？

- 意識レベル，表情，バイタルサインは把握しましたか？
- 点滴などのルートやモニターはありますか？
- 会話時の声の大きさや発話明瞭度はどうでしたか？ 顔面の麻痺はありましたか？
- 麻痺側を理解し，気を付けていますか？
  ⇒高橋さんは麻痺側に注意をはらえています．念のため，摂食動作も確認したほうがよいかもしれません．

注意ポイント →

挨拶後に，姿勢やバイタルサインを測りますが，その間も患者さんの様子を観察しましょう（覚醒レベルや表情など）．**急性期は疲れやすいです**．評価は1回で全部終わらせる必要はありません．患者さんの様子をみながら，進めましょう．「今日，最低限評価すること！」というタイムスケジュールをたてることが大切です．

Q 患者さんの第一印象は？

声をかけると目を開けて，挨拶をしてくれました．でも，笑顔はありませんでした．

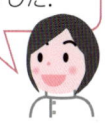

「声をかけると開眼した」ということから，意識レベルはJCS Ⅱ-10になるね．表情が乏しいのはなぜでしょう．その時の気分なのか，自発性の低下なのか？ それとも精神的な落ち込みがあるのか？ 今後，評価していく必要がありますね．

Q どの評価から行いますか？

左側の脳出血だから，まず失語症の可能性が高いです．評価は，SLTAを行って，言語機能を調べることが必要だと思います．

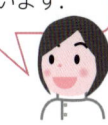

そうですね．現病歴や画像所見，先生の処方から失語症が疑われますね．でもその前に，スクリーニング検査をして，他にも何か見落としがないか確認しましょう．

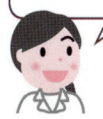

■ **初回評価の結果（スクリーニング検査）**

- **会話**：聴力は問題ない．
- **聴覚的理解**：
  短文レベルは可能．複雑になると聞き誤りを認める．
- **呼称**：
  高頻度語は可能だが，低頻度語で喚語困難[*1]，迂回反応[*2]を認める．
- **音読と読解**：
  音読は音韻性錯語[*3]を認めるが自己修正可能．読解は良好．
- **書字**：
  仮名による名前(姓)の自発書字は可能．仮名(＞漢字)のほうが良好である．漢字の錯書[*4]や保続[*5]が生じることがある．
- **発声発語器官の機能**：
  軽度右顔面神経麻痺，右舌下神経麻痺あり．構音への影響は少ない．
- **声の特徴**：
  声は小さく，弱々しい．開鼻声[*6]はない．
- **嚥下機能**：
  RSST：2回/30秒
  改訂水飲みテスト：①4点，②4点
  水飲みテスト：profile3
  食事：全粥ペースト食．口からの食べこぼし，および食物残渣(右口腔内)あり．
- **その他**：
  易疲労性．ぼんやりしている．

ベッドサイドでの環境調整のポイント→
可能な範囲で明るさを確保し，テレビやラジオを消す，カーテンを閉めるなどして，騒がしい環境を避けましょう．

Q どのような環境にしますか？

リハ室に行きたいけど，先生の指示がベッドサイドだったから…．静かな環境にしないといけないですよね？

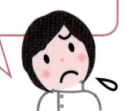

その通りです．騒がしい環境だと，注意がそれやすく，集中しにくいですね．
でも，急性期では，すぐにはリハ室に行けないので，安静度に合わせながら，ベッドサイドで環境調整を行いましょう．

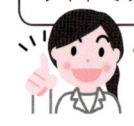

[*1] **喚語困難**：言いたいことばが出てこない状態．
[*2] **迂回反応**：言いたいことばの形態や性質などを述べて説明しようとする反応．
[*3] **音韻性錯語**：音の一部を誤ること（例：ねこ→ねと）
[*4] **錯書**：目的の文字と異なる文字を書くこと．
[*5] **保続**：前に生起した動作や言語などを不適切に繰り返す状態．
[*6] **開鼻声**：発声時に音声や呼気が鼻腔に漏れる状態．

■ 予想される問題点

① 喚語困難や迂回反応，音韻性錯語を認めることから，言語機能の障害（失語症）が疑われる．
② RSST は 2 回 /30 秒で，水でのむせがあったことから，嚥下障害が考えられる．また，顔面神経麻痺と舌下神経麻痺があるため，口腔期の問題も考えられる．

■ ポジティブな点

① 開鼻声がないことから，声の問題は共鳴動作の異常ではなく，呼吸機能または意欲の低下に原因があると推測できる．
② 口腔器官の動作が行えることから，口部顔面失行*7 の可能性は低いと推測できる．

*7 **口部顔面失行**：口頭命令または模倣にて，口腔と顔面の運動ができない状態．

■ 問題点に対する評価

・コース立方体組み合わせテスト
・標準失語症検査（SLTA）
・標準ディサースリア検査

注意ポイント →

スクリーニング検査の結果，詳細な検査が必要であっても，急性期では意識障害や耐久性などの低下により，検査をしても正しい値がでないことがあります．その場合は，スクリーニング検査の結果から，必要な訓練を考えましょう．

Q 評価結果からどのように解釈しますか？

言語機能で喚語困難や迂回反応があるということは，失語症が考えられます．
開鼻声がないのは……

症状から失語症は疑えますね（予想される問題点①）．
「開鼻声がない」ということからは，鼻咽腔閉鎖機能に問題がないことがわかります．
声が小さいという問題はありますが，共鳴腔の異常ではないということが考えられます（ポジティブな点①）．

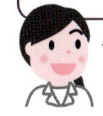

Q 次に，どの評価を行いますか？

スクリーニングで喚語困難や迂回反応などが認められたから，ここで SLTA ですね！

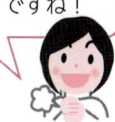

失語症が考えられるので，SLTA を用いて詳細な評価を行いますね．しかし，知的機能レベルを測定する場合もあります．失語症がある方には，どのような知的機能の検査を用いたらよいでしょう？　見直しましょう．

Ⅲ．応用力をつけよう！

4 PT・OT初回評価

運動機能評価	入院時の結果
片麻痺の評価 (Brunnstrom stage)	上肢Ⅱ，手指Ⅱ，下肢Ⅲ
亜脱臼・浮腫の有無	亜脱臼なし
筋力	右MMT3
座位バランス	やや右側に姿勢が傾きやすいが，1人で座れる．

活動能力評価	
ADL評価 (Barthel Index)	15点
寝返り・起き上がり	部分介助
移乗	部分介助
移動	全介助

5 問題点の抽出

① 失語症
② 右顔面神経・右舌下神経麻痺
③ 声量の低下
④ 易疲労性
⑤ 情報伝達困難
⑥ 発話明瞭度の低下
⑦ 摂食嚥下障害
⑧ ご家族との会話の機会の減少
⑨ 安全に自己摂取できないこと

6 目標設定

短期目標
　喚語困難の回復，自発話の向上
　発話明瞭度の改善
　ご家族などにコミュニケーションのとり方を説明する
　安全に食事を摂取する

長期目標
　ご家族や医療関係者など，周囲の人たちとのコミュニケーションの機会の増加
　自立して安全に食事を摂取する

Q 多職種からどんな情報を得ますか？または，知っておきたいですか？

STでも，麻痺の程度や身体状況を知っておくことは，評価や訓練時だけでなく，リスク管理の面でも大切になります．PTやOTから情報を収集しましょう．
たとえば，車椅子の移乗の程度を把握しておくと，1人でもできるのか，看護師さんに手伝ってもらうべきなのかがわかり，リスク管理（転倒防止）につながりますね．

わかりました！　他にも座位バランスを知っておくと，食事時や検査時に正しい姿勢に修正することができますね！　患者さんの立場になって，もっと知っておいたほうがよいと思う情報を考えてみたいと思います．

Q 問題点をあげてみましょう

ご家族とうまくコミュニケーションがとれないことは問題ですよね！

そうですね．ご家族だけでなく，入院中は医療関係者とのやりとりもあります．どのような方法だと理解しやすく，会話が行えるのか，ご家族や医療関係者に伝えられるようにして，コミュニケーションの環境を整えていきたいですね．何よりも，「自分の伝えたいことや表現したいことがうまく伝えられない」「これまでの人生を支えてきた当たり前の動作ができなくなった」ということがどういうことなのか，その患者さんの気持ちになって考えることが大切です！
他にも，嚥下障害や顔面神経麻痺などの問題点をふまえて，訓練プログラムを立案しましょう．

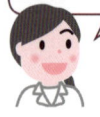

7 訓練プログラムの立案

①呼称訓練
②聴覚的理解訓練
③会話訓練
④口腔器官の運動
⑤家族指導（食事介助の仕方，コミュニケーション方法）

確認ポイント →
訓練プログラムは，症状に目を向けるだけでなく，目的も考えて立案しましょう．

8 訓練の実施

①呼称訓練
- 高頻度語より開始
  喚語困難時に意味的キュー[*8]を用いると想起されやすくなるため，ヒントとして用いて練習した．高頻度語の正答率が向上したため，使用単語を変更した．
- 低頻度語を混ぜて実施
  高頻度語に比べて正答率が低くなり，保続が生じることがある．できない場面が増えると落ち込みがみられたため，状況に応じて高頻度語を主体とした練習に変更した．

※易疲労性を認める時は，ベッドアップを60°に下げて実施するなどの工夫を要した．

[*8] **キュー：** 正反応を促進する手がかりのこと．意味的キューと音韻的キューのどちらが有効かを考えて使用する．

Q 訓練プログラムを考えてみましょう

失語症で喚語困難があるので，呼称訓練でしょうか……

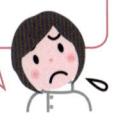

呼称訓練は大切ですね．ですが，呼称訓練の目的と賦活経路を考えることも必要です．また，ご家族や医療関係者に対する説明もありますね．患者さんにかかわる方には，コミュニケーション方法や食事介助の仕方などを伝えるようにしましょう．

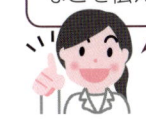

Q 訓練では何に注意しますか？

呼称訓練の単語はどのように選べばよいでしょうか？

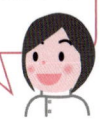

呼称訓練では，難易度や用いることば（出現頻度，親密度など）を考えることが必要です．単語の関連性の有無，使用枚数，何のキューを用いるかなど考えて，準備しておく必要がありますね．

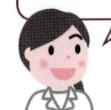

Ⅲ．応用力をつけよう！

9 リハカンファレンス（リハビリテーション処方から1週間後）

PT：目標は装具使用で歩行可能となることです．耐久性が低いため，長距離は難しいです．自立歩行まではまだ時間がかかると思われます．

OT：食事は，自助食器・自助具を使用すれば，食べこぼしなく自己摂取可能です．右上下肢に感覚障害を認めます．麻痺側への注意ははらえていますが，実用レベルではありません．

Nrs：日中は車椅子で過ごしています．食事は，1/2程度まで自己摂取が可能ですが，疲れてしまうため残りは介助が必要です．ご家族の協力もあり，夜は奥さんが手伝ってくれます．

ST：日常会話のやりとりは可能です．しかし，喚語困難などのため，YesかNoで返答できる質問や選択肢を提示するなどの工夫が必要なこともあります．食物形態は変更可能ですが，耐久性が低く，介助は必要です．自立レベルまでは時間がかかります．

カンファレンスのまとめ（Dr）
- 全身状態やバイタルサインは服薬によりコントロールされている．
- 麻痺は中等度で，今後活動性が上がると転倒の危険がある．
- リハ転院を目標とし，ADLの介助量軽減，上下肢の麻痺の改善，言語機能と嚥下機能の改善を目指す．

10 その後の経過

高橋さんは急性期病院で約3週間のリハを行い，自発話は増加傾向となり，表情にも笑顔がみられるようになった．食事はOTと協力し，姿勢や自助具の使用などを検討した．食事の摂取方法・姿勢やコミュニケーション方法などを看護師やご家族に説明したことで，情報を共有できるようになり，高橋さんは安全に食事を自己摂取すること，またコミュニケーションも行えるようになった．今後は，回復期病院で，言語機能や嚥下機能のさらなる改善が見込まれる．

11 ケースのまとめ

Q このケースのポイントはどこだったかな？

> 急性期は発症後間もないので，意識レベルや疲労度に応じて，評価・訓練を検討する必要があります．ご家族も不安な時期ですので，特に失語症の患者さんの場合は，コミュニケーション手段を見つけ，かかわり方を伝えたいですね．

> 検査はしなければいけないと思ってましたが，患者さんの状況に合わせて評価・訓練内容を検討することも正しい評価のために大切なのだとわかりました．

12 本ケースで学ぶ重要ポイント

1. 患者さんの様子に合わせて検査を選択することを理解する．
2. 失語症の患者さんとのかかわり方，環境調整（家族・医療関係者）の必要性について学ぶ．
3. 評価結果をふまえた，訓練の立案について理解する．

（飯野由恵）

ST実習編②／急性期
脳梗塞により摂食嚥下障害を呈した70代男性

キーワード 脳梗塞，気管切開，スクリーニング検査，摂食嚥下訓練，リスク管理

田中さんは78歳の男性です．突然，左上下肢の脱力，構音障害が出現して救急搬送され，頭部MRIにて脳幹梗塞と診断されました．同日，嚥下困難で唾液の気道流入を認めたため，気管切開しカフ付きカニューレを装着しました．発症9日後，ベッドサイドで言語聴覚療法を開始しました．

言語聴覚療法の流れ

1 情報収集

一般的情報：
70代，男性
主訴：食べられない，呂律が回りにくい
Needs：これまでと同じようなものが食べたい

医学的情報：
診断：脳幹梗塞
既往歴：高血圧
栄養管理：末梢点滴
気管切開：カフ付きカニューレ装着
バイタルサイン：血圧，体温，脈拍ともにほぼ正常範囲．SpO_2 97%（room air）．
血液検査：CRP 0.26, Alb 3.4
身体機能：両上下肢麻痺でADLはほぼ全介助．頸部可動域はほぼ制限なし．
安静度：ベッドアップ45°まで可

社会的情報：
職業：無職
家族構成：妻，娘夫婦，孫の5人暮らし
キーパーソン：妻，娘
病前の生活：普通食を食べていた．

Q 患者情報から何を読み取りますか？

カニューレが装着されていますが，どのようなことから始めたらよいのでしょうか……

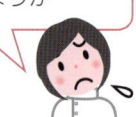

カニューレを装着している患者さんのリハを行ううえでは，まずカフ付きかカフなしか，単管か複管かなどのカニューレの種類を確認します．カフ付きカニューレを装着している場合は，カフによる食道入口部圧迫を緩和するため，嚥下訓練時にはカフの脱気を検討する必要があります．

カルテの情報からは，まず摂食嚥下障害や構音障害の原因となる疾患が何かを読み取ります．このケースの場合は，脳幹梗塞から嚥下困難をきたし，さらに気管切開をしたことによりますね．さらに検査や訓練を行う際のリスクを知っておく必要があるので，誤嚥性肺炎になった時に高い値を示す血液検査のデータ，栄養管理の方法，栄養状態などのチェックが必要ですね．

2 医師のリハビリテーション処方

ST処方：ベッドサイドで，摂食嚥下機能の評価・訓練と，コミュニケーション手段の確保を行う．

リスク管理：SpO_2が92％以下になった場合，あるいは明らかな誤嚥徴候を認めた場合は，リハを中止する．

3 言語聴覚療法評価

■ ベッドサイドでのスクリーニング検査の結果

- 意識：清明
- 言語理解：良好
- 言語表出：
  カフ付きカニューレ装着のため発語困難．構音動作はある程度保たれており，短いことばであれば電気式人工喉頭にて意思伝達可能．
- 頸部可動域：制限なし
- 嚥下機能：
  口腔内の唾液貯留なし．口腔内の衛生は保たれている．反復唾液飲みテスト（RSST）2回/30秒．
- 着色水テスト：
  ベッドアップ45°，3ccのとろみ水で行ったところ，カフ上チューブから着色物は吸引されず，明らかな誤嚥なし．とろみなしでは，カフ上チューブから着色物が吸引され，誤嚥あり．いずれの着色水テストでも，咽頭内の吸引で少量の着色物が吸引され，嚥下圧の低下あるいは食道入口部開大不全あり．

Q 処方内容のどこに注目しますか？

> 誤嚥の兆候とは何ですか？

> 誤嚥の兆候としては，むせが一般的ですが，カニューレを装着している患者さんでは誤嚥をしてもむせないことがあるので，呼吸の変化，SpO_2の低下などに注意します．気管切開をしていない患者さんでは，湿性嗄声や湿性呼気音の有無を確認することも大切です．

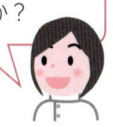

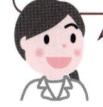

Q どの評価から行いますか？

> 反復唾液飲みテスト（RSST）や改訂水飲みテスト（MWST）などの嚥下検査から開始します．

> 本格的な嚥下検査をする前に，まず意識状態はどうか，見当識は保たれているかを確認します．その際，認知機能や言語理解力，発話能力（言語機能・構音機能）を観察します．摂食嚥下障害だけに注目しがちになりますが，認知機能やコミュニケーション能力を評価することも大切です．また，姿勢，身体機能，頸部可動域，口腔器官の形態・機能，さらに口腔内の状態（乾燥・衛生状態）や唾液の処理能力をチェックすることも重要です．特に唾液の処理能力が良好な患者さんでは，摂食嚥下機能がある程度保たれている可能性があります．

■ ベッドサイドでのスクリーニング検査の結果（つづき）

- **嚥下造影検査（VF）：**
  ギャッチアップ60・90°，頸部やや前屈，とろみ水・ゼリー・お粥・液体，一口量3〜5cc，全摂取量30cc）
  ① 準備期・口腔期：
  明らかな異常所見なし．
  ② 咽頭期：
  嚥下反射惹起遅延．嚥下後の食塊の咽頭内残留（梨状陥凹）．5ccの液体で誤嚥あり．咳反射軽度低下．残留物の除去を目的に左右頸部回旋を，液体誤嚥の防止を目的に強い喉頭閉鎖嚥下を行ったが，ともに明らかな有効性なし．少量のとろみ水による交互嚥下は，食塊の咽頭内残留の除去に有効性あり．

確認ポイント →

1. 口腔内に唾液が溜まっている場合，高い確率で咽頭内にも唾液や痰などの分泌物が貯留している可能性があります（下図）．咽頭内の分泌物の貯留を確認するためには頸部聴診法を用いますが，カフ付きカニューレでの評価は呼気が上がらないため行えません．そこで，吸引を用いて咽頭内に分泌物が溜まっていないかを確認し，咽頭内の分泌物を除去してから検査・訓練を行います．

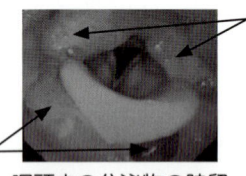

   梨状陥凹
   喉頭蓋谷
   咽頭内の分泌物の貯留

2. カフ付きカニューレを装着している場合，食紅（緑）で色を付けた着色水を嚥下させ，カフ上チューブおよび気管内を吸引して，誤嚥の有無を確認します．カフ上チューブから着色水が吸引されれば，誤嚥した可能性が高く，経口摂取を始めるか否かの重要な判断材料になります．

Q 次に，どの評価を行いますか？

> 着色水テストで液体の誤嚥，嚥下後の咽頭内残留があったので，嚥下造影検査（VF）をするのでしょうか……

> 着色水テストの所見から誤嚥のリスクがあるので，食事を開始するには，適切な食事形態や姿勢などの摂食条件を決めるため，嚥下造影検査（VF）や嚥下内視鏡検査（VE）などのより詳細な検査を行ったほうがよいでしょう．

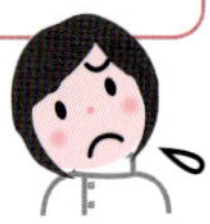

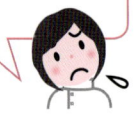

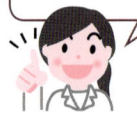

Q 評価結果からどのように解釈しますか？

> 誤嚥があるので，あまり直接嚥下訓練はできないということでしょうか……

> 着色水テストの結果から，ベットアップ45°，とろみ水3ccで複数回嚥下を行うことで直接嚥下訓練は可能です．しかし液体は着色水テストおよびVFで誤嚥を認めており，リスクがある患者さんということになります．ただし，VFでは姿勢調整ととろみをつけることで比較的安全に訓練が進められることがわかりましたね．訓練を進めるにあたっては，どのようにしたらリスクを減らすことができるのかということを評価しておくことが大事です．

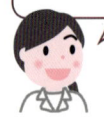

④ 問題点の抽出

①摂食嚥下障害
②誤嚥性肺炎
③脱水,栄養障害
④"食べる楽しみ"の喪失
⑤発声・構音障害

Q 問題点をあげてみましょう

> 普通に食事ができないことです.

> そうですね. 嚥下障害があり, 経口で栄養や水分を十分に摂取できないことが問題ですね. そのため, できるだけ嚥下障害を改善させ, 経口で栄養や水分を摂取できるようにすることが目標になります. 一方, 肺炎のリスクがあるので, 慎重に進める必要がありますね.

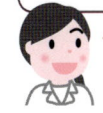

⑤ 目標設定（短期・長期）

短期目標
嚥下食を通じて, 自力で必要なカロリー・水分を経口摂取できるようにすること
誤嚥性肺炎にならないように直接嚥下訓練を進めること

長期目標
病前と同様の食事を摂れるようにすること

⑥ 訓練プログラムの立案

①直接嚥下訓練
嚥下機能のレベルに合わせて段階的に姿勢（体幹・頸部）, 食物形態, 一口量, 代償的嚥下法を調整する.

②間接嚥下訓練
・メンデルソン法
・喉頭挙上訓練

Q 訓練プログラムを考えてみましょう

> VFで誤嚥の有無を確認するまでは, 間接嚥下訓練だけを行ったほうがよいと思います.

> 確かに, 安全性を重視すれば, VFで誤嚥のリスクを確認してから直接嚥下訓練を実施するべきだと思います. しかし, 急性期の患者さんの場合, 安静度などの問題でVFやVEを行うのが困難なことがあります. でも, 検査をするまで全く直接嚥下訓練ができないと廃用を招いたり, 患者さんのQOLを低下させたりする可能性があります. スクリーニング検査で誤嚥のリスクをしっかり見極めたうえで, とろみ水やペースト状のもので安全と確認された場合は, 直接嚥下訓練を実施してもよいでしょう.

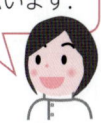

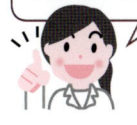

III. 応用力をつけよう！

7 訓練の実施

確認ポイント →

直接嚥下訓練では，いかに誤嚥させることなく，食べる訓練を継続できるかが重要です．訓練のポイントは以下の通りです．

1. 喉のアイスマッサージなどによって嚥下反射を繰り返し惹起させて，一口目で起こりやすい誤嚥を防止する．
2. 適切な食物形態，安全な姿勢，有効性のある咽頭内残留の除去法などによって，摂食時の誤嚥防止を徹底する．
3. 常に，むせ，呼気音や声質の変化，咽頭残留感，痰の性状・量，SpO_2の低下など，誤嚥を疑う症状に注意する．

Q 訓練では何に注意しますか？

安全に直接嚥下訓練を進めるには，どのようにすればよいでしょうか……

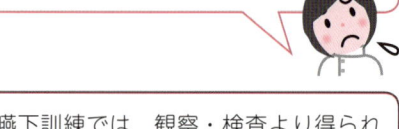

直接嚥下訓練では，観察・検査より得られた情報から，最も安全な姿勢（頸部・体幹），食物形態，一口量，代償的嚥下法（嚥下への意識化，複数回嚥下など），食事環境の設定を行い，嚥下機能の改善に合わせて，また発熱や痰の増加などの誤嚥の兆候に注意しながら，段階的に進めていきます．口腔や咽頭のケアも嚥下訓練の一環で，特に訓練前後は必須です．

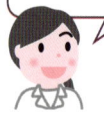

8 リハカンファレンス

Dr：脳梗塞は落ち着いています．そのため，安静度をフリーとして，カニューレも変更・抜去していきたいと思います．
Nrs：口腔ケアと，間接嚥下訓練を行っていきます．ADLの向上を図りたいです．
PT：歩行訓練を行いつつ，排痰訓練も実施しています．自己喀痰は，少しずつ行えるようになっています．
OT：食事を開始したら，自助具の検討を行います．
ST：ベッドアップ45°で，とろみがあれば誤嚥せずに嚥下できるようになっています．嚥下食の開始を検討します．

Q カンファレンスでは何が重要ですか？

他部門のスタッフとの情報交換と，そのためのコミュニケーションだと思います．

そうですね．リハのゴール，すなわち，すべて経口摂取でいくのか，経管栄養と併用するのか，経口摂取を断念して楽しみ程度の経口摂取とするのかに関して，全スタッフがさまざま場面でしっかりとコミュニケーションをとって情報を共有し，ゴールに向けて連携することが重要ですね．

9 その後の経過

自己喀痰ができるようになり，カフ付きカニューレからスピーチカニューレに変更となった．また，経口摂取も順調に進み，回復期リハ病院へ転院するころには，カニューレを抜去し，気管孔を閉鎖することができた．その後，回復期リハ病院へ転院し，歩行訓練や嚥下訓練を継続することになった．

10 ケースのまとめ

脳幹梗塞により摂食嚥下障害を合併した症例であった．ベッドサイドにてスクリーニング検査を行い，唾液やとろみ水での明らかな誤嚥がみられなかったことから，とろみのついた水やお茶で直接嚥下訓練を開始した．その後，食事を安全に経口摂取することが可能かどうかを評価するためにVFを行い，その結果をもとに，ミキサー食など難易度の低いものから開始後，段階的に食物形態を変更していき，自力摂取にて経口のみでの栄養確保ができるようになった．ただし，依然として液体の誤嚥のリスクは高く，嚥下食からの離脱は困難であった．

Q このケースのポイントはどこだったかな？

誤嚥性肺炎の予防だと思います．

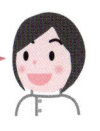

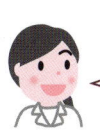

本ケースは急性期の摂食嚥下障害の患者さんですから，初期の段階では，VFやVEを行って経口摂取の可否を判断することが困難な状況にあります．このような患者さんに対しては，RSST，水飲みテスト，SpO$_2$モニターなどのあらゆるスクリーニング検査を駆使して，安全に経口摂取が可能か否かを見極めることがポイントです．その際，本ケースのように，気管切開しカフ付きカニューレを装着している場合は，誤嚥の検出力の高い着色水テストを実施することがポイントになります．また，吸引による咽頭内の分泌物や食塊の残留の確認も，安全に経口摂取を進めるためには不可欠です．

11 本ケースで学ぶ重要ポイント

1. 問診・観察とともに，実施可能なスクリーニング検査を駆使して情報を得る．
2. 誤嚥のリスクを見極め，早期から直接嚥下訓練の導入を図る．

(羽飼富士男)

ST実習編③／回復期
脳幹梗塞発症後に自宅退院を目指した嚥下障害患者例

キーワード 脳幹梗塞，嚥下障害，自宅退院

岡田さんは1カ月半前に脳幹梗塞を発症し，右上下肢・体幹の失調と，構音障害，嚥下障害が残存しました．嚥下造影検査では，右側の食道入口部開大不全があり，誤嚥も認めました．自宅復帰を目標に，ADLや嚥下機能の向上を図るため，回復期病院である当院に転院されてきました．

言語聴覚療法の流れ

1 情報収集

一般的情報：
70代，男性
利き手：右
主訴：食べられない
Hope：何でもいいから口からものが食べたい

医学的情報：
診断：脳幹梗塞（心原性脳塞栓症）
合併症：2型糖尿病，心房細動

社会的情報：
家族構成：妻との2人暮らし（長男は独立し，長女は近くに住んでいる）
家屋状況：市営住宅
キーパーソン：妻
病前の生活：年金暮らし．趣味は園芸，カラオケ，料理．

2 医師のリハビリテーション処方

ST処方：嚥下機能の評価・訓練
訓練場所：ベッドサイド，リハ室
リスク管理：発熱や喀痰の増量がある場合は，主治医に報告する．

Q 患者情報から何を読み取りますか？

> 脳幹梗塞で，食道入口部開大不全があるということは，球麻痺型の嚥下障害でしょうか……

> その可能性はありますね．食塊が食道入口部を通過せず，唾液も嚥下できないことがしばしばあります．画像所見もあわせて確認しましょう．また，急性期病院での栄養管理方法や，誤嚥性肺炎の有無，訓練経過などの情報を得るようにしましょう！

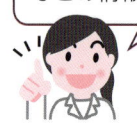

Q 処方内容のどこに注目しますか？

> 発熱や喀痰の増量とは，患者さんにどのようなことが起こっているのでしょうか？

> 誤嚥性肺炎の兆候が出現しているということです．嚥下訓練を行う前には必ずバイタルサインなどを確認し，異常があれば主治医に報告し，訓練を行ってよいかどうか判断を仰ぐようにしましょう．

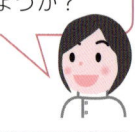

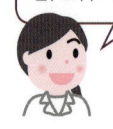

3 言語聴覚療法評価

■ スクリーニング検査の結果

- **全体像：**
  車椅子に座っている．経鼻チューブが挿入されている．
- **意識レベル：**
  JCS I-2．見当識障害あり．
- **会話：**
  指示理解は可能．話す速度が速く，声の高さや大きさに異常あり．ときどき聞き返しが必要だが，コミュニケーションは可能．
- **声：**
  粗糙性嗄声[*1]．声量は十分保たれている．
- **口腔器官の機能：**
  顔面神経麻痺，舌下神経麻痺はない．発声時の軟口蓋の挙上は，右側が低下している．
- **嚥下機能：**
  RSST：2回/30秒
  喉頭挙上は一横指をようやく超える程度．嚥下後，咽頭に分泌物が溜まった音がする．
  改訂水飲みテスト：3b点
  嚥下後，むせはないが，湿性嗄声が強くなる．
- **食事：**
  経鼻栄養＋ST訓練にてミキサー食を1回/日摂取（全介助で，1割程度の摂取）．口腔内残留はなし．咽頭に分泌物が溜まった音をときどき認め，その後むせも認める．
- **その他：**
  夜間に37〜38℃台の発熱を認める．痰や唾液を頻繁に吐き出している．ベッドの周りにティッシュがたくさん落ちている．

[*1] **粗糙性嗄声**：ガラガラした声．

Q どの評価から行いますか？

嚥下障害があるので，嚥下評価を行いたいです．ですが，肺炎の兆候がある患者さんに誤嚥をさせてしまうのが怖いです．どのような評価から行えばよいのでしょうか……

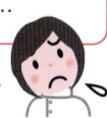

まずは，意識レベルや指示理解の能力をみて，評価や訓練を十分受けられる状態かどうかを確認しましょう．そして，誤嚥のリスクのない，液体や食物を用いない評価から始めてみましょう．どのような検査があるでしょうか？

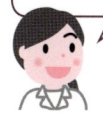

口腔器官の機能評価や RSST でしょうか……

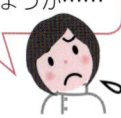

そうですね．その他，声質の評価であれば，湿性嗄声からは唾液の処理能力の低下を，気息性嗄声からは声門閉鎖不全を疑うことができますね．このような検査からでも，ある程度は患者さんの障害像をつかむことができます．

Q 次に，どの評価を行いますか？

液体や食物を用いた評価を行いたいです．どのような点に注意したらよいでしょうか？

液体や食物を用いた評価を行う際は，まず主治医の確認をとりましょう．そして，カルテや看護師の情報から，バイタルサインやその時の体調を把握しておきましょう．そのうえで，誤嚥をしても最小限の侵襲に留められるよう，評価前には，口腔ケアや吸引を行ったり，評価後すぐに吸引が行える状況にしておいたりしましょう．実際の評価では，患者さんの安定した姿勢を確保し，一口量を少なめから開始するなどの配慮をしましょう！

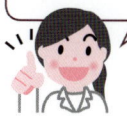

Q 評価結果からどのように解釈しますか？

> 唾液が常に咽頭に貯留し，嚥下ができない，もしくは誤嚥をしているようです．ミキサー食でも咽頭残留や誤嚥を認めており，1割程度の摂取しかできません．

> 球麻痺の特徴として，食道入口部開大不全があります．唾液がうまく飲み込めず，出していることが多いです．今回は，ミキサー食でも咽頭残留があるようですね．急性期からの情報と評価結果を球麻痺の特徴と照らし合わせてみると，概ね合致しそうですね．

4 問題点の抽出

①嚥下反射の減弱
②喉頭挙上量の低下
③食道入口部の開大不全
④咽喉頭の知覚低下

確認ポイント →

球麻痺の患者さんでは，認知機能が保たれていることが多いです．その場合は，患者さんに，嚥下障害の問題点を伝えて，理解できるように働きかけます．そうすることで，訓練効果が高まり，安全に訓練を進めることができます．

Q 問題点をあげてみましょう

> 「口から食べたい」という希望がありながら，経鼻栄養を併用しなければならない状況が問題だと思います．

> そうですね．球麻痺の患者さんは，身体機能や認知機能が比較的保たれていることで，「口から食べたい」という希望をもつことが多いです．また，経鼻栄養の不快感も強いため，OE法[*2]を取り入れることもあります．

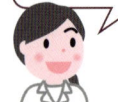

[*2] **OE法**：間欠的口腔食道経管栄養法のこと．

5 目標設定（短期・長期）

短期目標（1カ月）
嚥下反射惹起の改善
食道入口部の開大
喉頭挙上量の改善
安定したミキサー食の摂取

長期目標（3カ月）
経口摂取の確立

Q どのような目標設定ができますか？

> 安全に摂取できるミキサー食の量を増やし，経口摂取の確立を目指します．

注意ポイント→

経口から必要栄養量を安全に確保するには，どのくらいの期間が必要でしょうか．現時点では見通しがたたず，しばらく時間がかかる場合は，代替栄養で十分な栄養量を確保しなければなりません．肺炎に耐えうる体力，回復期で集中的な訓練を受けるための体力が必要になるためです．

⑥ 訓練プログラムの立案

① 冷圧刺激 *[3]
② 頭部挙上訓練 *[4]
③ バルーン法 *[5]
④ 直接訓練
　　（食品調整，頸部回旋，複数回嚥下など）
⑤ 患者・家族指導

*[3] **冷圧刺激**：前口蓋弓に冷温刺激や触圧刺激を加えること．嚥下を誘発するための感受性を高め，実際に嚥下する時に咽頭期の誘発を高めるとされている[1]．
*[4] **頭部挙上訓練**：舌骨上筋群などの喉頭挙上にかかわる筋の筋力強化を行い，喉頭の前上方運動を改善して，食道入口部の開大を図ること[2]．
*[5] **バルーン法**：本邦でかなり広く行われている輪状咽頭筋機能不全に対する訓練法[2]．

確認ポイント→

自宅へ帰って安全に食事をしてもらうことが最大の目標になります．そのため，患者さんやご家族に，安全な経口摂取の方法や，誤嚥兆候についての情報などを訓練のなかで伝え，指導することも大切です．このように，回復期リハでは，患者・家族指導は訓練の一部として非常に重要になってきます．

安定したミキサー食の摂取を目指すには，嚥下反射の減弱や食道入口部開大不全など，低下しているそれぞれの嚥下機能の向上を短期目標として設定する必要があります．嚥下障害は比較的重度であり，長期目標の達成までには，かなりの時間がかかることが予想されます．そのため訓練では，常に評価する視点もあわせもち，目標の細かな変更や肺炎兆候があった場合には軌道修正を行うなど，状況に応じて柔軟に対応できるようにしましょう！

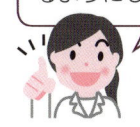

Q 訓練プログラムを考えてみましょう

間接訓練を行いながら，直接訓練で少しずつ経口摂取できる量を増やしていきます．球麻痺の患者さんなので，バルーン法ですか？

間接訓練は，たとえば嚥下反射が減弱しているのであれば，冷圧刺激で促通していくなど，低下している機能に的を絞って，効果のある訓練を考えて行うようにしましょう．バルーン法の実施は，適応条件があり，また危険を伴う手技でもあることから行えない場合もあります．それに代わる他の有効な訓練も考えておきましょう．
直接訓練は，食品調整や頸部回旋などにより，誤嚥の危険性を最小限に留め，最大限の能力が引き出される訓練を考えて行うようにしましょう．

7 リハカンファレンス

PT：右優位の失調があります．歩行器歩行まで可能ですが，不安定性があり，見守りが必要です．
OT：右上肢の失調と測定障害があり，食事動作は介助が必要です．
Nrs：夜間の発熱が続いています．院内生活では，ナースコールを押さず，1人で行動しようとすることがあります．
ST：重度の嚥下障害があります．経鼻栄養を併用し，1日1回，ミキサー食を直接訓練中です．むせは多くありませんが，夜間の発熱があるため，食事の頻度を増やすことはできません．
カンファレンスのまとめ（Dr）：経鼻栄養注入中です．嚥下訓練を行っていますが，誤嚥の危険性が高いです．嚥下不可能であれば，胃瘻造設も考慮していきます．歩行器歩行の自立と3食経口摂取を目標に，リハを進めていきます．

Q カンファレンスで何を話しますか？

> 嚥下訓練中ですが，発熱など肺炎兆候が疑われるため，訓練以外で食事の頻度を増やすことはできません．

> そうですね．この時点では，ミキサー食を安全に摂取してもらうことがSTの目指すところになり，直接訓練はまだ積極的には進められないですね．今後の栄養経路が患者さんの転帰先に影響を及ぼすため，ある程度の見込みをカンファレンスで伝えることは重要ですが，難しい場合もあります．嚥下造影検査などの客観的評価も取り入れながら，リハ医や看護師などの他職種と今後の栄養経路について定期的にカンファレンスを行い，目標の修正や訓練内容の再検討を行っていきましょう．

Q 他職種からどのような情報を得ますか？

> PT・OTから，上下肢の麻痺の有無や程度などを聞きます．

> PT・OTからは，直接訓練時に安定した姿勢がとれるのか，また食器は自助具が必要なのかなどの情報を得ます．嚥下訓練に協力を依頼することもあります．これらの情報は，嚥下障害像をつかむ手がかりにもなります．

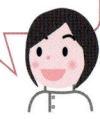

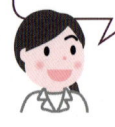

8 訓練の実施

Q 訓練では何に注意しますか？

> 一口量や摂取方法に注意して，慎重に直接訓練を行います．

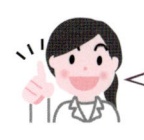

できる限り誤嚥をさせないように直接訓練を行いますが，誤嚥した，もしくは誤嚥が疑われた時の対応は考えておきましょう．たとえば，施設によって状況は違うと思いますが，吸引器がすぐに使用できる状態かどうかを確認する，訓練中吸引が必要かもしれないことをあらかじめ担当看護師に伝えておくなどで，できるだけ安全に訓練を行えるようにしておきましょう．また，直接訓練前に口腔内の衛生状態が良好であるかを確認し，訓練後も口腔内を清潔にしておくことが肺炎防止には重要です．

確認ポイント ➡ 他に重要な点は？

回復期では，実際の訓練以外に重要なこととして，「在宅支援」があります．自宅退院の話があがったら，できるだけ早期に，どのような在宅支援が必要なのかを整理・調整して，他職種とともに退院への準備を進めていきましょう．STでは，自宅で吸引器が必要か，訪問リハでSTの継続したフォローが必要か，嚥下食の宅配サービスが必要かなど，さまざまな情報提供や調整をしていきます．

9 その後の経過

岡田さんは，ミキサー食を1日3食，肺炎を起こさず安定して摂取できるようなり，経鼻栄養を終了，経口摂取が確立した．その後，食物形態は軟菜食[*6]（液体はとろみが必要）まで上げることができた．患者さんやご家族に，調理の工夫や増粘剤の使用方法，誤嚥が疑われた時の対応，肺炎の兆候や予防対策などを伝え，指導した．在宅事業所や訪問リハに，入院経過や今後の注意点なども含めて申し送りを行い，自宅退院となった．

[*6] **軟菜食**：噛み砕きやすいやわらかい食事．

10 ケースのまとめ

Q このケースのポイントはどこだったかな？

回復期では，集中的に訓練を行うことだけでなく，自宅退院に向けての取り組みを早い段階から行い，安心して自宅での生活を送ることができるような流れをつくっていくことも重要であることがわかりました．

今回は，脳幹梗塞による重度の嚥下障害で，唾液でのむせや食道入口部開大不全を疑う所見がありましたね．回復期リハでの集中的な訓練と，経時的に行った適切な評価により，経口摂取を確立することができました．重度の嚥下障害の患者さんに対するリハでは，誤嚥のリスクが高いために，常に肺炎への注意が必要で，また患者さんの状態変化に応じて栄養経路や代替栄養量の見直しも必要となります．
自宅退院に向けては，患者さんやご家族に，自宅で嚥下障害に対してどのように対応していったらよいのか，イメージをもっていただけるような指導を普段から心がけ，かかわりをもっていきましょう．患者さんが，自分の状態に応じた在宅支援サービスを受けられるよう，調整も図っていきましょう．

11 本ケースで学ぶ重要ポイント

1. 嚥下障害の重症度や改善の状況に応じて，適切な栄養摂取方法を選択することを学ぶ．
2. 患者さんやご家族に，嚥下障害に対する理解を働きかけることの重要性を理解する．
3. 在宅支援に向けたかかわり方を学ぶ．

（符田かおり）

文献
1) 藤島一郎，植田耕一郎・他：訓練法のまとめ（改訂2010）．日摂食・嚥下リハ会誌 **14**(3)：650, 2010.
2) 藤島一郎，植田耕一郎・他：訓練法のまとめ（改訂2010）．日摂食・嚥下リハ会誌 **14**(3)：648, 2010.

ST実習編④／回復期
クモ膜下出血で麻痺のない高次脳機能障害患者の社会復帰例

キーワード クモ膜下出血，高次脳機能障害，記憶障害，全般性注意障害，社会復帰

山口さんは38歳の男性です．激しい頭痛により救急車で病院に搬送され，クモ膜下出血と診断されました．クリッピング術やコイル塞栓術が施行され，独歩可能な一方で，病識欠如や著明な記憶障害，全般性注意障害が認められました．発症から2カ月後，リハ目的で，回復期リハ病院である当院に転院されてきました．

言語聴覚療法の流れ

1 情報収集

一般的情報：
30代，男性
利き手：右
家族の希望：障害を認識して記憶が良くなり，日常生活が送れるようになること

医学的情報：
診断：クモ膜下出血〔前交通動脈（A-com）動脈瘤破裂〕
既往歴：高血圧，高脂血症，Th12・L1の圧迫骨折
身体機能：上下肢ともに麻痺はほとんどなく，独歩可能

社会的情報：
職業：物流の事務職（パソコン使用）
家族構成：妻と両親の4人暮らし（弟は別世帯）
家屋状況：一戸建ての持家
キーパーソン：妻
病前の趣味：写真撮影，模型の作成・収集

画像所見：

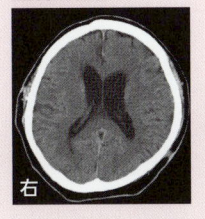

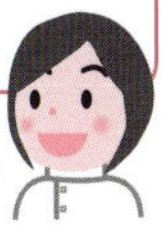

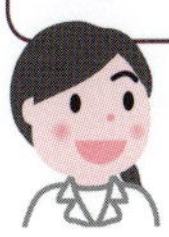

Q 患者情報から何を読み取りますか？

重度の記憶障害がありそうですが，年齢が若いので仕事のことも気になります．

仕事のことも心配ですが，年齢が若いので，長期的なかかわりになる可能性を想定しておきましょう．また，主症状は記憶の障害ですが，他の高次脳機能障害についても観察し，独歩であることにも注目しましょう．

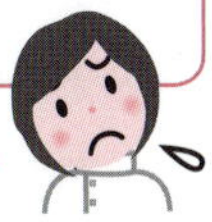

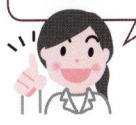

どうして独歩であることに注目するのですか？

病識のない患者さんは，入院や訓練の必要性を感じていないことがあります．そのため，自由に移動できる状態がかえって離棟・離院のリスクを招きかねません．事態を防ぐには，病識や記憶の程度をしっかりと把握すること，他職種と情報共有しながら環境調整や危険回避の対策をとることが必要です．

III. 応用力をつけよう！

2 医師のリハビリテーション処方

ST処方：高次脳機能評価・訓練，メモリーノートなどの記憶の代償手段の検討

問題点：右片麻痺（軽度）・両上下肢筋力低下・両肩関節ROM制限疼痛＋記憶障害，病識欠如，失算，注意障害，クモ膜下出血，高血圧，腰椎圧迫骨折

入院期間：3カ月

治療目標：記憶力の低下について認識させること．歩行は独歩自立，持久力アップ．

リスク・禁忌：転倒，離棟・離院

3 言語聴覚療法評価

- **面接時の様子：**

  意識は清明．日常会話は，ときどき質問に対する返答がかみ合わないことがあるが，概ね良好．失見当識があり，来客の有無や訓練の実施，セラピスト名などを明確に覚えておらず，前向性健忘[*1]を認めた．また，記憶に対して「忘れっぽくなった」「集中していなかった」などと言い訳し，病識はなく，ときどき作話[*2]が出現した．易疲労性も認めた．

- **身体機能：**

  麻痺はほとんど認めない．

- **書字：**

  文字に乱れなく右手で可能．

- **その他：**

  病前からメモをとる習慣があり，携帯電話の操作も可能．しかし，電話連絡したことを忘れ，何度も連絡してしまう状態．

[*1] 健忘：物忘れから記憶喪失までを含む概念で，時間的な分類では，逆行性健忘（発症前の記憶の障害）と前向性健忘（発症後の記憶の障害）がある．
[*2] 作話：現実とは異なる事柄をあたかも現実であるかのように作り話すこと．

Q 処方内容のどこに注目しますか？

処方に，「メモリーノートなどの記憶の代償手段の検討」とあります．ノートを作る際には，何を考慮すればよいですか？

メモリノートなどの代償手段を考える時，病識の有無は重要です．代償手段を活用する前に，動機付けの必要性や客観視の可否を確認しておきましょう．

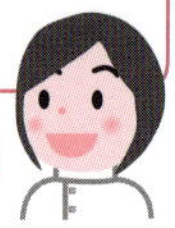

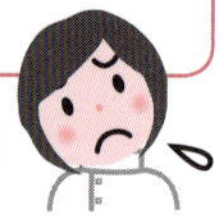

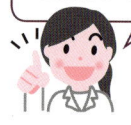

どのような情報を使って代償手段を活用すればよいですか？

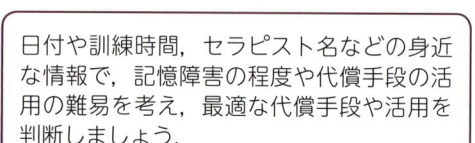

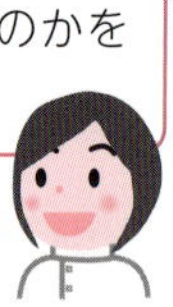

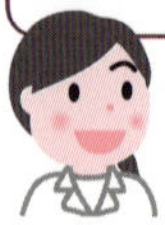

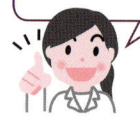

日付や訓練時間，セラピスト名などの身近な情報で，記憶障害の程度や代償手段の活用の難易を考え，最適な代償手段や活用を判断しましょう．

Q 患者さんの面接から何を観察しますか？

まず，記憶力に関して，どの程度の時間軸で記憶が保たれているのか，時間経過とともに，どの程度の情報の忘却があるのかを確認したいと思います．

そうですね．記憶障害の特徴を捉えることが大切です．発症前の記憶（逆行性）と発症後の記憶（前向性）が，どこまで，どの程度の時間保たれているのかを確認する必要があります．

■ 言語聴覚療法評価の結果（初回時）

- **改訂長谷川式簡易知能評価スケール（HDS-R）**：日付や場所の失見当識，3語の遅延再生，計算，5物品の短期記憶での減点がみられる．語の想起は9/10語．総得点は18/30点．
- **レーブン色彩マトリックス検査（RCPM）**：34/36点と高得点．
- **ウェクスラーメモリースケール（WMS-R）**：言語性記憶の指標は62，視覚性記憶の指標は83と，明らかに視覚性記憶のほうが言語性記憶に比べて高い指標を示した．
- **Rey-Osterreithの複雑図形検査（ROCFT）**：直後再生は16/36点（44.4％），30分後の遅延再生は14.5/36点（40.3％）．その他，やや落ち着きがなく，ときどき話が噛み合わないため，注意障害の疑いあり．
- **標準注意検査法（CAT）**：Cancellation Taskでは見落としや遅延反応があり，またAuditory detection，SDMT，Memory Update，PSATでは低得点となり，同時に複数の異なる情報を操作・処理することが困難．一方，Digit spanは順唱で6桁，逆唱で5桁．Tapping Spanは順唱で5桁，逆唱で4桁．

Q 評価結果から何がわかりましたか？

スクリーニング検査からは，①身近な情報ですら覚えていない，または認識していないこと，②数分間で情報を忘却してしまうことが，WMS-Rからは，③視覚性記憶のほうが言語性記憶よりも高く，聴覚的な情報は記憶しにくいことがわかりました．

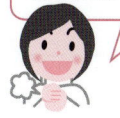

Q 他には何を観察しますか？

記憶障害や病識について質問したいと思います．

初回面接では表面上の障害が気になります．しかし，記憶の障害だけとは限りません．障害を1つに限定し，断定するのではなく，会話時の態度，発話内容，行動から，病識，注意障害の有無，易疲労性，作話，誤りに対する自己修正，脱抑制[*3]，遂行機能など，さまざまな観点で高次脳機能を観察することが大切です．

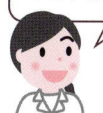

[*3] **脱抑制**：言葉や行動を制御せずに，思うがまま状況に関係なく振る舞うこと．

Q どの評価から行いますか？

最も気になるのは記憶の障害なので，この特徴をつかむためにウェクスラーメモリースケール（WMS-R）を実施します．

確かに主訴からは記憶障害が疑われます．しかし，いきなりWMS-Rというのはどうでしょう．この時点では，高次脳機能全体を捉えるほうが先決です．改訂長谷川式簡易知能評価スケール（HDS-R）やミニメンタルステート検査（MMSE）などの簡易的なスクリーニング検査で，記憶以外の障害（症状）の有無を大まかに把握する必要があります．

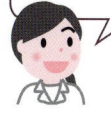

高次脳機能障害は，複数の検査を組み合わせることによって障害像やその程度が明確になります．記憶に関する特徴はしっかり捉えられたようですね．しかし，主訴や問診，記憶以外の検査から，全般性注意障害が推察されることも気にしておきましょう．

III．応用力をつけよう！

4 問題点の抽出

■ 問題点

①記憶障害
②注意障害
③病識欠如
④易疲労性
⑤ときどき会話が噛み合わない，作話
⑥徘徊，離棟・離院
⑦復職

■ ポジティブな点

・知的機能が保たれていること
　⇒代償手段の活用で大きな期待となる．
・言語機能に問題がないこと
　⇒社会復帰への期待につながる．

5 目標設定（短期・長期）

短期目標（1カ月）
記憶を補完する代償手段の条件付けと獲得
注意・集中力の持続（易疲労性の軽減）
ワーキングメモリおよび注意機能（転導性注意，分配性注意）の向上・改善

長期目標（12〜18カ月）
職場復帰

6 訓練プログラムの立案

①代償手段の導入
・携帯電話のアラーム機能を用いた，訓練時間とスケジュールの確認・誘導
②注意・集中・耐久性の向上を目的とした課題
・パズル課題（10piece から徐々にpiece 数を増やす）
・15字程度の文の書き取り課題
・PQRST 法[*4] による新聞記事の読解
・宿題として，類似する2つの20字文を照合して，不一致箇所を抽出する課題

[*4] **PQRST法**：覚える事柄を深く解釈し，記憶に残りやすくする方法．

Q 問題点をあげてみましょう．

現状は，やはり記憶と注意機能の障害が強く，さらに病識の欠如も問題だと思います．

機能的な問題に加えて，易疲労性の問題や，独歩が可能なために離院・離棟の危険性があります．さらに年齢が38歳であること，介護保険の対象外であることも今後の検討課題としてあげておきましょう！

Q どのような目標設定ができますか？

記憶の代償手段の活用だと思いますが，注意障害や病識欠如を考えると，どのように目標設定をすればよいのかわかりません……

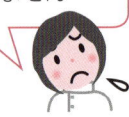

重複する高次脳機能障害に対して訓練目標を考える場合は，優先的に対処する順位を決めることが重要です．病識欠如は代償手段獲得の阻害要因になるため，最初は条件付けなどで行動を誘導してみましょう！

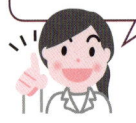

Q 訓練プログラムを考えてみましょう．

病識をもってもらい，メモリノートを使おうと思います．

こんな考え方はどうでしょうか．たとえば，家を建てる際，まず基礎工事で土台をしっかり造り，次に骨組み，屋根へと工事が進み，最後に内装と考えるならば，土台は「病識」，骨組みは「注意・知的機能」，屋根は「記憶を補完する代償手段」といったところでしょうか．これらの役割が活かされて屋根（家）が安定するという発想でプランニングしてはどうでしょうか．

> **確認ポイント → 病識が欠如している患者さんに対するメモリーノートの導入（誘導）**
> ①携帯電話の時間設定（ST）→アラーム→時間とスケジュールの確認（患者さん）→メモ書き（患者さん）→訓練時確認（患者さん）
>   例）11時：ST訓練
> ②訓練直前にコール（ST）→電話内容（指示）の確認（患者さん）→メモ書き（患者さん）
>   例）11時に病室前で待ち合わせ

7 初回リハカンファレンス

PT：下肢の麻痺はほとんどなく，日常生活に支障はありません．しかし，復職を考えると耐久性がやや低下しており，階段昇降や屋外歩行訓練のほか，エアロバイクやトレッドミルなどで筋力強化を実施していきます．

OT：左手の巧緻性低下，スピードのやや低下を認めます．左手の書字訓練，小豆のピンチ動作訓練，キーボード操作訓練を実施します．高次脳機能に関しては，STと情報交換しつつ，日付やスケジュールなどの習慣的な出来事の確認をしていきます．

ST：メモリーノートを作成しましたが，病識欠如により十分に活用できませんでした．そこで，他部門と連携して，日付や訓練時間，担当セラピスト名のメモ書きを誘導しました．復職には，記憶障害が支障となるため，習慣的なメモの活用が必要です．また，注意障害は作業の見落しやミスにつながるため，医師に，職場関係者やご家族への障害とサポート体制の必要性に関する説明を依頼します．

Nrs：ADLは良好です．ときどき部屋の間違えがみられるため，ナースステーション内に顔写真を掲示し，行動を監視していきます．

Dr：ご家族や職場関係者から具体的な業務内容を聴取し，復職に向けた道筋を検討していきます．

Q カンファレンスで何を話しますか？

記憶の状態から，代償手段の活用までには時間がかかること，職場復帰には訓練期間が短すぎることでしょうか……

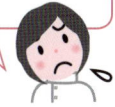

すでに各部門の協力体制はとれているようですが，入院期間3カ月で職場復帰するのは難しそうです．日常生活を見据えながら，外来通院や職業訓練など，職場復帰への道筋をカンファレンスで話し合う必要があります．

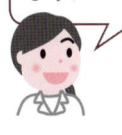

8 訓練の実施

記憶に対する訓練としては，
① 内容にざっと目を通す
　　（Preview：予習）
② 自分で質問をつくる
　　（Question：質問）
③ 内容をじっくり読む（Read：精読）
④ 質問に答える（State：陳述）
⑤ 答え合わせ（Test：テスト）
という PQRST 法を用いた新聞記事の読解と，トランプの神経衰弱を実施．

訓練経過から職場復帰への観察ポイント →

① 入院期間中の様子
　　（日常生活場面や訓練場面）
② 高次脳機能の変化
③ 代償手段の活用状況
④ 障害に対する自己認識
⑤ 試験的な外出（外泊）
⑥ 退院後の生活
⑦ 試験的な職場参加の状況
⑧ 上司または産業医との打ち合わせ
⑨ 職場復帰後の状況

Q 訓練では何に注意しますか？

記憶を補完する代償手段の導入方法に注意し，また記憶障害だけにターゲットを絞った課題ではなく，注意機能や知的機能（思考力）をアップさせる複合的な課題を提供するようにしましょう！

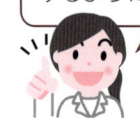

Q 再評価のポイントは？

記憶がどの程度改善したのかを見極めたいです．

確かに，記憶力の変化をみることは必要です．しかし，記憶の改善だけでなく，覚えられなかった時にどう対処しているか，ミスにどう対応し，繰り返さないような方策もとれているかについてみることもポイントです．ですから，記憶だけでなく，注意機能や知的機能についても経過を追うようにするとよいでしょう．

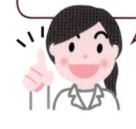

9 その後の経過

訓練開始当初，記憶の補完のために携帯電話やメモリーノートを代償手段として活用した．各セラピストは，訓練前に日付や訓練時間，担当者名の確認を行い，学習状況について情報交換をした．訓練開始から1カ月後，医師によるご家族と職場の上司の話し合いの場が設けられ，職場からは「休職期間は2年で，復職を期待している」との話があり，本人の訓練意欲が高まった．徐々に訓練でメモリーノートの記載に注意し始めた．

退院時のCATでは，Position Stroopで所要時間の短縮を，Auditory detection, Memory Update（4span）で正答率の上昇を認めたが，記憶に関するWMS-Rの成績は，入院時と比べても，わずかな改善に留まった．3カ月の集中的な言語聴覚療法を実施した結果，職場復帰には訓練継続が必要であると判断し，週1回の外来通院に移行した．外来訓練は1年6カ月実施した．この間，STは，医師・ご家族（奥さん）と相談のうえ，職場の上司に訓練の見学をしてもらうように依頼し，医師同席のもと，障害の説明と，職場復帰の可能性，サポート体制についての意見交換を行った．外来通院後は，緩やかにメモリーノートが活用され，課題のミスが減少した．本人は，現状報告のため，産業医と復職の打ち合わせを行い，外来通院1年後には週2日の時短で軽作業，1年3カ月後には週4日の時短，その後フル出勤という形で職場復帰を果たした．外来診察には奥さんが同席し，奥さんから①メモ帳の活用状況，②日常生活でのミスの頻度，③業務遂行の様子が伝えられ，障害はあるものの，日常生活や仕事面で対応が充実したことから，医師とSTの相談で訓練を終了した．

10 ケースのまとめ

Q このケースのポイントはどこだったかな？

病識のない患者さんへの代償手段の誘導と活用を学びました．知的機能が保たれていることや，注意機能を改善に導くことが記憶障害の対応に役立つこと，早期に職場復帰のマネジメントをすることで，サポート体制がスムーズに進められることがわかりました．

高次脳機能障害の患者さんの職場復帰には，機能改善や代償手段の活用とともに，関係するすべての職種やご家族・職場の理解と協力が必要です．そのため，情報共有や目標に向かった共通の働きかけを心がけましょう．

11 本ケースで学ぶ重要ポイント

1. 病識のない患者さんに対する代償手段の段階的な導入について学ぶ．
2. 記憶そのものの訓練よりも，知的機能や注意機能を強化することでミスの予防や対処につなげることを学ぶ．
3. 職場復帰に向けたマネジメントを理解する．

（小田柿誠二）

ST実習編⑤／維持期
脳梗塞再発から1年が経過した摂食嚥下障害患者例

キーワード 脳梗塞，摂食嚥下障害，摂食嚥下訓練

石川さんは93歳の男性です．1年前に脳梗塞を再発して急性期病院に入院し，胃瘻[*1]が造設されました．回復期リハ病院に転院し，リハを継続しましたが，経口摂取は困難な状態でした．その後，介護老人保健施設（以下，老健施設）に入所しましたが，1週間後に誤嚥性肺炎[*2]を発病してふたたび入院となり，入院加療により肺炎が治癒し，自宅退院しました．デイサービスなどの在宅サービスを利用しながら生活していましたが，本人の経口摂取に対する強い希望により，退院から3カ月後に当老健施設に入所されました．

[*1] **胃瘻**：経腸栄養療法の1つで，経口摂取の難しい摂食嚥下障害の患者が利用する栄養摂取方法である．多くが経皮内視鏡的胃瘻造設術（pericutaneuos endoscopic gastrostomy：PEG）で造設されており，そこからとって「PEG」と呼ばれることが多い．

[*2] **誤嚥性肺炎**：胃・口腔内の分泌物や食物などの外来性異物が気道に入ることで起こる肺炎．意識障害や摂食嚥下障害の患者に起こることが多く，「嚥下性肺炎」とも呼ばれる．摂食嚥下障害の患者において，誤嚥性肺炎の予防は1つの治療目標となる．

言語聴覚療法の流れ

1 情報収集

一般的情報：
90代，男性
要介護度[*3]：5
利き手：右（現在の使用手は左）
主訴：口から食べることができない

医学的情報：
診断：脳梗塞
既往歴：脳梗塞（約35年前．右片麻痺残存）

社会的情報：
家族構成：妻との2人暮らし（息子が1人いるが，結婚して隣町に住んでいる）
家屋状況：持家（平屋）
キーパーソン：妻
病前の生活：
50代の時に脳梗塞で右片麻痺となったが，復職して自立した生活を送っていた．退職後は，身体の弱い妻（要支援1）の代わりに家事全般を行っていた．

Q 患者情報から何を読み取りますか？

主訴が「口から食べることができない」ですが，摂食嚥下障害でしょうか……

病歴をみると，1年前に脳梗塞を再発し，急性期病院において胃瘻が造設されていますね．その後もリハを継続していますが，経口摂取は行っていない状態でした．初めの老健施設に入所した直後に，誤嚥性肺炎を発病しています．
経口摂取を検討するためには，摂食嚥下機能の評価だけでなく，誤嚥性肺炎になった原因を考えることも必要ですね．ご家族から十分な情報収集をしましょう．

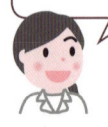

[*3] **要介護度**：介護保険制度では，サービス利用の前提となる要介護認定によって8段階（自立，要支援1・2，要介護1〜5）の要支援・要介護度が交付され，その段階により利用限度額が設定される．老健施設などの施設入所サービスを利用するためには，要介護1以上の認定を受けていなければならない．

2 医師のリハビリテーション処方

ST処方：認知機能，発声発語機能，摂食嚥下機能の評価・訓練
訓練場所：療養室（ベッドサイド）または談話室
リスク管理：誤嚥に注意する．直接嚥下訓練は，看護師の協力が得られ，吸引処置を行うことができる療養室で行う．

Q 処方内容のどこに注目しますか？

> 摂食嚥下機能だけでなく，認知機能や発声発語機能に関しても評価・訓練が必要なのでしょうか……

> 年齢や脳梗塞の再発を考えると，認知機能の低下や発声発語障害を合併する可能性があるので，評価する必要がありますね．

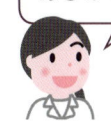

3 言語聴覚療法評価

■ **療養室にいる石川さんを訪ねました**

車椅子に座って本を読んでいました．声をかけても気付かれませんでしたが，肩をたたくと気付かれ，会釈しながらかすれた声で「こんにちわ」と発話してくれました．

Q 利用者さんの第一印象から何を観察しますか？

> 座って本を読んでいるので，字を読むことはできるようです．声をかけても気付きにくいですが，肩を叩くと気付いて会釈をしてくれました．声はかすれていて，ちょっと聞き取りにくく感じました．

> 車椅子に座って過ごす体力はあるようですね．声をかけても気付きにくく，補聴器を装用されているのは，難聴があるためです．また，集中して読書している様子から，認知機能はある程度保たれていると考えられますが，今後評価していく必要がありますね．声のかすれや聞き取りにくさからは，構音障害が疑われますね．

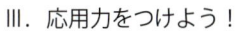

観察のポイント →

- 日中の過ごし方や，表情，コミュニケーション能力
- 声かけに対する反応や，声の大きさ，発話明瞭度，顔面麻痺の有無
- 声かけに気付いているか？
  ⇒石川さんは，両耳に補聴器を装用していますが，やや聞き取りにくい様子です．補聴器の使用方法や音量を確認しておく必要があります．

注意ポイント →

発声発語機能は摂食嚥下障害との関連が大きいので，会話のなかで声や構音の状態を確認するようにしましょう．
摂食嚥下障害のある利用者さんでは，唾液を嚥下する能力も低下している場合があります．流涎や湿性嗄声などの症状についても確認が必要です．

III．応用力をつけよう！

■ 言語聴覚療法初回評価の結果（スクリーニング検査）

- **会話**：
  難聴あり．両耳に補聴器を装用するが，大きめの声で何とか聞こえる程度である．
- **認知機能**：MMSE 28/30 点
- **発声発語器官の機能**：
  両側顔面神経麻痺，両側舌下神経麻痺あり
  鼻咽腔閉鎖機能不全
  構音障害（子音の歪み）あり
- **声の特徴**：
  気息性嗄声あり
  声量は小さく，開鼻声あり
- **嚥下機能**：
  唾液の嚥下は可能で，流涎はみられない．RSST 1 回 /30 秒．食事はすべて経管栄養（胃瘻）から摂取している．
- **咳嗽機能**：
  咳は弱々しく，咳嗽力は低下している．
- **その他**：発話明瞭度 4/5

Q どのような環境で評価しますか？

訓練室がないので，療養室で行います．療養室では，どのようなことに気を付けるのでしょうか？

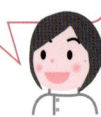

ご本人が集中して取り組める環境となるようにしましょう．また，摂食嚥下訓練は，誤嚥のリスクを考慮して，吸引処置のできる療養室で行い，事前に連絡して看護師の協力が得られるようにしておきましょう．療養室という環境は，訓練の様子を看護師や介護士にみてもらえる点でも適しています．

Q どの評価から行いますか？

まず，摂食嚥下障害の評価を行います．反復唾液飲みテスト（RSST）や改訂水飲みテスト（MWST）を行って，摂食嚥下機能を調べることが必要だと思います．
また，ご高齢なので，認知症があるかどうかを調べる必要もあります．

摂食嚥下障害の評価法はいろいろありますが，検査を行ううえではそのリスクに十分配慮しましょう．まずは，飲食物を使わずに行える検査方法から考えましょう．認知症の疑いを調べる検査としては，どのようなものが考えられますか？

改訂長谷川式簡易知能評価スケール（HDS-R）や MMSE などがあります．

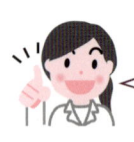

そうですね．まずは，短時間で負担なく評価できる検査を行いましょう．また，生活の様子について情報収集し，認知症に伴う行動・心理症状（BPSD [*4]）などがあるかどうかを確認しましょう．
構音障害に関しても評価が必要ですね．口腔器官の形態や運動，呼吸・発声機能は，摂食嚥下機能を把握するうえでも重要なので，しっかり評価しましょう！

[*4] **BPSD**：Behavioral and Psychological Symptoms of Dementia の略で，認知症に伴う心理・行動症状を指し，以前は「問題行動」や「周辺症状」と呼ばれていた．主に，徘徊，脱抑制，多動・興奮，攻撃的な言動・行動，不安・焦燥，妄想・幻覚などの症状を含み，認知症を有する者の 80％以上に出現するともいわれる．

■ 予想される問題点

①子音の歪み，気息性嗄声，開鼻声がみられ，運動障害性構音障害を認める．
②RSST 1回/30秒と，嚥下反射の惹起性低下を認める．また，顔面神経麻痺，舌下神経麻痺に加えて，鼻咽腔閉鎖機能不全があるため，口腔期の問題も考えられる．脳梗塞の再発以来，全く経口摂取を行っていないため，廃用性の低下も疑われる．

■ ポジティブな点

①認知機能に明らかな低下を認めず，理解力は保たれており，間接訓練の適応がある．
②唾液の嚥下はできており，検査上，随意的嚥下機能は保持されている．

■ 問題点に関する評価

・標準ディサースリア検査
・改訂水飲みテスト（MWST）
・フードテスト

Q 評価結果からどのように解釈しますか？

子音の歪み，気息性嗄声や声量の低下，開鼻声があり，聞き取りにくくなっています．RSSTは1回/30秒と低下を認め，経口摂取を全く行っておらず，摂食嚥下障害は重度だと思います．

脳梗塞の再発によって，仮性球麻痺による運動障害性構音障害が疑われます．現在は経口摂取を行っていませんが，唾液を嚥下できていることはポジティブに捉えてよいのではないでしょうか．

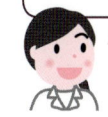

Q 次にどのような検査を行いますか？

口腔器官の運動機能の評価を行います．また，改訂水飲みテスト（MWST）も行いたいと思います．

口腔器官だけでなく，誤嚥を予防する力に関連する発声機能や呼吸機能も確認することが必要です．また，誤嚥性肺炎の既往があるので，飲食物を使用する検査を行う場合は，まず医師に相談・確認する必要があります．

■ PT・OT 初回評価の結果

運動機能やADLの評価	入所時の結果
片麻痺の評価 (Brunnstrom stage)	右側 上肢Ⅱ，手指Ⅱ，下肢Ⅳ
感覚	表在感覚・深部感覚ともに正常
ROM	右足関節 背屈5°
筋力	右上下肢ともにMMT4〜5レベル
歩行能力	T-cane，SLBを装着して，軽介助レベル
ADL評価（BI）	45点
寝返り，起き上がり	ベッド柵を使って行うことができる．
移乗	L字柵を用いて立ち上がることはできるが，方向転換時に軽介助が必要．
排泄	手すりをもって立っていることはできるが，下衣の上げ下げには介助が必要．
口腔ケア	残歯の清掃は，電動歯ブラシを使って自分で行っている．義歯も本人が清掃している．

確認ポイント →

他職種からは，運動機能，ADL能力，姿勢保持能力，体力，口腔内の衛生状態，口腔ケアをどのように行っているかなどの情報を得るようにしましょう．

4 問題点の抽出

① 摂食嚥下障害
② 運動障害性構音障害
③ 両側顔面神経麻痺
④ 両側舌下神経麻痺
⑤ 鼻咽腔閉鎖機能不全
⑥ 声門閉鎖不全
⑦ 声量の低下，気息性嗄声
⑧ 咳嗽力の低下
⑨ 経口摂取困難
⑩ 発話明瞭度の低下
⑪ 在宅復帰困難

Q 他職種からどのような情報を得ますか？

運動機能やADLに関する情報は，摂食嚥下訓練を行ううえで重要です．特に，摂食嚥下障害のある利用者さんの場合，口腔ケアをどのように行っているかは，誤嚥性肺炎の予防にかかわるため重要です．また看護師に，胃瘻栄養の管理や，吸引処置をどのくらい行っているのかについて確認することが必要です．支援相談員は，ご家族から，ご本人の自宅での様子や，今後どのようにしていきたいのかなどを聞いているので，情報収集しておきましょう！

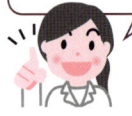

わかりました．看護師には，胃瘻栄養の管理や吸引処置の回数，体調の変化について質問してみます．支援相談員には，ご本人やご家族が，今後の生活についてどのように望んでいらっしゃるかを確認してみます．

Q 問題点はどのように抽出しますか？

評価結果をそのまま書いていいですか？

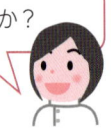

評価結果だけでなく，得られた情報を加えても構いません．

言語聴覚療法や摂食嚥下療法を行ううえでの問題点を抽出します．心身機能の問題だけでなく，活動や参加にかかわる問題点，またそれらの関連性も考えながらまとめましょう！

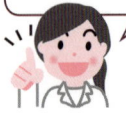

5 目標設定

短期目標
声門閉鎖機能の改善
咳嗽力の向上
声量の増大
随意的嚥下機能の向上
訓練場面における安全な経口摂取

長期目標
安全な経口摂取の機会の確保
在宅復帰

6 訓練プログラムの立案

①発声訓練
②声帯内転訓練
③咳嗽訓練
④口腔器官の運動
⑤間接嚥下訓練（寒冷刺激促通法）
⑥直接嚥下訓練

7 訓練の実施

確認ポイント →
声帯内転訓練や咳嗽訓練は，声帯への負担を考慮して過負荷に注意します．訓練時間は 20 分と決まっているので，状況に合わせて優先順位をつけて行います．

Q 訓練では何に注意しますか？

直接嚥下訓練は，リスクが高いのではありませんか？

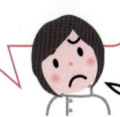

確かに，不用意な経口摂取は行ってはいけません．しかし，間接嚥下訓練によって摂食嚥下機能を高め，咳嗽力を向上させることは，誤嚥を予防する力を高めることにもなり，誤嚥のリスクを減らす効果が期待できます．その後に直接嚥下訓練を行うという 2 段階の進め方が有効だと思います．また，医師や看護師と協力して，緊急時の対応についても準備しておくことが必要です．

8 リハカンファレンス

Dr：脳梗塞再発から1年以上が経過し，症状は安定しています．高血圧症は，内服薬で管理できています．

PT・OT：現在，移乗や排泄動作に一部介助を要しています．運動麻痺もありますが，廃用性の筋力低下と動作自体が未習得な部分がありますので，反復練習によって動作の習熟を図ります．また，ご本人やご家族には歩行に関しても希望があります．自立歩行は難しいですが，ご自宅で，介助下での短距離移動の手段として活用できると考えます．

ST：運動障害性構音障害があり，発音が不明瞭となっています．しかし，ご家族は慣れた様子で，「あまり不自由は感じていない」とのお話でした．気息性嗄声や声量低下については，声門閉鎖不全によるものと考えます．今後，経口摂取を行ううえで，また気道防御能を高めるうえでも，声門閉鎖力の向上を図りたいと思います．口腔器官の運動麻痺に加え，鼻咽腔閉鎖機能不全による嚥下圧の低下，咽頭残留の可能性が考えられますが，楽しみ程度の経口摂取は可能と考えます．安全な摂食条件の確立を目指し，訓練していきます．

Nrs：胃瘻からの栄養摂取は，発熱や下痢などの問題はなく行っています．吸引に関しては，ご家族の「誤嚥性肺炎を再発させたくない」という強い希望により，1日に5回程度行っています．咽頭に唾液の貯留がありますが，吸引時の嘔吐反射はみられません．咽頭の知覚低下があるようです．

支援相談員：今回は，ご本人の経口摂取への強い希望により，リハ目的で入所されています．いずれは在宅復帰を目指していますが，主に介護をする息子さん夫婦とは別居であるため，今後についてはショートステイなどの介護サービスを利用しながらの，老健施設と在宅の往復利用を希望されています．

カンファレンスのまとめ（チームとしての方針）
・移乗・排泄動作の習熟を図り，自立度を高めるとともに，介助歩行での屋内短距離の移動を可能にする．
・誤嚥性肺炎の予防に努め，吸引などのケアを行う．
・呼吸・発声機能を高めたうえで，経口摂取の可能性を検討し，楽しみ程度の経口摂取を行う．

9 その後の経過

まず，声門閉鎖機能の改善，声量の増大，咳嗽力の向上を目指して言語聴覚療法を行い，呼吸・発声機能を高めたうえで，フードテストの結果を受けて直接嚥下訓練を開始した．知覚低下によって，咽頭残留に対して本人の自覚がないことが代償的摂取方法[*5]の獲得を阻害し，ST介助下での経口摂取がゴールとなった．しかし，ご本人は，食べる活動がある生活に満足されている．

[*5] **代償的摂食方法**：機能障害が残存しても，残された能力を活用し，姿勢や食べ方を工夫して代償的に摂食する方法で，「代償的アプローチ」とも呼ばれる．維持期では，機能回復が難しい場合でも，代償方法の導入や環境調整が効果を発揮することがある．

10 ケースのまとめ

Q このケースのポイントはどこだったかな？

> 維持期では，機能障害を評価することだけでなく，残存機能やそれを活用する能力をうまく利用することも重要です．そのためには，利用者さんの身体機能や認知機能なども把握し，広く全体像を捉える必要があります．

> 摂食嚥下障害に対しての検査だけを考えていましたが，声門閉鎖機能や咳嗽力を高めることなど，嚥下機能訓練以外にも有効なアプローチがあることがわかりました．

11 本ケースで学ぶ重要ポイント

1. 経口摂取を目指した訓練では，摂食嚥下機能そのものにアプローチすることだけでなく，声門閉鎖機能や咳嗽力などの呼吸・発声機能を高めることも有効である．
2. 利用者さんの背景（現病歴や生活歴），ご本人やご家族のニーズをきちんと把握し，実現可能な目標設定を行う．

（黒羽真美）

付録1：カード式評価集

　本書では，別冊付録として，現場への持ち運びが可能な組立式の評価集を作成しました．実習に向けての不安を解消し，有意義な実習にするために，是非ともご活用ください．なお，組立方法の詳細は，別冊付録の表紙裏に記しています．

付録2：脳卒中の病態がイメージできる38動画

　本書では，本文に関連する計38本の動画をインターネット上で視聴することができます．

■本動画で学ぶ重要ポイント

本動画は，以下のことを目的として作成したものです．
① 自宅や学校などで繰り返し見て，脳卒中の患者さんの病態をイメージできるようになる．
② 学校の評価・実技で学んだことを，動画の病態とリンクさせることで，評価への理解を一層深める．
③ 本書に記載されている症例の病態（評価結果から考えられる病態）をイメージする．
④ 臨床実習前に脳卒中の患者さんの病態を把握することで，臨床実習での対応力を身に付ける．
⑤ 設問に回答して，正しい評価判定の確認をする．
⑥ 歩行やADL動作の動作分析トレーニングとして利用する．

■視聴方法

以下のサイトにアクセスし，該当の項目ボタンをクリックすることで動画を視聴することができます．
http://www.ishiyaku.co.jp/ebooks/214990/

［動作環境］
Internet Explorer 9.0以降
Safari 5.2以降
Google Chrome 最新版

■ご注意

・お客様がご負担になる通信料金について十分にご理解のうえご利用をお願いします．
・動画を無断で複製・公に上映・公衆送信（送信可能化を含む）・翻訳・翻案することは法律により禁止されています．

■お問い合わせ先

・弊社ホームページ（http://www.ishiyaku.co.jp/ebooks/ ）よりお問い合わせください．
　ホームページにアクセスできない場合は，FAX（03-5395-7606）にてお受けいたします．

自信がもてる！リハビリテーション臨床実習
脳卒中ケースで臨場感を体験
カード式評価集付   ISBN978-4-263-21499-2

2015年3月20日　第1版第1刷発行

　　　　　　　　　　　　　　　　監修者　里　宇　明　元
　　　　　　　　　　　　　　　　発行者　大　畑　秀　穂
　　　　　　　　　　　発行所　医歯薬出版株式会社

　　　　　　　〒113-8612　東京都文京区本駒込1-7-10
　　　　　　　TEL.（03）5395-7628（編集）・7616（販売）
　　　　　　　FAX.（03）5395-7609（編集）・8563（販売）
　　　　　　　　　　　　http://www.ishiyaku.co.jp/
　　　　　　　　　　　　郵便振替番号　00190-5-13816

　　乱丁，落丁の際はお取り替えいたします　　印刷・木元省美堂／製本・皆川製本所
　　　　　　　　© Ishiyaku Publishers, Inc., 2015. Printed in Japan

本書の複製権・翻訳権・翻案権・上映権・譲渡権・貸与権・公衆送信権（送信可能化
権を含む）・口述権は，医歯薬出版(株)が保有します．
本書を無断で複製する行為（コピー，スキャン，デジタルデータ化など）は，「私的
使用のための複製」などの著作権法上の限られた例外を除き禁じられています．また
私的使用に該当する場合であっても，請負業者等の第三者に依頼し上記の行為を行う
ことは違法となります．
[JCOPY]＜(社)出版者著作権管理機構 委託出版物＞
本書を複写される場合は，そのつど事前に(社)出版者著作権管理機構（電話 03-3513-
6969，FAX 03-3513-6979，e-mail：info@jcopy.or.jp）の許諾を得てください．

目次（評価項目一覧）　★：付録で取り上げている評価

Part 1. 共通評価

目的	評価
(1)意識障害	★ Japan Coma Scale（JCS）9 ★ Glasgow Coma Scale（GCS）10
(2)バイタルサイン	★ 血圧　11 ★ 脈拍　11 ★ 呼吸数　11 ★ 体温　11 ★ 動脈血酸素飽和度　11 ★ アンダーソンの基準・土肥の変法　12
(3)疼痛	★ Numerical Rating Scale（NRS）13 ★ Wong-Baker FACES Pain Rating Scale　13

目的	評価
(4)脳神経（つづき）	・ ウェーバー検査 ・ めまいの検査 ・ 口蓋運動検査 ・ 胸鎖乳突筋・僧帽筋筋力検査
(5)筋緊張	★ Modified Ashworth Scale（MAS）52
(6)協調性	★ 躯幹協調機能ステージ　53 ・ 指鼻試験 ・ 鼻指鼻試験 ・ Arm Stopping Test ・ 手回内・回外検査 ・ Finger Wiggle ・ 線引き試験 ・ 踵膝試験 ・ 向こう脛叩打試験 ・ Foot Pat
(7)上肢機能	★ Fugl-Meyer Assessment（FMA）上肢　54 ★ 簡易上肢機能検査（STEF）61 ★ Motor Activity Log（MAL）63 ・ Action Research Arm Test ・ Wolf Motor Function Test ・ ペグ ・ DASH

Part 3. 高次脳機能評価

目的	評価
(1)知能	★ 改訂長谷川式簡易知能評価スケール(HDS-R) 71 ・ ミニメンタルステート検査（MMSE） ・ コース立方体組み合わせテスト（KBDT） ・ レーブン色彩マトリックス検査（RCPM） ・ ウェクスラー成人知能検査（WAIS-Ⅲ）
(2)注意機能	★ Trail-Making Test（TMT）73 ・ 標準注意検査法（CAT），標準意欲評価表（CAS）
(3)記憶	★ Rey-Osterreith の複雑図形検査(ROCFT) 74 ・ 三宅式記銘力検査 ・ ベントン視覚記銘力検査 ・ 日本版リバーミード行動記憶検査（RBMT）
(4)半側空間無視	★ 線分二等分試験　76／線分抹消試験　76／図形模写試験　77 ・ 行動性無視検査日本語版（BIT）
(5)遂行機能	★ Stroop Test　78 ・ 前頭葉機能検査（FAB） ・ 遂行機能障害症候群の行動評価（BADS）
(6)失行	・ 標準高次動作性検査（SPTA の一部を使用）
(7)失認	・ 標準高次視知覚検査（VPTA）

★失行の症状と検査方法は 79 頁に，失認の症状と検査方法は 80 頁に収録.

※評価によっては，他の機能項目と重なる部分がある.

Part 6. 発声・口腔構音評価

目的	評価
(1)音声	★ GRBAS 尺度　86
(2)口腔構音	★ 標準ディサースリア検査　87 ★ 発話明瞭度（5 段階評価）94 ・ 旭式発話メカニズム検査

Part 7. 嚥下評価

目的	評価
(1)嚥下	★ 反復唾液飲みテスト（RSST）95 ★ 改訂水飲みテスト（MWST）95 ★ 水飲みテスト　96 ★ フードテスト　96 ★ 摂食嚥下能力のグレード　97 ★ 摂食状況のレベル　98

目次（評価項目一覧）

目的	評価
(8)体幹機能	★ Trunk Control Test (TCT) 65
(9)バランス	★ Functional Balance Scale (FBS) 66 ・ 片脚立位 ・ Functional Reach Test (FRT)
(10)運動耐容能	★ Borg Scale（主観的運動強度）70 ・ 6分間歩行試験（6MD）
反射	・ 腱反射 ・ 表在反射 ・ 病的反射
感覚	・ 表在感覚 　（触覚，痛覚，温度覚，部位感覚） ・ 深部感覚 　（関節覚，振動覚，深部痛） ・ 複合感覚 　（2点識別覚，皮膚書字覚，立体認知）
パフォーマンス	・ Timed Up and Go Test (TUG-t) ・ 10m歩行試験

目次（評価項目一覧）

Part 2. 身体機能評価

目的	評価
(1)関節可動域	★ range of motion test (ROM-t) 14
(2)筋力	★ 徒手筋力テスト（MMT）18 ・ 握力検査 ・ ピンチ力検査
(3)運動麻痺	★ Brunnstrom stage (BRS) 34 ★ 上田の12段階片麻痺テスト 37 ★ Stroke Impairment Assessment Set (SIAS) 45 ・ Fugl-Meyer Assessment (FMA)
(4)脳神経	★ 視野検査 50 ★ 眼球運動検査 50 ★ 咽頭感覚検査 51 ★ 口蓋・咽頭の運動検査 51 ★ 舌運動検査 51 ・ 嗅覚検査 ・ 視力検査 ・ 視覚消去現象 ・ 複視検査 ・ 顔面表在感覚検査 ・ 角膜反射の検査 ・ 咀嚼筋検査 ・ 味覚検査 ・ 聴力検査 ・ リンネ検査

目次（評価項目一覧）

Part 8. 日常生活活動（ADL）評価

目的	評価
(1)ADL	★ Barthel Index (BI) 99 ★ Functional Independence Measure (FIM) 101 ★ 日本版modified Rankin Scale (mRS) 103

目次（評価項目一覧）

Part 4. 精神機能評価

目的	評価
(1)精神機能	★ 日本脳卒中学会・脳卒中感情障害（うつ・情動障害）スケール（Japan Stroke Scale：JSS-DE）81

Part 5. 言語評価

目的	評価
(1)言語	★ 標準失語症検査（SLTA）85 ・ 標準失語症検査補助テスト ・ 老研版失語症鑑別診断検査（DD2000） ・ WAB失語症検査 ・ 失語症構文検査（STA） ・ 失語症語彙検査（TLPA） ・ 実用コミュニケーション能力検査

Part 1. 共通評価

(1) 意識障害

1-1. Japan Coma Scale（JCS）

Ⅰ（1桁）：刺激しないでも覚醒している状態
　0：意識清明
　1：意識清明とは言えない
　2：見当識障害がある
　3：自分の名前，生年月日が言えない

Ⅱ（2桁）：刺激すると覚醒する状態
　10：普通の呼びかけで容易に開眼する
　20：大きな声またはからだを揺さぶることにより開眼する
　30：痛み刺激を加えつつ呼びかけを繰り返すと辛うじて開眼する

Ⅲ（3桁）：刺激をしても覚醒しない状態
　100：痛み刺激に対し，払いのけるような動作をする
　200：痛み刺激で少し手足を動かしたり顔をしかめる
　300：痛み刺激に全く反応しない

(2) バイタルサイン

2-1. 血圧 [1]

	分類	収縮期血圧 （mmHg）		拡張期血圧 （mmHg）
正常域血圧	至適血圧	< 120	かつ	< 80
	正常血圧	120-129	かつ/または	80-84
	正常高値血圧	130-139	かつ/または	85-89
高血圧	Ⅰ度高血圧	140-159	かつ/または	90-99
	Ⅱ度高血圧	160-179	かつ/または	100-109
	Ⅲ度高血圧	≧ 180	かつ/または	≧ 110
	（孤立性）収縮期高血圧	≧ 140	かつ	< 90

2-2. 脈拍

徐脈　50bpm 未満
標準　60 〜 100bpm
頻脈　100bpm 以上

2-3. 呼吸数

標準　成人　12 〜 20回 / 分
　　　高齢者15 〜 22回 / 分

2-4. 体温

標準　37℃以下

2-5. 動脈血酸素飽和度

標準　97 〜 100%

(3) 疼痛

3-1. Numerical Rating Scale（NRS）[3]

0：痛みが全くない
10：考えられる中で最悪の痛み

3-2. Wong-Baker FACES Pain Rating Scale [4]

A：いたくない
B：ほんのすこしいたい
C：もうすこしいたい
D：もっといたい
E：とってもいたい
F：いちばんいたい

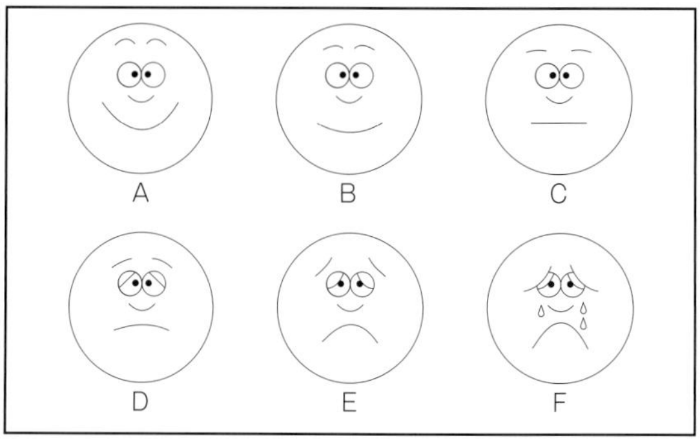

range of motion test（ROM-t）

運動	外旋	内旋	水平屈曲	水平伸展
参考可動域	60°	80°	135°	30°
参考図	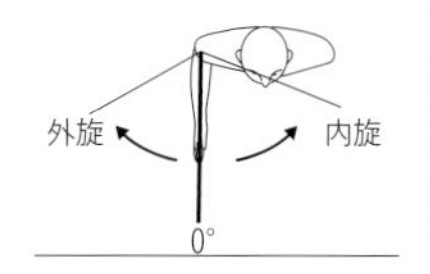		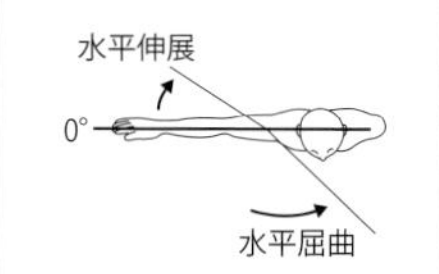	

1-1-3. 肘関節・前腕

運動	屈曲	伸展	前腕回内	前腕回外
参考可動域	145°	5°	90°	90°
参考図	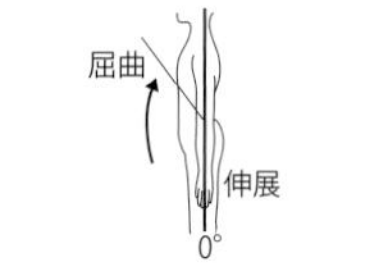		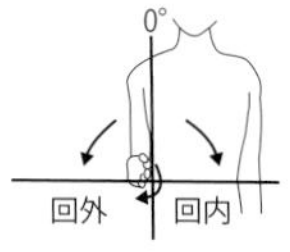	

1-1-4. 手関節

運動	屈曲	伸展	橈屈	尺屈
参考可動域	90°	70°	25°	55°
参考図	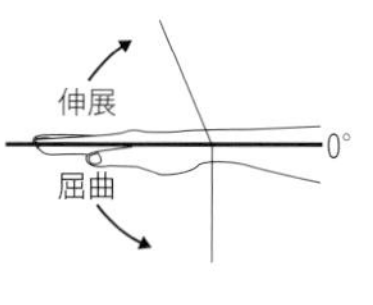		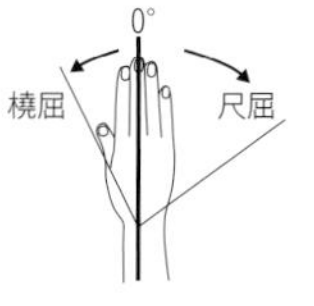	

2-6. アンダーソンの基準・土肥の変法[2]

Ⅰ 運動を行わない方がよい場合
1) 安静時脈拍数　120 回 / 分以上
2) 拡張期血圧　120mmHg 以上
3) 収縮期血圧　200mmHg 以上
4) 労作性狭心症を現在有するもの
5) 新鮮心筋梗塞 1 か月以内のもの
6) うっ血性心不全の所見の明らかなもの
7) 運動前すでに動悸，息切れのあるもの

Ⅱ 途中で運動を中止する場合
1) 運動中，中等度の呼吸困難，めまい，嘔気，狭心痛などが出現した場合
2) 運動中，脈拍が 140 回 / 分を越えた場合
3) 運動中，1 分間 10 回以上の期外収縮が出現するか，または頻脈性不整脈（心房細動，上室性または心室性頻脈など）あるいは徐脈が出現した場合
4) 運動中，収縮期血圧 40mmHg 以上または拡張期血圧 20mmHg 以上上昇した場合

Ⅲ 次の場合は運動を一時中止し回復を待って再開
1) 脈拍数が運動前の 30% を越えた場合．ただし，2 分間の安静で 10% 以下に戻らない場合は，以後の運動は中止するかまたは極めて軽労作のものにきりかえる
2) 脈拍数が 120 回 / 分を越えた場合
3) 1 分間に 10 回以下の期外収縮が出現した場合
4) 軽い動悸，息切れを訴えた場合

1-2. Glasgow Coma Scale（GCS）

開眼反応（eye opening）	Score
自発的に	E 4
言葉により	E 3
痛み刺激により	E 2
開眼しない	E 1

言語反応（verbal response）	
見当識あり	V 5
錯乱状態	V 4
不適当な言葉	V 3
理解できない声	V 2
発声がみられない	V 1

最良運動反応（best motor response）	
命令に従う	M 6
痛み刺激部位に手足を持ってくる	M 5
四肢屈曲	
逃避	M 4
異常屈曲	M 3
四肢伸展	M 2
まったく動かさない	M 1

---

range of motion test（ROM-t）

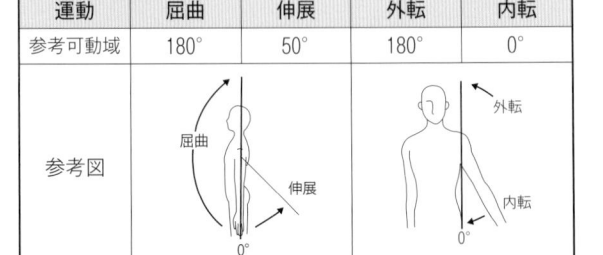

1-1-5. 股関節

運動	屈曲	伸展	外転	内転
参考可動域	125°	15°	45°	20°
参考図				

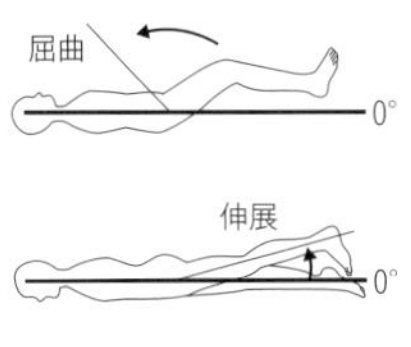

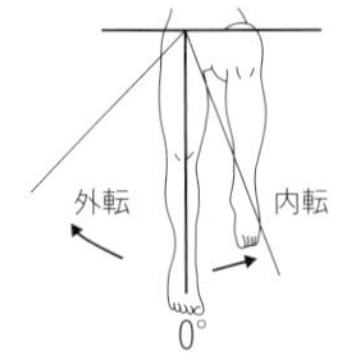

運動	外旋	内旋
参考可動域	45°	45°
参考図		

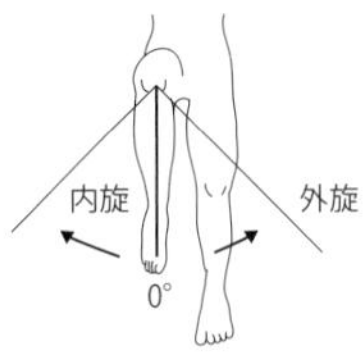

1-1-6. 膝関節

運動	屈曲	伸展
参考可動域	130°	0°
参考図		

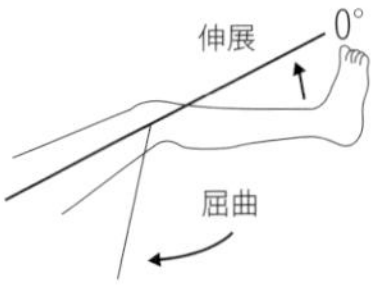

Part 2. 身体機能評価

（1）関節可動域

1-1. range of motion test（ROM-t）[5]

1-1-1. 肩甲帯

運動	屈曲	伸展	挙上	引き下げ
参考可動域	20°	20°	20°	10°
参考図				

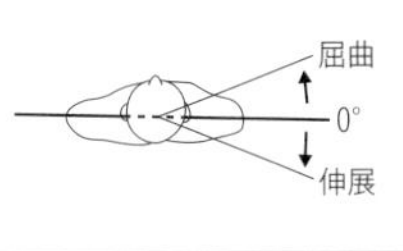

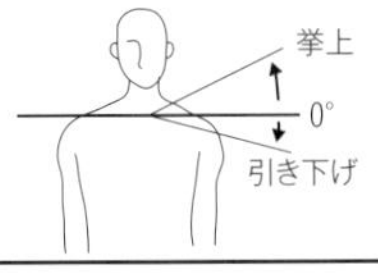

1-1-2. 肩関節

運動	屈曲	伸展	外転	内転
参考可動域	180°	50°	180°	0°
参考図				

1-1-7. 足関節，足部

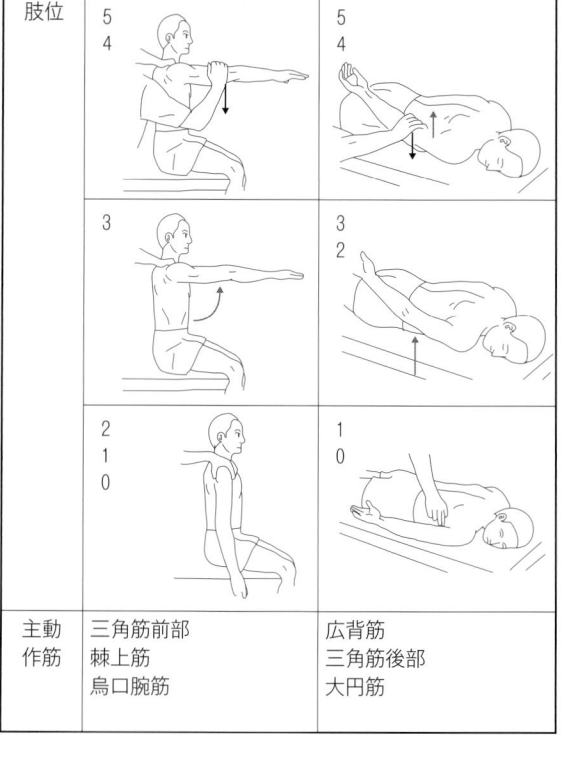

運動	屈曲	伸展	外がえし	内がえし
参考可動域	45°	20°	20°	30°
参考図	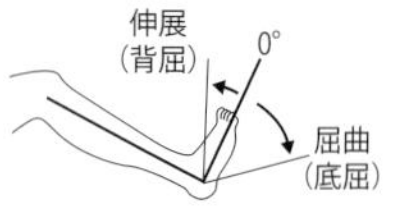		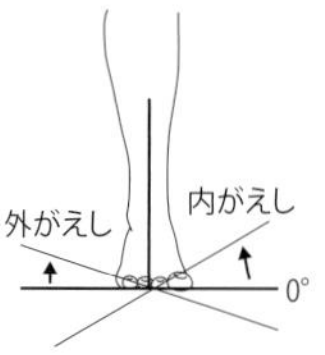	

運動	外転	内転
参考可動域	10°	20°
参考図	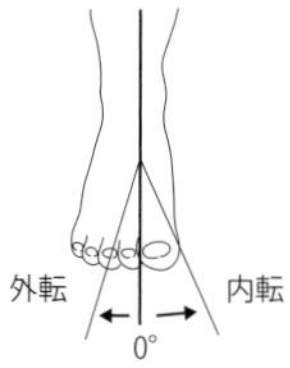	

2-1-1. 体幹（伸展・屈曲）

運動	伸展	屈曲
肢位	5 4（腰椎）	5
	（胸椎）	4
	3 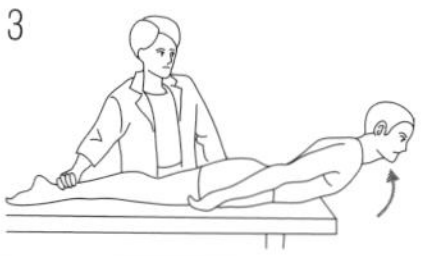	3
	2 1 0 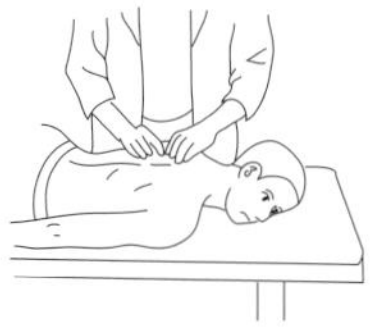	2 1 0 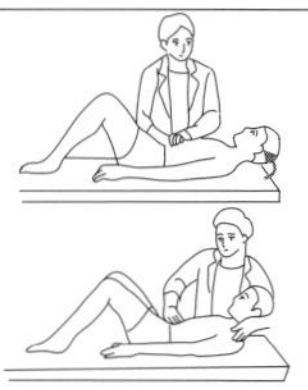 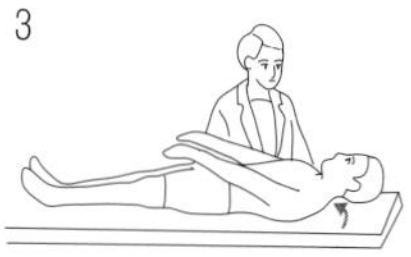
主動作筋	胸腸肋筋，腰腸肋筋，胸最長筋，胸棘筋，胸半棘筋，多裂筋群，胸／腰回旋筋，胸／腰棘間筋，胸／腰横突間筋，腰方形筋	腹直筋 外腹斜筋 内腹斜筋

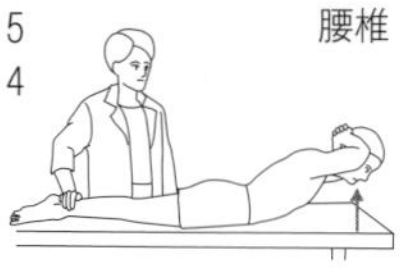

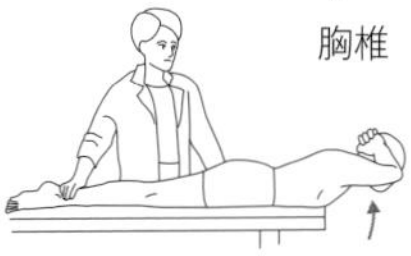

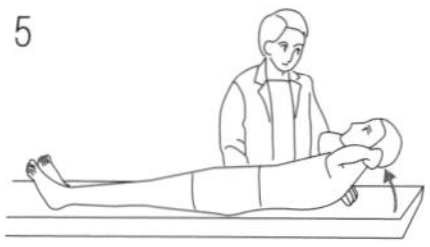

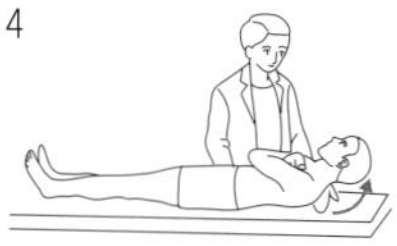

2-1-2. 肩関節（屈曲・伸展）

運動	屈曲	伸展
肢位	5 4 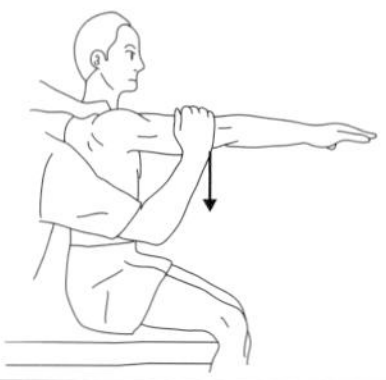	5 4 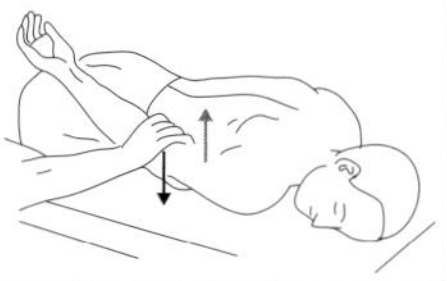
	3 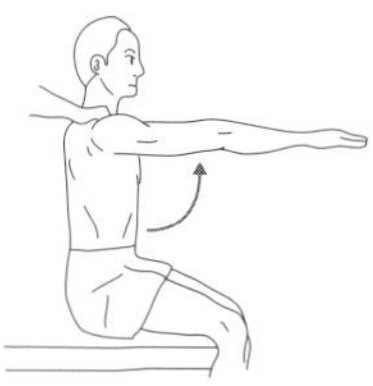	3 2 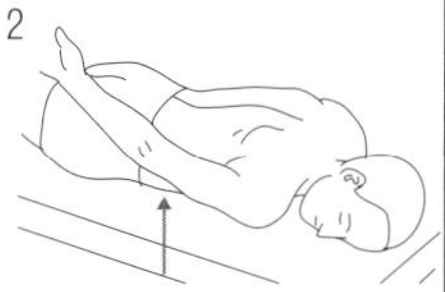
	2 1 0 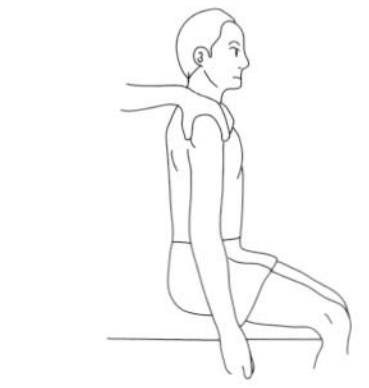	1 0 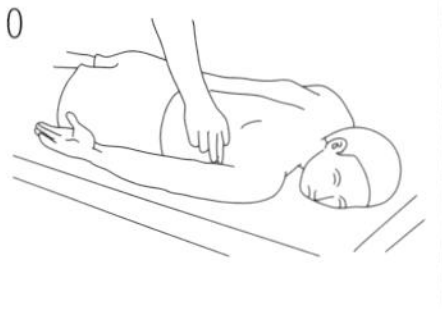
主動作筋	三角筋前部 棘上筋 烏口腕筋	広背筋 三角筋後部 大円筋

2-1-2. 肩関節（水平内転・外旋）

運動	水平内転	外旋
肢位	5 4	5 4 3
	肩関節外転角度 筋全体：90° 鎖骨頭：60° 胸骨頭：120°	別の体位
	3 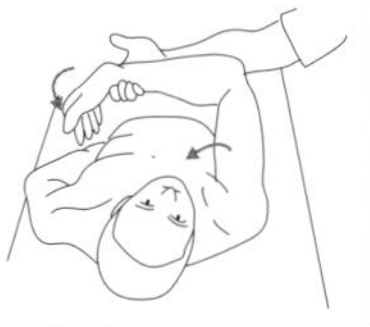	
	2 1 0 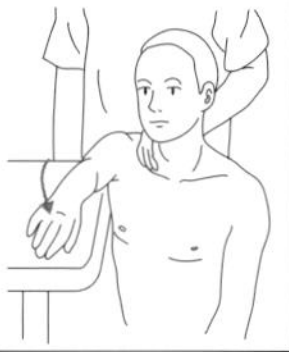 または仰臥位	2 1 0 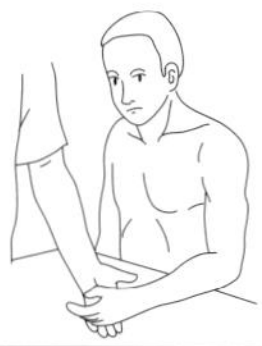
主動作筋	大胸筋	棘下筋 小円筋

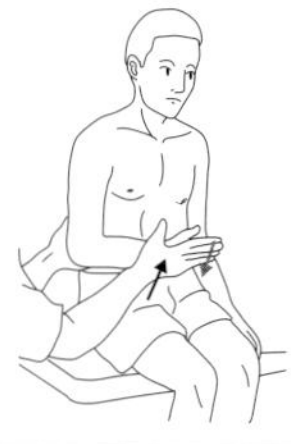

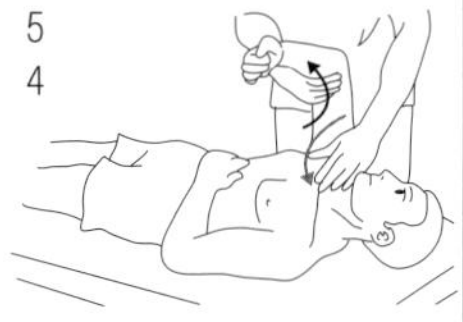

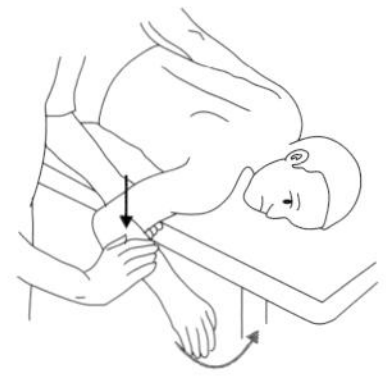

2-1-1. 体幹（回旋）

運動	回旋
肢位	5 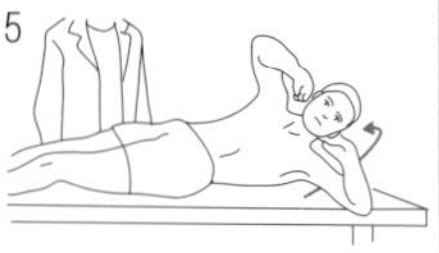
	4 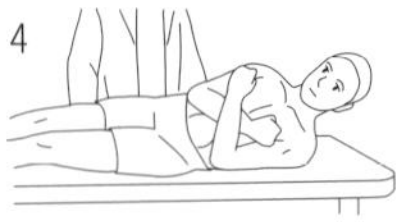
	3 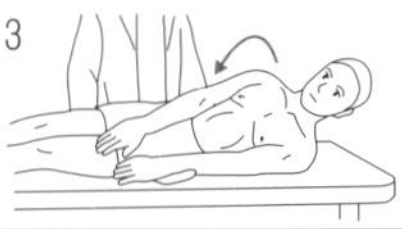
	2 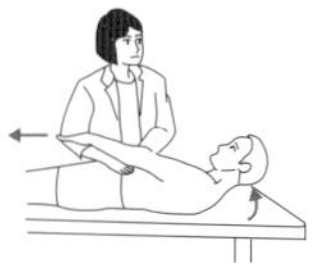
	1 0 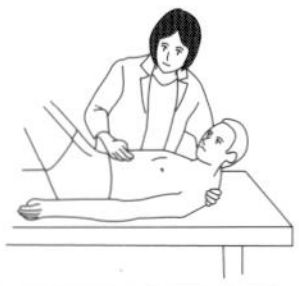
主動 作筋	外腹斜筋 内腹斜筋

（2）筋力

2-1. 徒手筋力テスト（MMT）[6]

	段階		判定基準
5	Normal	正常	運動範囲を完全に動かすことができ，最大抵抗を加えてもそれに抗して最終運動域を保ち続けることができる
4	Good	優	重力に抗し運動範囲全体に渡り運動を完全に行うことができ，テスト肢位を崩されることなく抵抗に対抗することができる
3	Fair	良	重力の抵抗だけに対抗して，運動可能範囲を完全に終わりまで動かすことができる
2	Poor	可	重力の影響を最小にした肢位なら，運動範囲全体に渡り完全に動かすことができる
1	Trace	不可	筋群に，ある程度筋収縮活動が目に見えるか触知できる
0	Zero	ゼロ	筋収縮が起こらず，無活動状態

2-1-2. 肩関節（内旋）

運動	内旋
肢位	5 4 3
	別の 体位
	2 1 0
主動 作筋	肩甲下筋 大胸筋 広背筋 大円筋

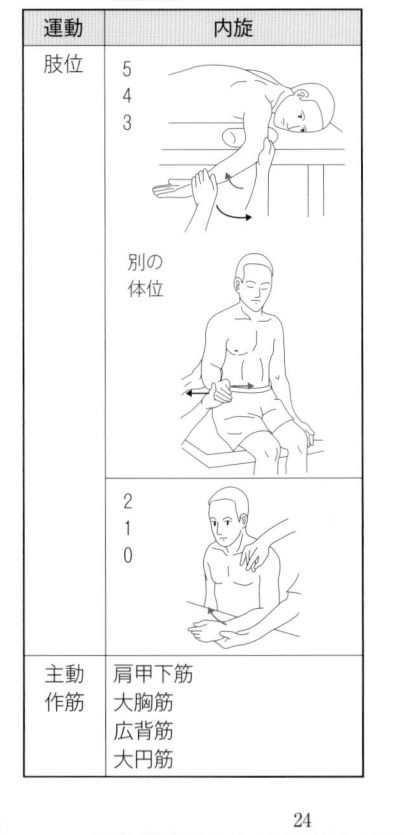

2-1-2. 肩関節（外転・水平外転）

運動	外転	水平外転
肢位	5 4 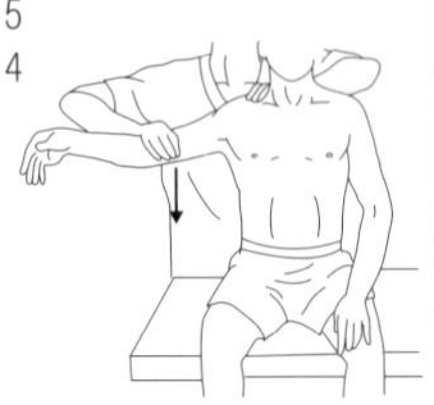	5 4 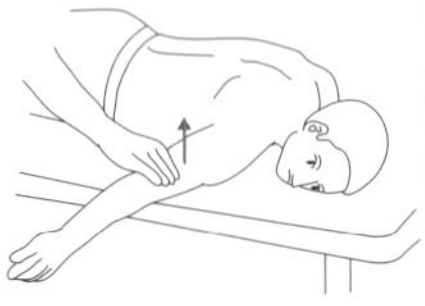
	3 2 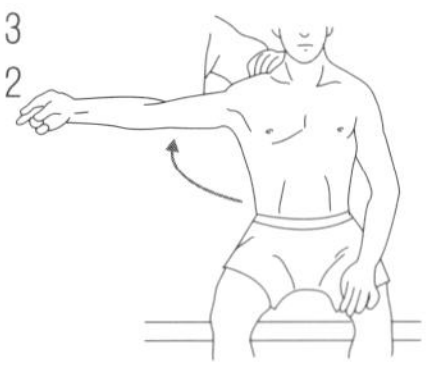	3 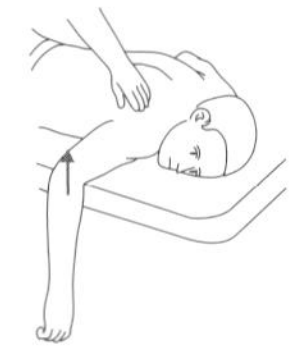
	1 0 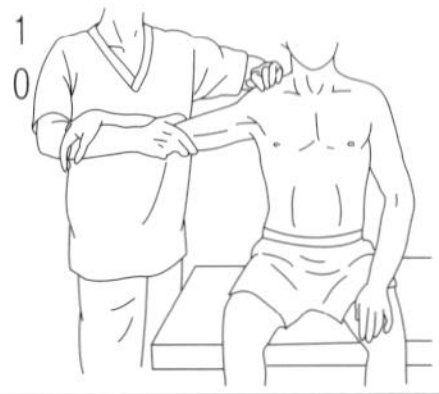	2 1 0 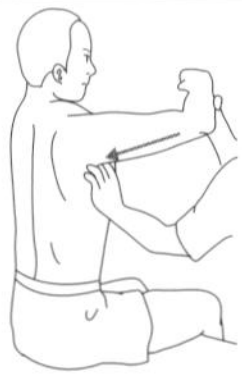
主動 作筋	三角筋中部 棘上筋	三角筋後部

2-1-3. 肘関節（屈曲・伸展）

運動	屈曲	伸展
肢位	5 4 3 上腕二頭筋 上腕筋 腕橈骨筋	5 4 3
	2 1 0 座位不能の場合	2 1 0
主動作筋	上腕二頭筋 上腕筋 腕橈骨筋	上腕三頭筋

2-1-5. 手関節（屈曲・伸展）

運動	屈曲	伸展
肢位	5 4 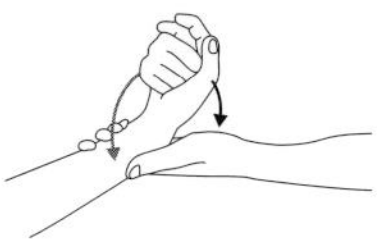 抵抗の位置 筋全体：手掌全体に均一に 橈側手根屈筋：第1・2中手骨に 尺側手根屈筋：第5中手骨に	5 4 運動方向 筋全体：まっすぐ上に伸展 橈側手根伸筋群：橈側へ偏位 尺側手根伸筋：尺側へ偏位
	3 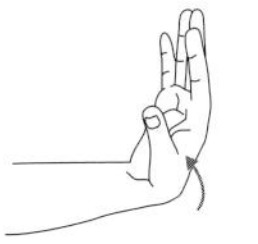	3
	2 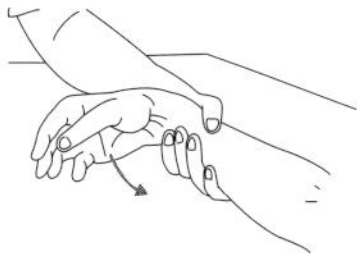	2 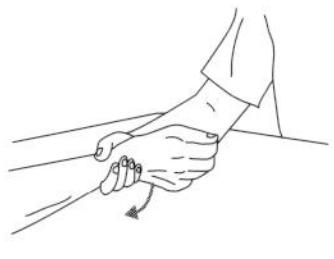
	1 0 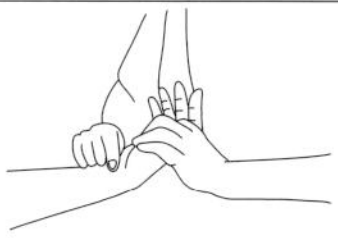	1 0 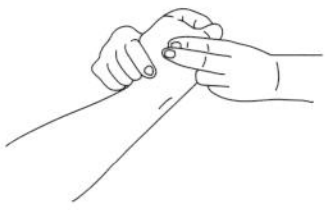
主動作筋	橈側手根屈筋 尺側手根屈筋	長橈側手根伸筋 短橈側手根伸筋 尺側手根伸筋

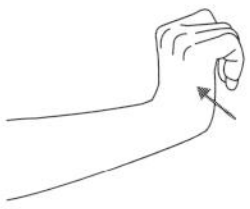

2-1-7. 股関節（屈曲・伸展）

運動	屈曲	伸展
肢位	5 4 3 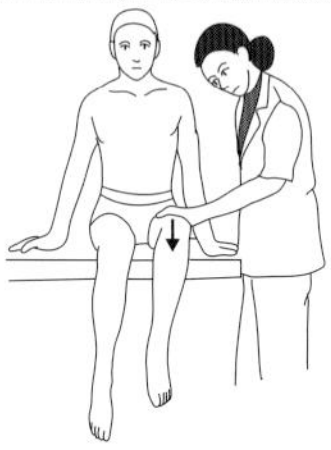	5 4 3 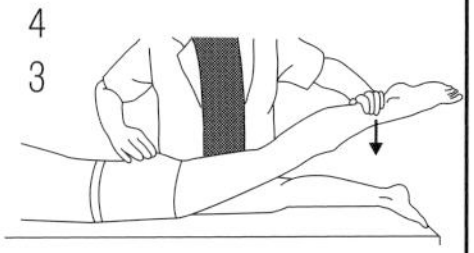
	2 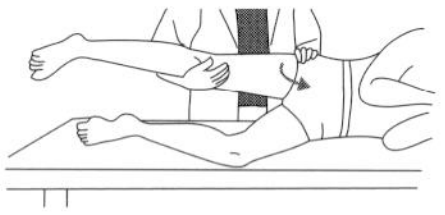	2 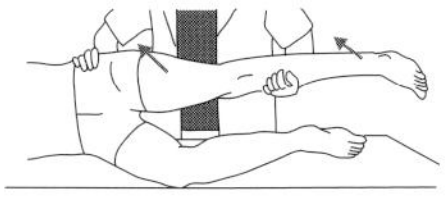
	1 0 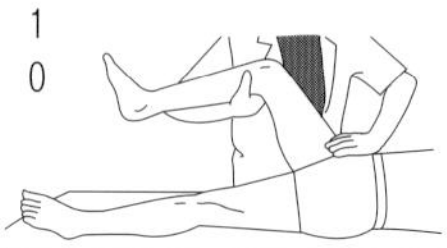	1 0
主動作筋	大腰筋 腸骨筋	大殿筋 半腱様筋 半膜様筋 大腿二頭筋（長頭）

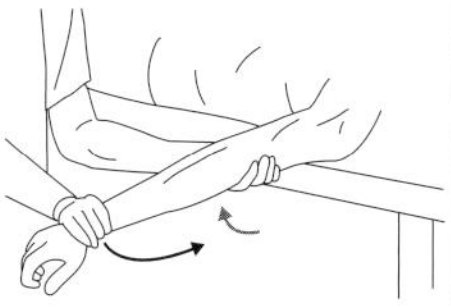

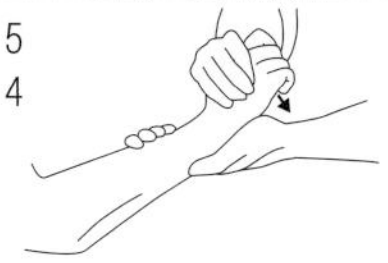

2-1-7. 股関節（外旋・内旋）

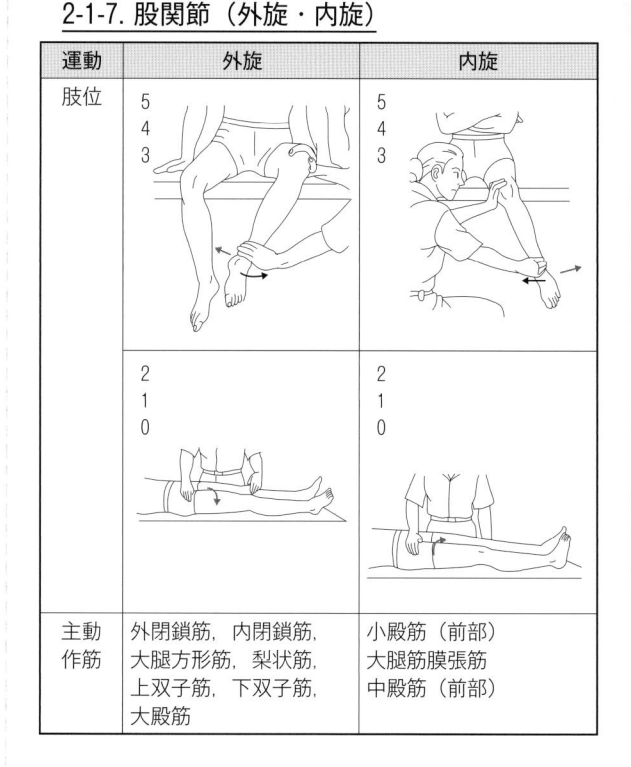

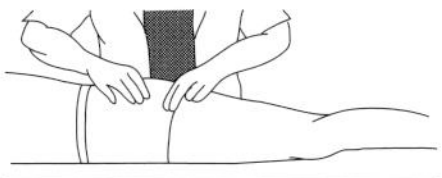

運動	外旋	内旋
肢位	5 4 3	5 4 3
	2 1 0	2 1 0
主動作筋	外閉鎖筋，内閉鎖筋，大腿方形筋，梨状筋，上双子筋，下双子筋，大殿筋	小殿筋（前部） 大腿筋膜張筋 中殿筋（前部）

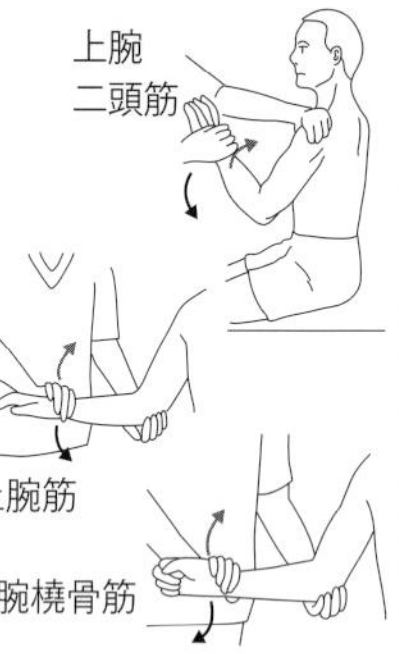

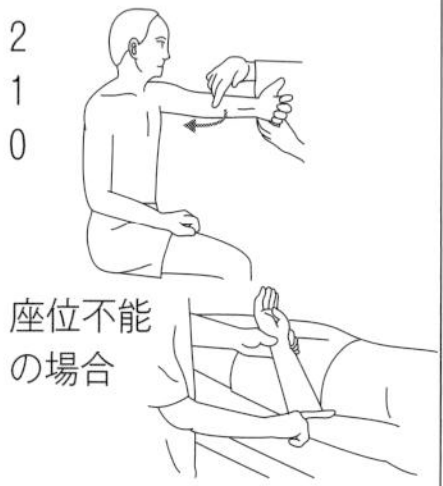

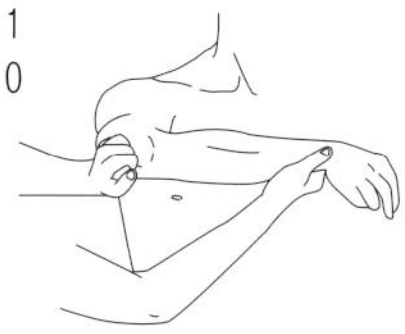

徒手筋力テスト（MMT）

2-1-6. 中手指節関節（屈曲・伸展）

運動	屈曲	伸展
肢位	5 4 3	5 4 3
	2 1 0	2 1 0
主動作筋	虫様筋 背側骨間筋 掌側骨間筋	指伸筋 示指伸筋 小指伸筋

徒手筋力テスト（MMT）

2-1-4. 前腕（回外・回内）

運動	回外	回内
肢位	5 4 3	5 4 3
	2	2
	1 0	1 0
主動作筋	回外筋 上腕二頭筋	円回内筋 方形回内筋

徒手筋力テスト（MMT）

2-1-8. 膝関節（屈曲・伸展）

運動	屈曲	伸展
肢位	5 4 3	5 4 3
	2	2
	1 0	1 0
主動作筋	大腿二頭筋 半腱様筋 半膜様筋	大腿直筋 中間広筋 外側広筋 内側広筋

徒手筋力テスト（MMT）

2-1-7. 股関節（外転・内転）

運動	外転	内転
肢位	5 4 3	5 4 3
	2	2
	1 0	1 0
主動作筋	中殿筋 小殿筋	大内転筋 短内転筋 長内転筋 恥骨筋 薄筋

2-1-9. 足関節（底屈・背屈と内がえし）

運動	底屈	背屈と内がえし
肢位	5 4 3	5 4
	2 2-	3 2
	1 0	1 0
主動作筋	腓腹筋 ヒラメ筋	前脛骨筋

手指

- Ⅰ：弛緩性．随意運動なし
- Ⅱ：指屈曲が随意的にわずかに可能か，またはほとんど不可能な状態
- Ⅲ：指の集団屈曲が可能．鉤型握りをするが，離すことはできない．指伸展は随意的にはできないが反射による伸展は可能なこともある
- Ⅳ：横つまみが可能で，母指の動きにより離すことも可能．指伸展は随意的にわずかに可能
- Ⅴ：対向つまみができる．円筒握り，球握りなどが可能（ぎこちないが，ある程度実用性がある）．指の集団伸展が可能（しかしその範囲はまちまちである）
- Ⅵ：全てのつまみ方が可能になり上手にできる．随意的な指伸展が全可動域にわたって可能．指の分離運動も可能である．しかし健側より多少拙劣

下肢

- Ⅰ：弛緩性．随意運動なし
- Ⅱ：下肢の随意運動がわずかに可能
- Ⅲ：座位や立位で股，膝，足関節の屈曲が可能
- Ⅳ：①座位で足を床上に滑らせながら膝屈曲90°以上可能
  ②座位でかかとを床につけたまま足関節の背屈が可能
- Ⅴ：①立位で股関節を伸展したまま膝関節の屈曲が可能
  ②立位で患側足部を少し前方に出し膝関節を伸展したまま足関節の背屈が可能
- Ⅵ：①立位で股関節の外転が，骨盤挙上による外転角度以上に可能
  ②座位で内側・外側ハムストリングスの交互収縮により下腿の内旋・外旋が可能（足内反・外反を伴う）

3-2. 上田の12段階片麻痺テスト[8]

3-2-1. 上肢

テストの種類 / 出発肢位・テスト動作		判定	
1. 連合反応 （大胸筋）	連合反応	不十分（無）	
		十分（有）	
2. 随意収縮 （大胸筋）	随意収縮	不十分（無）	
		十分（有）	
3. 共同運動 （随意運動）	不可能		
	可能	不十分	耳～乳頭
			乳頭～臍
		十分	臍より下
			完全伸展
4. 共同運動 （随意運動）	不可能		
	可能	不十分	0～臍
			臍～乳頭
		十分	乳頭以上
			耳の高さ

テストの種類 / 出発肢位・テスト動作		判定
9. 腕を前方上方に挙上	不十分	0～85°
		90～125°
	十分	130～155°
		160～175°
		180°
10. 肘伸展位で回外	不十分	前方挙上位をとれない
		とれるが前腕回内位
		中間位をとれる
		回外5～45°
	十分	回外50～85°
		回外90°
11. スピードテスト1	時所要間	健側　　　秒
		患側　　　秒
	不十分	健側の2倍以上
		健側の1.5～2倍
	十分	健側の1.5倍以下
※上肢予備テスト スピードテスト2	時所要間	健側　　　秒
		患側　　　秒
	不十分	健側の2倍以上
		健側の1.5～2倍
	十分	健側の1.5倍以下

※上肢予備テスト（スピードテスト2）は，テストNo.11が施行不可能な場合に実施する．

※ Brunnstrom stage と 上田の 12 段階片麻痺テストの対応

BRS	上田の 12 段階片麻痺テスト結果		
	テスト No.	判定	グレード
Ⅰ	1（連合反応）	不十分 （2～4 も不十分）	0
Ⅱ	1（連合反応）	十分	1
Ⅱ	2（随意収縮）	十分	2
Ⅲ	3, 4	一方不可能・他方不十分	3
Ⅲ	（共同運動）	両方不十分あるいは 一方不可能・他方十分	4
Ⅲ		一方十分・他方不十分	5
Ⅲ		両方ともに十分	6
Ⅳ	5, 6, 7	1 つが十分	7
Ⅳ		2 つが十分	8
Ⅴ	8, 9, 10	1 つが十分	9
Ⅴ		2 つが十分	10
Ⅴ		3 つが十分	11
Ⅵ	11	十分	12

（3）運動麻痺

3-1. Brunnstrom stage （BRS）[7]

上肢
Stage
Ⅰ：弛緩性．随意運動なし
Ⅱ：基本的共同運動またはその要素の最初の出現．痙縮の発現期
Ⅲ：基本的共同運動またはその要素を随意的に起こしうる．痙縮は強くなり最強となる
Ⅳ：痙縮は減少し始め，基本的共同運動から逸脱した運動が出現する
    ①手を腰の後ろに動かせる
    ②上肢を前方水平位に上げられる（肘は伸展位で）
    ③肘 90°屈曲位で前腕の回内・回外ができる
Ⅴ：基本的共同運動から独立した運動がほとんど可能．痙縮はさらに減少する
    ①上肢を横水平位まで上げられる
     （肘伸展位，前腕回内位で）
    ②上肢を屈曲して頭上まで上げられる（肘伸展位で）
    ③肘伸展位での前腕の回内・回外ができる
Ⅵ：分離運動が自由に可能である．協調運動がほとんど正常にできる．痙縮はほとんど消失する

3-2-2. 手指

テストの種類 / 出発肢位・テスト動作		判定
1. 集団屈曲	0	出発肢位がとれない，または不能
	1	ROM の 1/4 未満
	2	ROM の 1/4～3/4 未満
	3	ROM の 3/4 以上
2. 集団伸展	0	出発肢位がとれない，または不能
	1	ROM の 1/4 未満
	2	ROM の 1/4～3/4 未満
	3	ROM の 3/4 以上
3. 手関節背屈	不十分	ROM の 3/4 未満
	十分	ROM の 3/4 以上
4. 4 指屈曲位での示指伸展	不十分	ROM の 3/4 未満
	十分	ROM の 3/4 以上

テストの種類 / 出発肢位・テスト動作			判定
5. 座位で手を背中の後へ	不可能		
	可能	不十分	体側まで
			体側を越えるが不十分
		十分	脊柱より 5cm 以内
6. 腕を前方水平位に挙上	不可能		
	可能	不十分	5～25°
			30～55°
		十分	60～85°
			90°
7. 肘屈曲位で前腕の回内	不十分		肘が体側につかない
			体側につくが前腕回外位
			前腕中間位保持可能
			回内 5～45°可能
	十分		回内 50～85°可能
			回内 90°
8. 肘伸展位で腕を横水平位に開く	不可能		
	可能	不十分	5～25°
			30～55°
		十分	60～85°
			90°

上田の12段階片麻痺テスト

テストの種類 / 出発肢位・テスト動作	判定	
5. MP 伸展 での IP 屈曲 （手背屈位）	不十分	ROM の 3/4 未満
	十分	ROM の 3/4 以上
6. 4 指屈曲位 での示指伸展 （手背屈位）	不十分	ROM の 3/4 未満
	十分	ROM の 3/4 以上
7. 4 指屈曲位 での小指伸展 （手背屈位）	不十分	ROM の 3/4 未満
	十分	ROM の 3/4 以上
8. スピードテスト	所要時間	健側　　　秒 患側　　　秒
	不十分	患側 / 健側の比が 1.0 を越える。または、患側の所要時間が 8 秒を越える
	十分	患側 / 健側の比が 1.0 以内で、かつ患側の所要時間が 8 秒以内
9. 連合反応	不十分	なし
	十分	あり

テストの種類 / 出発肢位・テスト動作	判定		
5. 股関節屈曲 （下肢伸展挙上）	不可能		
	可能	不十分	5 ～ 25°
		十分	30 ～ 45°
			50 ～
6. 膝関節屈曲	不可能		
	可能（十分）		
7. 足関節背屈 （座位）	不可能		
	可能（十分）		
8. 足関節背屈	不可能		
	可能	不十分	可能だが底屈域内
		十分	背屈 5°以上可能
9. 膝伸展位で 足関節 背屈	不可能		
	可能	不十分	可能だが底屈域内
		十分	背屈 5°以上可能

3-3. Stroke Impairment Assessment Set (SIAS)[9]

検査項目		点	判定基準
運動機能	膝・ロテスト （上肢近位）		0：まったく動かず 課題可能でぎこちなさが 3：中等・著明 4：軽度 5：なし
	手指テスト （上肢遠位）		1A：わずかな集団屈曲 1B：集団伸展 1C：一部分離 2 ：分離可能．屈伸不十分
	股関節屈曲 テスト （下肢近位）		2：足部が床から離れる
	膝関節伸展 テスト （下肢近位）		2：足部が床から離れる
	足パットテスト （下肢遠位）		

Stroke Impairment Assessment Set (SIAS)

検査項目		点	判定基準
疼痛			0：睡眠を妨げる 2：加療を要しない程度
体幹機能	腹筋力		45°傾斜 0：起きられる 2：軽い抵抗 3：強い抵抗でも
	垂直性		0：座位不可 2：指示にて垂直
視空間認知	（視空間認知 1 回目）	cm	2 回測定 患者の左からの cm を記載 2 回のうち中央からのずれが大きい方で採点
	（視空間認知 2 回目）	cm	中央からのずれが，
	視空間認知スコア		0：15cm 以上 1：5cm 以上 2：3cm 以上 3：3cm 未満

上田の12段階片麻痺テスト

テストの種類 / 出発肢位・テスト動作	判定		
10. 股関節内旋	不可能		
	可能	不十分	内旋5〜15°
		十分	内旋20°〜
11. スピードテスト1 股関節内旋	所要時間	健側　　　　秒	
		患側　　　　秒	
	不十分	健側の2倍以上	
		健側の1.5〜2倍	
	十分	健側の1.5倍以下	

44

3-2-3. 下肢

テストの種類 / 出発肢位・テスト動作	判定		
1. レイミストの連合反応 （内転）	股内転の誘発 （連合反応）	不十分（無）	
		十分（有）	
2. 随意運動	随意収縮 （股内転筋群の触知）	不十分（無）	
		十分（有）	
3. 伸筋共同運動 （随意運動）	随意運動（膝伸展）	不可能	
		可能 不十分	90〜50°
			45〜25°
		可能 十分	20〜5°
			0°
4. 屈筋共同運動 （随意運動）	随意運動（股屈曲）	不可能	
		可能 不十分	5〜40°
			45〜85°
		可能 十分	90°〜

42

Stroke Impairment Assessment Set (SIAS)

検査項目		点	判定基準
言語機能			1A：重度感覚（混合） 1B：重度運動 2 ：軽度
非麻痺側機能	非麻痺側 大腿四頭筋筋力		0：重力に抗せず 1：中等度筋力低下（MMT4） 2：軽度 3：正常
	（非麻痺側握力）	kg	座位, 肘伸展位 0：0kg
	非麻痺側 握力スコア		1：10kg 以下 2：25kg 以下 3：25kg より大きい
（麻痺側握力）		kg	参考（SIAS 項目でない）

合計　　　点 /76 点

48

Stroke Impairment Assessment Set (SIAS)

検査項目		上肢	下肢	判定基準
筋緊張	腱反射			0 ：持続性のクローヌス 1A：中等亢進 1B：低下 2 ：軽度亢進 3 ：正常
	筋緊張			0 ：著明亢進 1A：中等亢進 1B：低下 2 ：軽度亢進 3 ：正常
感覚機能	触覚			0：脱失 1：中等度鈍麻 2：軽度鈍麻 3：正常
	位置覚			0：動き不明 1：方向不明 3：わずかな動きでも可
関節可動域 （肩）：他動的肩外転 （足）：他動的足背屈		° （肩）	° （足）	（肩） 0：60° 以下 1：90° 以下 2：150° 以下 3：150° より大きい
関節可動域スコア		（肩）	（足）	（足） 0：-10° 以下 1：0° 以下 2：10° 以下 3：10° より大きい

46

(4) 脳神経 [10～12]

番号	神経	評価
Ⅰ	嗅神経	嗅覚検査
Ⅱ	視神経	★視野検査, 視力検査, 視覚消去現象, 複視検査
Ⅲ	動眼神経	★眼球運動検査
Ⅳ	滑車神経	★眼球運動検査
Ⅴ	三叉神経	顔面表在感覚検査, 角膜反射の検査, 咀嚼筋検査
Ⅵ	外転神経	★眼球運動検査
Ⅶ	顔面神経	味覚検査
Ⅷ	内耳神経（聴神経）	聴力検査, リンネ検査, ウェーバー検査, めまいの検査
Ⅸ	舌咽神経	★咽頭感覚検査, 味覚検査
Ⅹ	迷走神経	★口蓋・咽頭の運動検査
Ⅺ	副神経	胸鎖乳突筋・僧帽筋筋力検査
Ⅻ	舌下神経	★舌運動検査

脳神経検査

検査	判定基準	
3. 咽頭感覚検査（Ⅸ 舌咽神経） 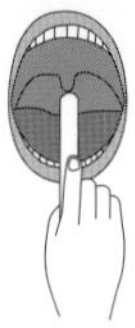 咽頭反射	病変部位	障害
	舌咽神経	舌の後部の味覚消失, 咽頭反射の消失
4. 口蓋・咽頭の運動検査（Ⅹ 迷走神経） 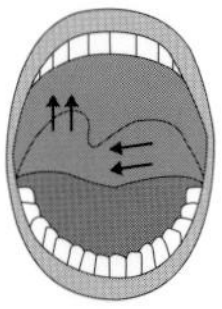 カーテン徴候	病変部位	障害
	迷走神経	「アー」と言う時口蓋帆, 口蓋垂が挙上するが, 一側の麻痺で健側へ引かれる（カーテン徴候）
5. 舌運動検査（Ⅻ 舌下神経） 麻痺側へ偏位	病変部位	障害
	舌下神経	舌を前方へ出すと麻痺側へ偏位
	筋萎縮性側索硬化症などの核下性障害	舌の運動障害と萎縮が著しく, 線維束性収縮が見られる

---

(6) 協調性

6-1. 躯幹協調機能ステージ [14]

Stage

Ⅰ：失調を認めない

Ⅱ：試験肢位にて軽度の動揺・失調を認める

Ⅲ：試験肢位にて中等度の失調を認める
　　通常の椅子座位にて軽度の失調を認める

Ⅳ：通常の椅子座位にて中等度の失調を認める

※軽度とは, 検者の外的刺激により初めて躯幹の動揺・平衡反応の低下を認めるものを指す. 中等度とは, 試験肢位にて外的刺激なしですでに動揺を認めたり, 一回の外的刺激により著しい平衡反応の低下をきたすものを指す.

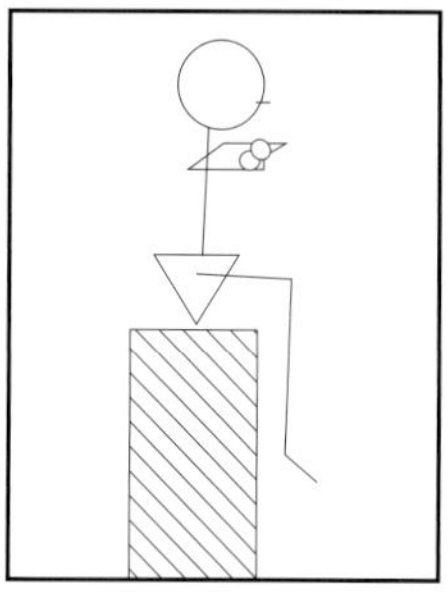

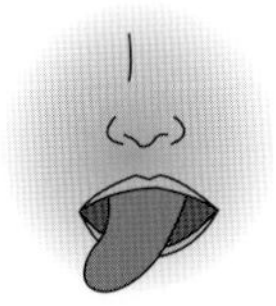

躯幹座位 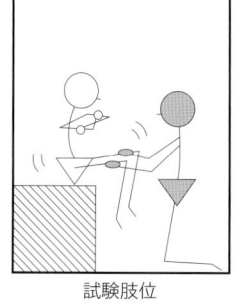　　　　　試験肢位

Fugl-Meyer Assessment（FMA）上肢

	検査項目・指示	採点
Ⅲ	a) 座位で手を腰へ回す 「手を後ろへ回してください」 0：上前腸骨棘より後ろへいかない 1：重力を用いることなく上前腸骨棘をこえる 2：完全に可能	0 / 1 / 2
	b) 肘伸展, 前腕中間位で肩屈曲90° 0：すぐに肩外転, 肘屈曲 1：すぐには肩外転せず, 肘屈曲なし 2：完全に可能	0 / 1 / 2
	c) 肩屈曲0°, 肘屈曲90°で前腕回内外 0：開始肢位または回内外が不能 1：開始肢位はとれるが, 回内外は制限 2：完全に可能	0 / 1 / 2

(5) 筋緊張

5-1. Modified Ashworth Scale (MAS)[13]

Score

0 ：筋緊張の増加なし

1 ：軽度の筋緊張の増加あり．患部の屈曲または伸展運動をすると，引っかかりとその消失，あるいは可動域の終わりに若干の抵抗がある

1+ ：軽度の筋緊張の増加あり．引っかかりが明らかで，可動域の 1/2 以下の範囲で若干の抵抗あり

2 ：さらにはっきりとした筋緊張の増加がほぼ全可動域を通して認められるが，患部は容易に動かすことができる

3 ：かなりの筋緊張の増加があり，他動運動は困難である

4 ：患部は固まっていて，屈曲あるいは伸展ができない

検査	判定基準	
1. 視野検査（Ⅱ 視神経）	病変部位	障害
	視神経	片側の視野欠損
	視交叉中央部	異名半盲（両耳側あるいは両鼻側の視野欠損）
	視索 外側膝状体 視放線	同名半盲（両眼の同側に視野欠損）
	側頭葉 頭頂葉	4 分盲（視野の 1/4 に欠損）
2. 眼球運動検査（Ⅲ 動眼神経 Ⅳ 滑車神経 Ⅵ 外転神経）	病変部位	障害
	動眼神経	内・上・下直筋，下斜筋の麻痺
	滑車神経	上斜筋の麻痺
	外転神経	外直筋の麻痺
	小脳 迷路機能	眼振
	核上性	頭位変換眼球反射の障害なし

---

(7) 上肢機能

7-1. Fugl-Meyer Assessment（FMA）上肢[15]

A 肩 – 肘 – 前腕			点 /36 点
	検査項目・指示		採点
Ⅰ	腱反射の有無 ・上腕二頭筋又は手指屈筋　なし / あり ・上腕三頭筋　　　　　　　　なし / あり		0 / 2 0 / 2
Ⅱ	a) 座位で同側の耳まで手を挙上する（屈筋共同運動）	・肩引き上げ ・肩挙上 ・肩外転（90°） ・肩外旋 ・肘屈曲 ・前腕回外	0 / 1 / 2 0 / 1 / 2 0 / 1 / 2 0 / 1 / 2 0 / 1 / 2 0 / 1 / 2
	b) 手を屈筋共同運動の位置から反対の膝へ置く（伸筋共同運動）	・肩内転＋内旋 ・肘伸展 ・前腕回内	0 / 1 / 2 0 / 1 / 2 0 / 1 / 2

Fugl-Meyer Assessment（FMA）上肢

	検査項目・指示	採点
Ⅳ	a) 座位で肘伸展位，前腕回内位で肩外転 90° 0：すぐに肘屈曲，前腕回外 1：途中で肘屈曲，前腕回外 2：完全に可能	0 / 1 / 2
	b) 肘伸展位で肩屈曲 180° 「親指を上にして手を上げてください」 0：すぐに肩外転，肘屈曲 1：すぐには肩外転，肘屈曲なし 2：完全に可能	0 / 1 / 2
	c) 肘伸展位，肩 30 ～ 90° 屈曲位で前腕回内外 0：開始肢位または回内外が不能 1：開始肢位はとれるが，回内外は制限 2：完全に可能	0 / 1 / 2
Ⅴ	Ⅰの腱反射を検査 （Ⅳの合計が 6 点の場合のみ） 0：腱反射 3 つの内 2 つは著明に亢進 1：1 つが著明に亢進，また 2 つがやや亢進 2：反射の亢進は認めず	0 / 1 / 2

B 手関節	点 /10 点
検査項目・指示	採点
a) 肩0°，肘屈曲90°，前腕回内位で手関節 　15°背屈位保持 0：15°までの背屈は困難 1：抵抗なしであれば保持できる 2：わずかな抵抗に対して保持できる	0 / 1 / 2
b) 手関節最大掌屈，背屈の繰り返し 0：繰り返しの随意運動は不能 1：運動範囲が全可動域より小さい 2：十分に適切な運動が可能	0 / 1 / 2
c) 肩屈曲・外転位，肘伸展位，前腕回内位で 　手関節15°背屈位保持 0：15°までの背屈は困難 1：抵抗なしであれば保持できる 2：ある程度の抵抗に対して保持できる	0 / 1 / 2
d) 手関節最大掌屈，背屈の繰り返し 0：繰り返しの随意運動は不能 1：運動範囲が全可動域より小さい 2：十分に適切な運動が可能	0 / 1 / 2
e) 肩0°，肘90°屈曲位で手関節分回し運動 0：不能 1：動作が拙劣，不完全 2：十分に適切な運動が可能	0 / 1 / 2

	検査項目・指示	採点
握りテスト（つづき）	e) 握りC： 母指・示指の指腹で鉛筆をつまむ 0：機能的に不能 1：弱い力で上に引き抜かれる 2：引っ張られても保持できる	0 / 1 / 2
	f) 握りD： 母指・示指で筒を握る 0：機能的に不能 1：弱い力で上に引き抜かれる 2：引っ張られても保持できる	0 / 1 / 2
	g) 握りE： テニスボールを握る 0：機能的に不能 1：弱い力で下に引き抜かれる 2：引っ張られても保持できる	0 / 1 / 2

7-2. 簡易上肢機能検査（STEF）[16]

＜方法＞

様々な大きさや形の物体を移動させ，その所要時間を記録する．

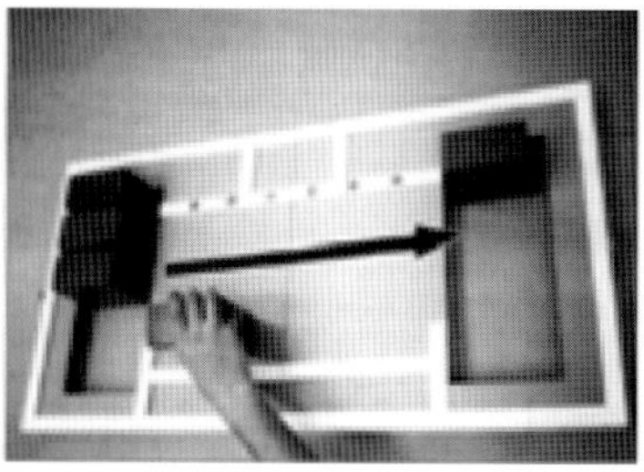

検査の様子（検査3）

＜注意点＞

検査の結果（速さ）だけではなく，同時に検査中の上肢の関節の動き，つまみの型，体幹，下肢の動き，座位バランスなどを観察することも重要である．

7-3. Motor Activity Log（MAL）[17]

＜方法＞

14のADL動作項目について，発症前と比較した現在の使用頻度（AOU）と動作の質（QOM）を0～5の6段階で問う．

動作評価項目	AOU	QOM
① 本／新聞／雑誌を持って読む		
② タオルを使って顔や体を拭く		
③ グラスを持ち上げる		
④ 歯ブラシを持って歯をみがく		
⑤ ひげ剃り／化粧をする		
⑥ 鍵を使ってドアを開ける		
⑦ 手紙を書く／タイプを打つ		
⑧ 安定した立位を保持する		
⑨ 服の袖に手を通す		
⑩ 物を手で動かす		
⑪ フォークやスプーンを把持して食事をとる		
⑫ 髪をブラシや櫛でとかす		
⑬ 取っ手を把持してカップを持つ		
⑭ 服の前ボタンをとめる		
合計		
平均（合計÷該当動作項目数）		

Fugl-Meyer Assessment（FMA）上肢

D　協調性・スピード	点 /6 点
検査項目・指示	採点
・指鼻試験 開始肢位：肩外転 90°，肘最大伸展 目を閉じたまま示指を鼻につける動作を，できるだけ速く 5 回繰り返す	
a）振戦 0：著明　1：軽度　2：なし	0／1／2
b）測定障害 0：著明　1：軽度　2：なし	0／1／2
c）健側との時間差 0：6 秒以上　1：2 ～ 5 秒　2：2 秒未満	0／1／2

合計	点 /66 点

Fugl-Meyer Assessment（FMA）上肢

C　手		点 /14 点
〔紙（A4 の 1/4），鉛筆，直径 3cm の筒，テニスボールを準備〕		
	検査項目・指示	採点
握りテスト	a）前腕中間位で集団屈曲 0：屈曲しない 1：ある程度屈曲する 2：十分な自動屈曲	0／1／2
	b）前腕中間位で集団伸展 0：伸展しない 1：ある程度伸展する 2：十分な自動伸展	0／1／2
	c）握り A： 第 2 ～ 5 指の MP 伸展，PIP・DIP 屈曲 0：肢位不能 1：弱い握り 2：比較的強い抵抗に対して握りを保持	0／1／2
	d）握り B： 母指と示指伸展位で紙を挟む 0：機能的に遂行困難 1：引っ張らなければ紙を保持できる 2：引っ張られても紙を保持できる	0／1／2

Motor Activity Log（MAL）

＜判定基準＞
・使用頻度（amount of use：AOU）
0 点：患側は全くの不使用（発症前の 0％）
1 点：場合により患側を使用するがまれ（発症前の 5％）
2 点：時折患側を使用（発症前の 25％）
3 点：病前の半分程度患側を使用（発症前の 50％）
4 点：病前とほぼ同様の頻度で患側を使用（発症前の 75％）
5 点：病前と同頻度で患側を使用（発症前の 100％）

・動作の質（quality of movement：QOM）
0 点：患側は全くの不使用
1 点：患側を動かすが動作の助けになっていない
2 点：患側を多少使用しているが健側による介助が必要，または動作が緩慢か困難
3 点：患側を使用しているが動きがやや緩慢，または力が不十分
4 点：患側を使用しており動きもほぼ正常だが，スピードと正確さで健側に劣る
5 点：病前と同様に動作に患側を使用

＜教示方法＞
AOU：「○○をするのに，この 1 週間麻痺した手をどのくらいの頻度で使いましたか？」
QOM：「○○をするのに麻痺した手をどのくらい上手に使えましたか？」

＜注意点＞
発症前から使用していない動作については除外項目とする.

簡易上肢機能検査（STEF）

簡易上肢機能検査（STEF）の結果の記入例

(8) 体幹機能

8-1. Trunk Control Test（TCT）[18]

＜検査項目＞
1. 患側への寝返り
2. 健側への寝返り
3. 背臥位からの起き上がり
4. 端座位におけるバランス

＜判定基準＞
0点：自力では不可能
12点：可能ではあるが，力を要しない介助のみ必要
25点：正常な方法で可能

---

(5) 移乗
4：ほとんど手を用いずに安全に移乗が可能
3：手を用いれば安全に移乗が可能
2：言語指示，あるいは監視下で移乗が可能
1：移乗に介助者1名が必要
0：安全確保のために介助者2名が必要

(6) 閉眼立位保持
4：安全に10秒間閉眼立位保持可能
3：監視下で10秒間閉眼立位保持可能
2：3秒間閉眼立位保持可能
1：3秒間閉眼立位保持はできないが，安定して立っていられる
0：転倒を防ぐために介助が必要

(7) 閉脚立位保持
4：自分で閉脚立位ができ，安全に1分間立位保持可能
3：自分で閉脚立位ができ，監視下で1分間立位保持可能
2：自分で閉脚立位ができるが，30秒間立位保持不可能
1：閉脚立位をとるのに介助が必要だが，閉脚で15秒保持可能
0：閉脚立位をとるのに介助が必要で，15秒間保持不可能

(8) 上肢前方到達
4：25cm以上前方到達可能
3：12.5cm以上前方到達可能
2：5cm以上前方到達可能
1：手を伸ばせるが，監視が必要
0：転倒を防ぐために介助が必要

---

(12) 段差踏み換え
4：支持なしで安全かつ20秒以内に8回踏み換えが可能
3：支持なしで8回踏み換えが可能だが，20秒以上かかる
2：監視下で補助具を使用せず4回の踏み換えが可能
1：最小限の介助で2回以上の踏み換えが可能
0：検査施行困難，または転倒を防ぐために介助が必要

(13) 片足を前に出して立位保持
4：自分で継ぎ足位をとり，30秒間保持可能
3：自分で足を他方の足の前に置くことができ，30秒間保持可能
2：自分で足をわずかにずらして，30秒間保持可能
1：足を出すのに介助を要するが，15秒間保持可能
0：足を出すとき，または立位時にバランスを崩す

(14) 片脚立ち保持
4：自分で片足を挙げ，10秒以上保持可能
3：自分で片足を挙げ，5〜10秒間保持可能
2：自分で片足を挙げ，3秒以上保持可能
1：片足を挙げ3秒間保持することは不可能だが，自分で立位を保てる
0：検査施行困難，または転倒を防ぐために介助が必要

合計　　点／56点

Part 3. 高次脳機能評価

(1) 知能

1-1. 改訂長谷川式簡易知能評価スケール(HDS-R)[24]

	質問内容		配点
1	お歳はいくつですか？ （2年までの誤差は正解）		0　1
2	今日は何年の何月何日ですか？ 何曜日ですか？ （年月日，曜日が正解でそれぞれ1点ずつ）	年 月 日 曜日	0　1 0　1 0　1 0　1
3	私たちがいまいるところはどこですか？ （自発的に出れば2点，5秒おいて「家ですか？」「病院ですか？」「施設ですか？」の中から正しい選択をすれば1点）		0　1　2
4	これから言う3つの言葉を言ってみてください．あとでまた聞きますのでよく覚えておいてください． （以下の系列のいずれか一つ） 1：a) 桜　b) 猫　c) 電車 2：a) 梅　b) 犬　c) 自動車		0　1 0　1 0　1
5	100から7を順番に引いてください．（「100-7は？」「それからまた7を引くと？」と質問する．最初の答えが不正解の場合，打ち切る）	(93) (86)	0　1 0　1

Functional Balance Scale（FBS）

（9）床から物を拾う
4：安全かつ簡単に靴を拾うことが可能
3：監視下で靴を拾うことが可能
2：拾えないが靴まで2.5～5cmくらいの所まで手を伸ばすことができ，自分で安定を保持できる
1：拾うことができず，監視が必要
0：転倒を防ぐために介助が必要

（10）左右の肩越しに後ろを振り向く
4：両側から後ろを振り向くことができ，体重移動が良好である
3：片側のみ振り向くことができ，他方は体重移動が少ない
2：側方までしか振り向けないが安定している
1：振り向くときに監視が必要
0：転倒を防ぐために介助が必要

（11）360度回転
4：それぞれの方向に安全かつ4秒以内で360度回転可能
3：一側のみ安全かつ4秒以内に360度回転可能
2：360度回転が可能だが，両側とも4秒以上かかる
1：近位監視，または言語指示が必要
0：回転中，介助が必要

（9）バランス

9-1. Functional Balance Scale（FBS）[19～22]

点 判定基準
（1）椅子座位からの立ち上がり
4：立ち上がり可能．手を使用せず安定して可能
3：手を使用して一人で立ち上がり可能
2：数回の施行後，手を使用して立ち上がり可能
1：立ち上がり，または安定のために最少の介助が必要
0：立ち上がりに中等度ないし高度の介助が必要

（2）立位保持
4：安全に2分間立位保持可能
3：監視下で2分間座位保持可能
2：30秒間立位保持可能
1：数回の施行後，30秒間立位保持可能
0：介助なしには30秒間立位保持不可能

（3）座位保持（両足を床に着け，もたれずに座る）
4：安全に2分間座位保持可能
3：監視下で2分間の座位保持可能
2：30秒間座位保持可能
1：10秒間座位保持可能
0：介助なしには10秒間座位保持不可能

（4）着座
4：ほとんど手を用いずに安全に座れる
3：手を用いてしゃがみ込みを制御する
2：下腿後面を椅子に押しつけてしゃがみ込みを制御する
1：一人で座れるがしゃがみ込みを制御できない
0：座るのに介助が必要

改訂長谷川式簡易知能評価スケール（HDS-R）

	質問内容		配点		
6	私がこれから言う数字を逆から言ってください． （6-8-2，3-5-2-9を逆に言ってもらう．3桁逆唱に失敗したら，打ち切る）	2-8-6 9-2-5-3	0 1 0 1		
7	先ほど覚えてもらった言葉をもう一度言ってみてください． （自発的に回答があれば各2点，もし回答がない場合以下のヒントを与え正解であれば1点） a）植物　b）動物　c）乗り物		a：0 1 2 b：0 1 2 c：0 1 2		
8	これから5つの品物を見せます．それを隠しますので何があったか言ってください． （時計，鍵，タバコ，ペン，硬貨など必ず相互に無関係なもの）		0 1 2 3 4 5		
9	知っている野菜の名前をできるだけ多く言ってください． （答えた野菜の名前を右欄に記入する．途中で詰まり，約10秒間待っても出ない場合にはそこで打ち切る．0～5＝0点，6＝1点，7＝2点，8＝3点，9＝4点，10＝5点）		0 1 2 3 4 5		

※20点以下：認知症の疑い　　合計　　点／30点

（10）運動耐容能

10-1. Borg Scale（主観的運動強度）[23]

6
7　非常に楽である
8
9　かなり楽である
10
11　やや楽である
12
13　ややきつい
14
15　きつい
16
17　かなりきつい
18
19　非常にきつい

（2）注意機能

2-1. Trail-Making Test（TMT）[25]

＜検査目的＞
Trail A は選択性注意の評価，Trail B は注意の分配，認知の変換，注意の切り替えとワーキングメモリーの評価.

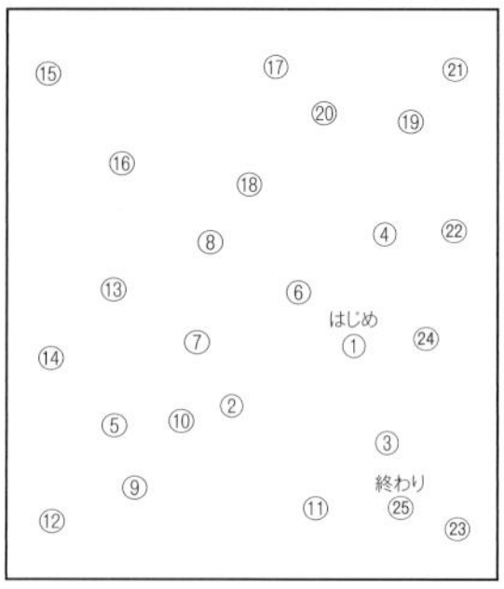

Trail A 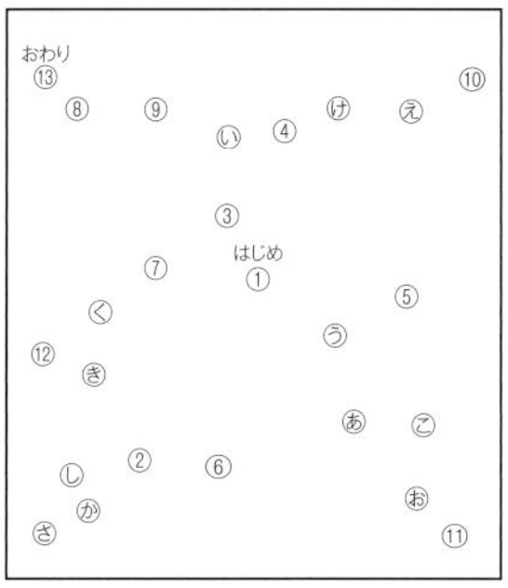   Trail B

＜教示方法＞
「鉛筆を紙から離さずに，できるだけ速く正しい順番で結んでください」.
※順番を誤った場合は指摘して訂正させる.

＜判定基準＞
・全体の所要時間と誤反応数.
・誤反応数は訂正させるので，課題遂行中に記録しておく必要がある.
・Trail A と Trail B の乖離をみる.

＜採点項目＞
①長方形の外側，左上の十字
②大きい長方形
③2の内部の対角線
④2の内部の水平線
⑤2の内部の垂直線
⑥2の内部，左側の小さい長方形
⑦6の上部の短い横線
⑧2の内部，左上の4本の平行線
⑨2の上部，右側の三角形
⑩2の内部，9の下側の短い縦線
⑪2の内部，3個の点を含む円
⑫2の内部，対角線右下の5本の平行線
⑬2の右側に接する三角形
⑭13に接する菱形
⑮13の内部，2の右側の縦線と平行な垂直線
⑯13の内部，4と連続する水平線
⑰2の下方，5に接する十字
⑱2の左下部に接する正方形

合計　　点 /36 点

＜判定基準＞
2 点　：正確な形で正確な位置に描かれている
1 点　：正確な形で不正確な位置に描かれている
　　　　または不正確な形で正確な位置に描かれている
0.5 点：形も位置も不正確だが描かれている
0 点　：描かれていない

4-3. 図形模写試験 [25]

＜検査目的＞
病巣の反対側にある刺激に気づき，応答・反応することができるかを評価.
※課題や状況によって無視される範囲が変動することがある.

①星　　②立方体透視図　　③花

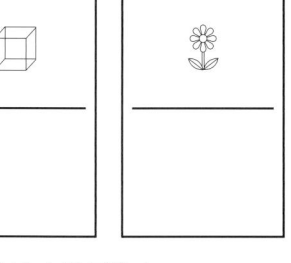

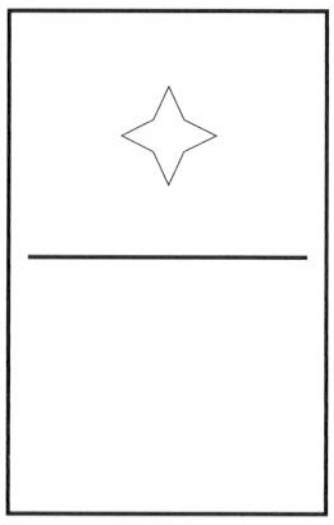

＜判定基準（左右に重みづけした採点法）＞
①星…左4点／右4点
左右の4本の線分がそれぞれ正しく描けていれば各1点
※線分が正しい方向で角を構成していることを得点の条件とする.
②立方体透視図…左4点／右4点
※隣り合う線分が正しい角度で角を構成. 中央の4本の水平線分は採点に入れない.
③花…左2点／右2点
花弁（3枚以上）と葉に各1点.

（6）失行

失行の症状と検査方法 [25,27,28]

種類	症状	検査方法
観念失行	・物品や道具の把持，使用法で間違える ・系列動作ができない	・ロウソクにマッチで火をつける ・お茶を入れる
観念運動失行	・目的に沿った行為ができない ・動作の模倣ができない	・口頭・模倣で軍隊の敬礼，じゃんけんのチョキ ・物品あり・なしで櫛で髪をすくう，かなづちを使う
肢節運動失行	・手先をうまく使うことができない ・運動が大雑把，ぎこちない ・行為の開始困難	・縫う ・ボタンをはめる ・手袋をはめる ・物をつまむ
構成失行	・幾何学模様，3次元の図形の構成が困難	・時計，立方体，家などの図形の模写 ・積み木の組み合わせ ・コース立方体組み合わせテスト
着衣失行	・衣服を着ることができない	・衣服を着る

（4）半側空間無視

＜検査目的＞

外空間に対する半側空間無視の机上評価.

線分二等分試験，線分抹消試験，図形模写試験などの検査を組み合わせて行う.

※周囲の音や視覚刺激の影響を受けやすいので，静かな環境を選ぶようにする.

4-1. 線分二等分試験 [25]

＜教示方法＞

「この線に真ん中と思うところに印をつけて下さい（一般的には200mm程度の線を使用）」.

＜判定基準＞

左右約8mm以上の偏りは異常と判定.

4-2. 線分抹消試験 [25]

＜教示方法＞

「この紙にはたくさんの線が色々な向きで印刷してあります．これから全部の線を示しますから，見ていてください（ペンで示す）．それでは今度は全部の線に鉛筆でこのように印をつけて下さい（中央にある4本の線のうち2本に印をつけて示す）」.

＜判定基準＞

抹消した線分数を得点とする.

最高点…36点

カットオフ点…34点

（3）記憶

3-1. Rey-Osterreith の複雑図形検査（ROCFT）[25]

＜検査目的＞

複雑な図形の視覚性・視空間性記憶の評価.

約8cm

＜教示方法＞

①「注意してできるだけ正確に図をまねて書いてください（模写）」.

※模写終了時に，後でまた描いてもらうことには触れない.

②「今描いた図をできるだけ正確に思い出して書いてください（即時再生）」.

③「先ほど描いた図を出来るだけ正確に思い出して書いてください（遅延再生）」.3分から30分くらいまで.

※主に言語性課題や雑談などを入れた遅延の後に再生させる．模写と再生の間に他の模写や描画の課題を挟まないようにする.

（7）失認

失認の症状と検査方法 [25,28,29]

種類	症状	検査方法
視覚失認	・視覚的な物体・図形を認知できない ・熟知した顔を見て誰かわからなくなる（相貌失認）	・日用品や写真を示して，呼称や用途を言う ・標準高次視知覚検査（VPTA）
身体失認	・身体各部の認知ができず，身体各部の関係もわからない（手指失認）	・身体部位を言って，自身または検者の体を指さす
病態失認	・麻痺等があるのに否認または無視する	・病気や症状の質問に対し現状をどう述べるか
半側空間無視	・顔や視線が右を向く ・食事で左側のおかずに気付かない ・左／右側にあるものまたは半身に気付かない（半側身体失認）	・線分抹消試験，文字抹消試験，線分二等分試験 ・図形模写 ・BIT ・日常生活動作の観察
ゲルストマン症状	・手指失認 ・失算 ・失書 ・左右失認	・指示された指を指す，右手をあげる，左手で右の耳を触ると指示 ・暗算，筆算，書字など

（5）遂行機能

5-1. Stroop Test [25,26]

＜検査目的＞

遂行機能の一つである反応の抑制の程度を評価.

※集中力を必要とし，疲労を伴う検査のため，日常生活場面で明らかな注意・集中力の障害が観察される場合には評価の実施を検討する必要がある.

＜教示方法＞

①統制条件

赤・緑・黄・青の4色のいずれかの色丸を見ながら「色の名前を読んで下さい」.

②無関連な単漢字を見ながら「漢字を読んで下さい」.

③不一致条件（上図参照）

「黄」と赤色で書かれた文字を見て，「文字を読むのではなく色をできるだけ早く正確に言って下さい．漢字を読んではいけません」.

※非常に時間がかかる場合には5分で中止した方が良い場合がある.

できるだけ早く読んでください.

赤　緑　黄　赤　青　緑

黄　緑　黄　青　青　黄

青　緑　黄　赤　緑　赤

青　赤　緑　青　赤　黄

Part 4. 精神機能評価

(1) 精神機能

1-1. 日本脳卒中学会・脳卒中感情障害（うつ・情動障害）スケール（Japan Stroke Scale：JSS-DE）[30]

1. 気分	うつ	情動障害
A：気分爽快やうつ気分はなく，普通にみえる	−0.98	−0.93
B：気分がふさいでいる様子がある	−0.54	−0.68
C：気分が沈む，寂しい，悲しいという明らかな訴えや素ぶりがある	1.52	1.61
2. 罪責感，絶望感，悲観的考え，自殺念慮		
A：特に自分を責める気持ちはなく，将来に希望がある	−2.32	
B：自分は価値がない人間だと思い，将来に希望をなくしている	−0.88	
C：明らかな罪責感をもつ（過去に過ちをした，罪深い行為をしたなどと考える）ないしは死にたいという気持ちをもつ	3.19	
3. 日常活動（仕事，趣味，娯楽）への興味，楽しみ		
A：仕事ないしは趣味・娯楽に対して，生き生きと取り組める	−1.17	

7. 表情		
A：表情は豊かで，明るい	−0.52	−0.80
B：表情が乏しく，暗い	−0.79	−0.45
C：不適切な感情表現（情動失禁など）がある	1.31	1.25
8. 日常生活動作・行動（入浴・着替え・洗面・娯楽など）に関する自発性と意欲の低下		
A：自発的に活動し，通常の意欲がある		−1.05
B：日常生活動作に働きかけが必要で，意欲に欠ける		−0.67
C：働きかけても活動せず，まったく無気力である		1.72
9. 脱抑制行動（易怒性，性的逸脱行動）		
A：感情や異常な行動を抑制できる		−5.53
B：悪態や乱暴な言葉，または軽い性的な言動がみられる（エロチックな発言や体にさわるなど）		−0.78
C：異常で明らかな怒りや逸脱行為がみられる（物を投げる，つねる，たたく，ひっかく，蹴る，噛みつく，つばを吐く，叫ぶ，服を勝手に脱ぐなどの行動）		6.31

Part 5. 言語評価

(1) 言語

1-1. 標準失語症検査（SLTA）[31]

< SLTA の主要採点方法 >

2段階評価	6段階評価		反応特徴
正答	6	完全正答	スムーズに正答した
	5	遅延完全正答	遅延・よどみ・自己修正などがあったが正答した
誤答	4	不完全正答	わずかに誤りがあった
	3	ヒント正答	段階6，5，4の反応が得られなかったので，ヒントを与えたら正答した
	2	関連	ヒントを与えられても正答できなかった．しかし部分的に正しい反応があった
	1	誤答	ヒントを与えられても段階2に達しなかった

(2) 口腔構音

2-1. 標準ディサースリア検査[33] （文献一部改変）

	小項目 ［試行回数］	判定基準
1. 呼吸機能	①呼吸数 / 1分 ［1］	0：27回以上，または7回以下 1：24 〜 26，または8 〜 10回 2：21 〜 23，または11 〜 13回 3：14 〜 20回
	②最長呼気持続時間 ［2］	0：3.0秒未満 1：3.0秒以上6.0秒未満 2：6.0秒以上10.0秒未満 3：10.0秒以上
	③呼気圧・持続時間 ［2］	0：3.0秒未満 1：3.0秒以上6.0秒未満 2：6.0秒以上10.0秒未満 3：10.0秒以上
2. 発声機能	④最長発声持続時間 ［2］	0：3.0秒未満 1：3.0秒以上6.0秒未満 2：6.0秒以上10.0秒未満 3：10.0秒以上
	⑤ /a/ の交互反復 ［2］	0：3.0回未満 1：3.0回以上6.0回未満 2：6.0回以上9.0回未満 3：9.0回以上

Japan Stroke Scale（JSS-DE）

10. 病態・治療に対する対応		
A：自分の身体の状態を認識し，その治療に前向きである		−1.18
B：自分の身体の状態を認識しているが，治療への積極性がない		−0.29
C：自分の身体の状態を認識していない		1.47

11. 対人関係		
A：家族やスタッフとの交流は良好である		−1.30
B：家族やスタッフとのかかわりに消極的で，関心が薄い		−0.58
C：周囲との交流はほとんどなく，人との接触に拒否的である		1.89

脳卒中うつスケール	
Total	
Constant	＋9.50
Total score ＝	

脳卒中情動障害スケール	
Total	
Constant	＋14.00
Total score ＝	

84

Japan Stroke Scale（JSS-DE）

B：仕事ないしは趣味・娯楽に対して，気乗りがしない	−0.94	
C：仕事ないしは趣味・娯楽に対して完全に興味を喪失し，活動に取り組まない	2.11	

4. 精神運動抑制または思考制止		
A：十分な活気があり自発的な会話や活動が普通にできる	−0.84	
B：やや生気や意欲に欠け，集中力も鈍い	−0.53	
C：全く無気力で，ぼんやりしている	1.37	

5. 不安・焦燥		
A：不安感やいらいら感はない	−1.11	−2.04
B：不安感やいらいら感が認められる	−0.64	−0.44
C：いらいら感をコントロールできず，落ち着きない動作・行動がしばしばみられる	1.75	2.47

6. 睡眠障害		
A：よく眠れる	−1.83	−1.72
B：よく眠れない（入眠障害，熟眠障害ないしは早朝覚醒）	−0.64	−0.98
C：夜間の不穏（せん妄を含む）がある	2.47	2.70

82

標準ディサースリア検査

	小項目 ［試行回数］		判定基準
3. 鼻咽腔閉鎖機能	⑥/a/発声時の視診 [2]		0：まったく挙上しない 1：若干の筋収縮が認められるのみ 2：基準の運動範囲に及ばないがかなりの挙上が認められる 3：基準の運度範囲に達する
	⑦ブローイング時の鼻漏出 [2]		0：5度以上の鼻漏出 1：3，4度の鼻漏出 2：1，2度の鼻漏出 3：鼻漏出が認められない
	⑧/a/発声時の鼻漏出 [2]		0：5度以上の鼻漏出 1：4度の鼻漏出 2：3度の鼻漏出 3：鼻漏出が認められない，もしくは1，2度の鼻漏出が認められる
4. 口腔構音機能	a. 運動範囲	⑨舌の突出 [2]	0：不動 1：下顎前歯列上まで舌尖を突出できる 2：下唇上まで舌尖を突出できる 3：下唇より偏位することなく前方に舌尖を突出できる

88

Part 6. 発声・口腔構音評価

(1) 音声

1-1. GRBAS 尺度 [32]

G：grade
　嗄声の全体的な程度
R：rough（粗ぞう性）
　ガラガラ，ゴロゴロ，だみ声などと表現される聴覚印象
B：breathy（気息性）
　カサカサした，息漏れのする，乾いたなどの聴覚印象
A：asthenic（無力性）
　声がいかにも弱々しい印象
S：strained（努力性）
　いかにも無理をして発声している感じ，あるいはきばった声という印象

＜判定基準＞
0：嗄声のない状態，正常な声
1　　↓
2　　↓
3：もっとも嗄声の強い状態

86

		小項目 [試行回数]	判定基準
4.口腔構音機能（つづき）	a.運動範囲（つづき）	⑩舌の右移動 [2]	0：不動 1：舌尖の移動距離が正中位-口角間の1/2以下 2：舌尖が口角に達しないが移動距離が正中位-口角間の1/2以上 3：舌尖が口角にまで達する
		⑪舌の左移動 [2]	0：不動 1：舌尖の移動距離が正中位-口角間の1/2以下 2：舌尖が口角に達しないが移動距離が正中位-口角間の1/2以上 3：舌尖が口角にまで達する
		⑫前舌の挙上 [2]	0：不動 1：舌面が全く口蓋に接触することができない 2：舌面が口蓋に接触することができるが，舌圧子を保持することができない 3：舌面と口蓋の間で舌圧子を保持できる

		小項目 [試行回数]	判定基準
4.口腔構音機能（つづき）	a.運動範囲（つづき）	⑰下顎の下制 [2]	0：最大開口距離が5mm未満 1：最大開口距離が5mm以上20mm未満 2：最大開口距離が20mm以上35mm未満 3：最大開口距離が35mm以上
		⑱下顎の挙上 [2]	0：不動 1：舌圧子に上下顎の臼歯または前歯が全く触れることができない 2：舌圧子にようやく上下顎の臼歯または前歯が触れることができるが，舌圧子を保持できない 3：舌圧子を咬んで保持できる

		小項目 [試行回数]	判定基準
4.口腔構音機能（つづき）	c.筋力	㉕下顎の下制 [1]	0：自動運動でも全く運動することができない 1：自動運動では部分的に運動することができる 2：自動運動では基準の運動範囲まで運動を行うことができる 3：中等度の徒手的抵抗を加えても基準の運動範囲まで運動を行うことができる
		㉖下顎の挙上 [1]	0：自動運動でも全く運動することができない 1：自動運動では部分的に運動することができる 2：自動運動では基準の運動範囲まで運動を行うことができる 3：中等度の徒手的抵抗を加えても基準の運動範囲まで運動を行うことができる
		㉗舌の突出 [1]	0：自動運動でも全く運動することができない 1：自動運動では部分的に運動することができる 2：自動運動では基準の運動範囲まで運動を行うことができる 3：軽度の徒手的抵抗を加えても基準の運動範囲まで運動を行うことができる

Part 7. 嚥下評価

（1）嚥下

1-1. 反復唾液飲みテスト（RSST）[35,36]

＜判定基準＞

30秒間に3回以上であれば良好

30秒間に2回以下であれば不良

1-2. 改訂水飲みテスト（MWST）[37]

＜判定基準＞

判定不能：口から出す，無反応

1a：嚥下なし，むせなし，湿性嗄声 or 呼吸変化あり

1b：嚥下なし，むせあり

2 ：嚥下あり，むせなし，呼吸変化を伴う

3a：嚥下あり，むせなし，湿性嗄声あり

3b：嚥下あり，むせあり

4 ：嚥下あり，むせなし，呼吸変化・湿性嗄声なし

5 ：4に加え，追加嚥下運動が30秒以内に2回可能

※判定基準で4以上なら最大2回繰り返す．
　最低スコアを評価点とする．

標準ディサースリア検査

		小項目 [試行回数]	判定基準
4.口腔構音機能（つづき）	b.交互反復運動での速度	⑲舌の突出-後退[2]	0：0（単発的運動時でも下唇より前方に舌尖が突出しない） 1：1.0回未満 2：1.0回以上2.0回未満 3：2.0回以上
		⑳舌の左右移動[2]	0：0（単発的運動時でも左右の口角にまで舌尖が突出しない） 1：1.0回未満 2：1.0回以上2.0回未満 3：2.0回以上
		㉑下顎の挙上-下制[2]	0：0（単発的運動時でも下顎をほとんど開閉することができない） 1：2.0回未満 2：2.0回以上3.0回未満 3：3.0回以上
		㉒/pa/の交互反復[2]	0：0（単発的運動時でも不可） 1：2.0回未満 2：2.0回以上4.0回未満 3：4.0回以上
		㉓/ta/の交互反復	0：0（単発的運動時でも不可） 1：2.0回未満 2：2.0回以上4.0回未満 3：4.0回以上
		㉔/ka/の交互反復	0：0（単発的運動時でも不可） 1：2.0回未満 2：2.0回以上4.0回未満 3：4.0回以上

標準ディサースリア検査

		小項目 [試行回数]	判定基準
4.口腔構音機能（つづき）	a.運動範囲（つづき）	⑬奥舌の挙上[2]	0：不動 1：奥舌がまったく軟口蓋に触れることができないので，音が他の音に置換される 2：奥舌がようやく軟口蓋に触れるが口腔を十分に閉鎖することができないので，音に歪みが生じる 3：奥舌が軟口蓋に接触し口腔を十分に閉鎖するので，音に歪みが生じない
		⑭口唇の閉鎖[2]	0：開放距離が3mm以上 1：開放距離が1mm以上3mm未満 2：開放距離が1mm未満 3：完全に閉鎖する
		⑮口唇を引く[2]	0：不動 1：顕著に引きの程度が小さい 2：若干引きの程度が小さい 3：明確に引くことができる
		⑯口唇の突出[2]	0：不動 1：顕著に突出の程度が小さい 2：若干突出の程度が小さい 3：明確に突出することができる

1-3. 水飲みテスト[38]

<方法>
水を飲み終わるまでの時間，プロフィール，エピソードを測定・観察する.

<プロフィール>
1：1回でむせることなく飲むことができる
2：2回以上に分けるが，むせなく飲むことができる
3：1回で飲むことができるが，むせることがある
4：2回以上に分けて飲むにもかかわらず，むせることがある
5：むせることがしばしばで，全量飲むことが困難である

<判定基準>
正常範囲：プロフィール1で5秒以内
疑い：プロフィール1で5秒以上，プロフィール2
異常：プロフィール3～5

1-4. フードテスト[39]

<判定基準>
判定不能：口から出す，無反応
1：嚥下なし，むせ and/or 呼吸切迫
2：嚥下あり，呼吸切迫など
3：嚥下あり，呼吸良好，むせ and/or 湿性嗄声 and/or 口腔内残留中等度
4：嚥下あり，むせなし，呼吸良好，口腔残渣あり，追加嚥下で残留消失
5：嚥下あり，むせなし，呼吸良好，口腔残留なし

標準ディサースリア検査／発話明瞭度（5段階評価）

		小項目 [試行回数]	判定基準
4.口腔構音機能（つづき）	c.筋力（つづき）	㉘舌面の挙上[1]	0：自動運動でも全く運動することができない 1：自動運動では部分的に運動することができる 2：自動運動では基準の運動範囲まで運動を行うことができる 3：軽度の徒手的抵抗を加えても基準の運動範囲まで運動を行うことができる
		㉙口唇の閉鎖[1]	0：自動運動でも全く運動することができない 1：自動運動では部分的に運動することができる 2：自動運動では基準の運動範囲まで運動を行うことができる 3：軽度の徒手的抵抗を加えても基準の運動範囲まで運動を行うことができる

2-2. 発話明瞭度（5段階評価）[34]

<判定基準>
1：全部わかる
2：時々わからないことばがある
3：話の内容を知っていればわかる
4：時々わかることばがある
5：全然わからない

1-5. 摂食嚥下能力のグレード[40]

<判定基準>

Ⅰ 重症；経口不可
  Gr.1：嚥下困難または不能. 嚥下訓練適応なし
  Gr.2：基礎的嚥下訓練のみの適応あり
  Gr.3：条件が整えば誤嚥は減り, 摂食訓練が可能

Ⅱ 中等症；経口と補助栄養
  Gr.4：楽しみとしての摂食は可能
  Gr.5：一部（1～2食）経口摂取
  Gr.6：3食経口摂取＋補助栄養

Ⅲ 軽症；経口のみ
  Gr.7：嚥下食で3食とも経口摂取
  Gr.8：特別嚥下しにくい食品を除き3食経口摂取
  Gr.9：常食の経口摂取可能. 臨床的観察と指導を要する

Ⅳ 正常
  Gr.10：正常の摂食嚥下能力

Part 8. 日常生活活動（ADL）評価

（1）ADL

1-1. Barthel Index（BI）[42]

項目	点	質問内容
1. 食事	10	自立. 自助具などの装着可. 標準的時間内に食べ終える
	5	部分介助（たとえばおかずを切って細かくしてもらう）
	0	全介助
2. 車いすからベッドへの移動	15	自立. ブレーキ・フットレストの操作も含む（歩行自立も含む）
	10	軽度の部分介助または監視を要する
	5	座ることは可能であるが, ほぼ全介助
	0	全介助または不可能
3. 整容	5	自立（洗面, 整髪, 歯磨き, 髭剃り）
	0	部分介助または全介助
4. トイレ動作	10	自立. 衣服の操作, 後始末を含む. ポータブル便器などを使用している場合はその洗浄も含む
	5	部分介助. 体を支える, 衣服・後始末に介助を要する
	0	全介助または不可能
5. 入浴	5	自立
	0	部分介助または全介助

1-2. Functional Independence Measure(FIM)[43, 44]

レベル	自立度	介助者
7	完全自立（時間, 安全性含めて）	なし
6	修正自立（補装具使用）	
5	部分介助　監視	あり
4	最少介助（患者自身で75%以上）	
3	中等度介助（50%以上）	
2	完全介助　最大介助（25%以上）	
1	全介助（25%未満）	

※リスクのために検査不能の場合はレベル1とする.

項目	入院時	退院時
セルフケア		
A. 食事		
B. 整容		
C. 清拭		
D. 更衣（上半身）		
E. 更衣（下半身）		
F. トイレ動作		

1-3. 日本版modified Rankin Scale（mRS）[45]

modified Rankin Scale		参考にすべき点
0	まったく症候がない	自覚症状および他覚徴候がともにない状態である
1	症候はあっても明らかな障害はない：日常の勤めや活動は行える	自覚症状あるいは他覚徴候はあるが, 発症以前から行っていた仕事や活動に制限はない状態である
2	軽度の障害：発症以前の活動がすべて行えるわけではないが, 自分の身の回りのことは介助なしに行える	発症以前から行っていた仕事や活動に制限はあるが, 日常生活は自立している状態である
3	中等度の障害：何らかの介助を必要とするが, 歩行は介助なしに行える	買い物や公共交通機関を利用した外出などには介助[注1]を必要とするが, 通常歩行[注2], 食事, 身だしなみの維持, トイレなどには介助を必要としない状態である

Barthel Index（BI）

項目	点	質問内容
6. 歩行	15	45 m以上の歩行．補装具（車いす，歩行器は除く）の使用の有無は問わない
	10	45 m以上の介助歩行．歩行器の使用を含む
	5	歩行不能の場合，車いすにて 45 m以上の操作可能
	0	上記以外
7. 階段昇降	10	自立．手すりなどの使用の有無は問わない
	5	介助または監視を要する
	0	不能
8. 着替え	10	自立．靴，ファスナー，装具の着脱を含む
	5	部分介助．標準的な時間内，半分以上は自分で行える
	0	上記以外
9. 排便コントロール	10	失禁なし．浣腸，坐薬の取り扱いも可能
	5	ときに失禁あり．浣腸，坐薬の取り扱いに介助を要する者も含む
	0	上記以外
10. 排尿コントロール	10	失禁なし．収尿器の取り扱いも可能
	5	ときに失禁あり．収尿器の取り扱いに介助を要する者も含む
	0	上記以外

合計　　点 /100 点

1-6. 摂食状況のレベル[41]

＜判定基準＞

摂食嚥下障害を示唆する何らかの問題あり

　経口摂取あり
　　　Lv.1：嚥下訓練を行っていない
　　　Lv.2：食物を用いない嚥下訓練を行っている
　　　Lv.3：ごく少量の食物を用いた嚥下訓練を行っている

　経口摂取と代替栄養
　　　Lv.4：1 食分未満の嚥下食を経口摂取しているが代替栄養が主体
　　　Lv.5：1 ～ 2 食の嚥下食を経口摂取しているが代替栄養が主体
　　　Lv.6：3 食の嚥下食経口摂取が主体で不足分の代替栄養を行っている

　経口摂取のみ
　　　Lv.7：3 食の嚥下食を経口摂取している
　　　Lv.8：特別食べにくいものを除いて 3 食経口摂取している
　　　Lv.9：食物の制限はなく，3 食を経口摂取している

正常
　　　Lv.10：摂食嚥下障害に関する問題なし（正常）

日本版 modified Rankin Scale（mRS）

	modified Rankin Scale	参考にすべき点
4	中等度から重度の障害：歩行や身体的要求には介助が必要である	通常歩行，食事，身だしなみの維持，トイレなどには介助を必要とするが，持続的な介護は必要としない状態である
5	重度の障害：寝たきり，失禁状態，常に介護と見守りを必要とする	常に誰かの介助を必要とする状態である

注 1）介助とは，手助け，言葉による指示および見守りを意味する．
　　2）歩行は主に平地での歩行について判定する．なお，歩行のための補助具（杖，歩行器）の使用は介助には含めない．

Functional Independence Measure（FIM）

項目	入院時	退院時
排泄コントロール		
G. 排尿コントロール		
H. 排便コントロール		
移乗		
I. ベッド，いす，車いす		
J. トイレ		
K. 浴槽，シャワー		
移動		
L. 歩行，車いす		
M. 階段		
コミュニケーション		
N. 理解		
O. 表出		
社会的認知		
P. 社会的交流		
Q. 問題解決		
R. 記憶		
合計（126 点満点）		

参考文献

1) 日本高血圧学会高血圧治療ガイドライン作成委員会編：高血圧治療ガイドライン 2014, 日本高血圧学会, 2014, p19.

2) 奈良　勲監, 内山　靖編：標準理学療法学 理学療法評価学, 第2版, 医学書院, 2004, p170.

3) 日本緩和医療学会 HP：http://www.jspm.ne.jp/guidelines/pain/2010/chapter02/02_02_02.php

4) 飯村直子, 楢木野裕美・他：Wong-Baker のフェイススケールの日本における妥当性と信頼性. 日小児看護会誌 **11** (2)：21-27, 2002.

5) 日本整形外科学会, 日本リハビリテーション医学会：関節可動域表示ならびに測定法. リハ医学 **32** (4)：207-217, 1995.

6) Helen J.Hislop, Dale Avers 著, 津山直一, 中村耕三訳：新・徒手筋力検査法, 原著第 9 版, 協同医書出版, 2014.

7) Brunnstrom S：Movement Therapy in Hemiplegia, Harper&Row Publishers, 1970.

8) 上田　敏：目でみるリハビリテーション医学, 第2版, 東京大学出版会, 1994, p44.

9) 千野直一編著, 里宇明元, 園田　茂・他著：脳卒中患者の機能評価—SIAS と FIM の実態, シュプリンガー・フェアラーク東京, 1997.

10) 奈良　勲, 鎌倉矩子監, 川平和美編：標準理学療法学・作業療法学 神経内科学, 第4版, 医学書院, 2013, pp39-45.

11) 岩田　誠：神経症候学を学ぶ人のために, 医学書院, 1994, p79.

12) 奈良　勲, 内山　靖編：図解 理学療法検査・測定ガイド, 第2版, 文光堂, 2009, pp107-108, pp381-396.

13) Bohannon RW, Smith MB：Interrater reliability of a modified Ashworth scale of muscle spasticity. *Phys Ther* **67** (2)：206-207, 1987.

14) 内山　靖, 松田尚之・他：運動失調症における躯幹協調機能ステージの標準化と機能障害分類. 理学療法学 **15** (4)：313-320, 1988.

28) 武田克彦編著：高次脳機能障害—その評価とリハビリテーション, 中外医学社, 2012, pp93-112.

29) 河村　満, 高橋伸佳：高次脳機能障害の症候辞典, 医歯薬出版, 2009.

30) 日本脳卒中学会 Stroke Scale 委員会（感情障害スケール作成委員会）：日本脳卒中学会・脳卒中感情障害（うつ・情動障害）スケール. 脳卒中 **25** (2)：205-214, 2003.

31) 日本高次脳機能障害学会編, 日本高次脳機能障害学会 Brain Function Test 委員会著：標準失語症検査マニュアル, 改訂第2版, 新興医学出版, 2003.

32) 日本音声言語医学会：動画で見る音声障害 ver1.0, インテルナ出版, 2005.

33) 西尾正輝：標準ディサースリア検査, インテルナ出版, 2004.

34) 廣瀬　肇監, 岩田　誠, 小川　郁・他編：言語聴覚士テキスト, 第2版, 医歯薬出版, 2011, p371.

35) 小口和代, 才藤栄一・他：機能的嚥下障害スクリーニングテスト「反復唾液嚥下テスト」(the Repetitive Saliva Swallowing Test：RSST) の検討 (1) 正常値の検討. リハ医学 **37** (6)：375-382, 2000.

36) 小口和代, 才藤栄一・他：機能的嚥下障害スクリーニングテスト「反復唾液嚥下テスト」(the Repetitive Saliva Swallowing Test：RSST) の検討 (2) 妥当性の検討. リハ医学 **37** (6)：383-388, 2000.

37) 才藤栄一：総括研究報告. 平成 11 年度厚生省厚生科学研究費補助金, 長寿科学総合研究：平成 11 年度研究報告（長寿科学研究費中央事務局）2000, 2000, pp1-17.

38) 窪田俊夫, 三島博信・他：脳血管障害における麻痺性嚥下障害—スクリーニングテストとその臨床応用について. 総合リハ **10** (2)：271-276, 1982.

39) 藤島一郎監著, 柴本　勇監：動画でわかる摂食・嚥下リハビリテーション, 中山書店, 2004.

40) 藤島一郎：脳卒中の摂食・嚥下障害, 第2版, 医歯薬出版, 1998, p85.

41) 藤島一郎，大野友久・他：「摂食・嚥下状況のレベル評価」簡便な摂食・嚥下評価尺度の開発．リハ医学 **43**：S249，2006.

42) Mahoney FI, Barthel DW：Functional evaluation：The Barthel Index. *Md State Med J* **14**（2）：61-65, 1965.

43) Data management service 著，千野直一監訳：FIM；医学的リハビリテーションのための統一データセット利用の手引き．慶應義塾大学医学部リハビリテーション科，1991.

44) 道免和久・他：機能的自立度評価法（FIM）．総合リハ **18**：627-629，1990.

45) 篠原幸人，峰松一夫・他：modified Rankin Scale の信頼性に関する研究—日本語版判定基準書および問診票の紹介—．脳卒中 **29**（1）：6-13，2007.

15) Thomas Platz, Cosima Pinkowski et al：Arm Rehabilitation Measurement：Manual for parformance and Scoring, Deutscher Wissenschafts-Verlag, 2005.

16) 金子　翼編：簡易上肢機能検査（STEF）検査者の手引き，酒井医療，1986.

17) 高橋香代子，道免和久・他：新しい上肢運動機能評価法・日本語版 Motor Activity Log の信頼性と妥当性の検討．作業療法 **28**(6)：628-636，2009.

18) Wade DT：Measurement in Neurological Rehabilitation, Oxford University Press, 1995.

19) Berg K et al：Measuring balance in the elderly:preliminary development of an instrument. *Physiotherapy Canada* **41**（6）：304-311, 1989.

20) Berg K et al：Clinical and laboratory measures of postural balance in an elderly population. *Arch Phys Med Rehabil* **73**（11）：1073-1080, 1992.

21) 丹羽義明，半田一登：脳卒中片麻痺患者の歩行能力改善の推移．PT ジャーナル **37**（1）：5-9，2003.

22) 淺井　仁：1ページ講座 理学療法関連用語〜正しい意味がわかりますか？　Functional Balance Scale．PT ジャーナル **40**（6）：459，2006.

23) Borg GA：Psychophysical bases of perceived exertion. *Med Sci Sports Exercise* **14**（5）：377-381, 1982.

24) 加藤信司，長谷川和夫・他：改訂長谷川式簡易知能評価スケール（HDS-R）の作成．老年精医誌 **2**（11）：1339-1347，1991.

25) 石合純夫：高次脳機能障害学，第2版，医歯薬出版，2012，pp61-78，pp151-192，pp206-209，pp224-226.

26) Lezak MD et al：Neuropsychological assessment, 3rd ed, Oxford University Press, 1995，pp373-376.

27) 能登真一：行為の障害．高次脳機能障害マエストロシリーズ（3）リハビリテーション評価（鈴木孝治・他編），医歯薬出版，2006，pp86-93.